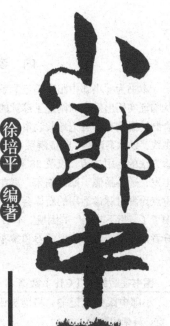

小郎中

XIAOLANGZHONG
GENSHI BIJI

徐培平 编著

跟师笔记③

——精准脉诊研习录

第2版

科学出版社

北京

内 容 简 介

本书为《小郎中跟师笔记》系列之三，全书以"跟师笔记"的形式，从临证实用出发全面阐述了诊脉的技巧、脉象识别及其应用的知识点，结合脉诊案例有学有记地共收集了50篇脉诊笔记。全书以中医28种脉象为主线，以脉案讲解、临证解疑、图解示例等方法深入浅出地讲解了各种脉诊方法的运用技巧，以及28种脉象的临床体悟和思路。本书从临证脉案出发，通俗易懂，贴近临床，重在实用，在继承前人脉诊经验的基础上，重点诠释对脉诊运用的新体会、新经验、新思路，力求解决初学脉诊者"心中了了，指下难明"的困境。本书可供初涉临床的中医专业学生、中医爱好者及基层医务工作者学习和参考。

图书在版编目（CIP）数据

小郎中跟师笔记.3，精准脉诊研习录／徐培平编著. —2版. —北京：科学出版社，2017.4

ISBN 978-7-03-052542-0

Ⅰ．①小… Ⅱ．①徐… Ⅲ．①中医临床–经验–中国–现代
Ⅳ．①R249.7

中国版本图书馆 CIP 数据核字（2017）第 079802 号

责任编辑：王灵芳／责任校对：何艳萍
责任印制：赵 博／封面设计：bp 柏平工作室

科学出版社 出版
北京东黄城根北街 16 号
邮政编码：100717
http://www.sciencep.com
北京厚诚则铭印刷科技有限公司 印刷
科学出版社发行 各地新华书店经销
*
2015 年 7 月第 一 版　人民军医出版社出版
2017 年 4 月第 二 版　开本：720×1000　1/16
2024 年 2 月第六次印刷　印张：13 1/2
字数：259 000
定价：29.80 元
（如有印装质量问题，我社负责调换）

微妙在脉，不可不察
（代前言）

《内经》云："微妙在脉，不可不察"，无论是医生还是病人，都知道脉诊对于中医诊治疾病的重要性，"三个指头，一个枕头"几乎已是中医的形象标志。但由于脉诊在操作上的技术要求较高，令不少学生望而却步。由于没有客观的标准和有效的门径，在学习和掌握时难上加难，直接影响了临床脉诊的准确性。

临证脉诊包括"识脉"和"审脉"两个过程。识脉是审脉的基础，而审脉是一个复杂的推理诊断过程，讲究技巧和经验，并且必须牢固掌握并能娴熟运用其他中医基础知识。《醉花窗医案》认为诊脉如审案。比如四时的脉象，以胃气为本，胃气是脉之神气所在，总归在于举按有力方谓之有神、有胃气。但这还不足以说明神之意，只有脉来有力兼脉之不快不慢，脉体不软不硬，才是有如春风弱柳之气象。**审脉时，需察明正凶、佐证、肇事之由、受害所在、连坐、挂污等。** 审判明确，方能判罚分明，轻重随之。比如脾湿停痰一证，其脉必沉滑。沉滑是症之**正凶**。而如果是脾湿的话大便必定艰难，停痰的话必定出现食减，这些症状就是**佐证**（脉与症相互印证方可下诊断）。出现湿或饮水过多则脉必弦，如果是劳倦思虑脉必兼弱，从其兼脉就可以知道脾湿产生的原因，这就是**肇事之由**。因湿可以出现泄泻，其右尺脉必虚，因痰可以出现咳嗽，那么右寸脉必出现滑，这就是**连坐**。而且脾湿的话，饮食不能健运，精液必然不充足，那么左尺就会出现涩脉，这就属于**挂污**。但只要辨准正凶，健脾消痰，那么疾病就会自然痊愈。如果只知道治疗泄泻或者止咳嗽，而不理正凶，诛伐无过，必然不能治好疾病，反而可能增加其他的病症。

中医的脉象往往是一脉主多病的。 比如迟脉，属阴、主寒。然而此脉又主脾阳虚，痰湿盛，同时沉疴痼疾也可见到此脉。在一脉主多病的情况下，单凭一个迟脉对确诊主病是缺乏鉴别意义的。临床上的疾病千变万化，虚实寒热夹杂，不可能在脉象上出现单一的病脉脉象，多是几脉相合并见的"兼象脉"，只有辨清脉的兼象，才能给脉象准确定性，因此辨识相兼脉是审脉的一个重要诀窍，所以《黄帝内经》就有说："凡脉来，必不单至。"相兼脉有二脉、三脉、四脉相合的。比如脉沉细而迟，沉主里，讲的是部位，细主虚，讲的是正气虚，迟主寒，讲的是性质属寒，综合分析证候就属于"里虚寒证"。

　　有的脉本身就是几脉相兼复合出现的"兼象脉"，比如濡脉是浮脉和细脉相兼复合而成，弱脉是沉脉和细脉相兼复合而成，革脉是芤脉和弦脉相兼复合而成，牢脉是极沉而弦实长大的复合脉象。临床上对这类脉象一定要分辨清楚，当然其前提就是分清单独的脉象。在《伤寒杂病论》里经常通过单独脉象的病机来分析所得的兼象脉及其病机。比如革脉，《金匮要略·血痹虚劳病脉证并治》说："脉弦而大，弦则为减，大则为芤，减则为寒，芤则为虚，虚寒相搏，此名为革。"先辨清革脉出现在浮部，形状是弦而芤，脉来弦急而中空，如按鼓皮。这种脉象的出现是因精血内虚，又感寒邪所造成的，证属虚寒，多见于大虚。

　　中医强调四诊合参，审脉除了各种"脉象综合互参"外，**还要结合"望、闻、问三诊"**，最后还有整体的**"综合互参"**（脉与症相互印证），这时才能进行"辨证"。如果说脉诊所获得的抽象诊断不足以还原病人的具体病情，那么同时结合望、闻、按诊就显得更为重要了。察其神色形态、闻其声息气味、触其寒温痛觉，然后将其脉诊印象与望闻按诊结合，做到色、脉、症、舌相参，相互印证、相互推导、去伪存真，方能作出正确判断。比如脉弦而紧，多为痛证、寒证，须观察其表情是否痛苦、面色是否青暗、形态是否异常等，有这些佐证就可基本查实正凶是痛证了。审察脉的虚实方面时还要结合闻诊，如声高气粗者多为实证，声低气怯者多为虚证，就可以佐证了。审查脉之部位，结合问诊。如喘、哮、咳嗽者，病多在肺；呕吐、呃逆者，病多在胃；善太息者，病位在肝；数欠伸者多与心肾有关等。尤其是舌诊，中医也有比较丰富的辨证经验，所以舌脉相参也是中医重要的辨证方法（参见《黄帝内经》及其他相关书籍）。此外，指下脉诊得出基本的脉象之后，也可参合问诊进行有针对性的询问。在脉诊之初可以与病人闲聊，借以了解患者的年龄、职业、家庭情况、社会处境及个人心境、饮食起居等情况，看看这些因素是否与疾病有关，这属于诊疗心理学的范畴。如切脉弦劲，寸大于尺时，须有针对性地询问其血压情况，是否有头痛、眩晕等症状。

　　诊脉不是万能的。临床症状复杂，真真假假，虚虚实实，判断何是真，何是假，要综合考虑，不可仅靠一个脉象就下结论，否则势必有误。"学会诊脉"只是"中医"的第一步，背熟"脉诀"也不等于就会"诊脉"了。必须经过数年、数十年或数千、数百病人的反复实践、理解、纠正、提高，才能成为一个能灵活应变使用脉诊的"造诣很深"的中医医师。

　　自作者的《脉诊：从初学到提高》一书于2011年出版至今，有不少读者提出了在学习脉诊中的一些问题。同时，个人对脉象的认识也有一些较新的体会和认识。适逢科学出版社编辑出版一套适合中医初学者学习和普及的"跟师笔记"丛书，借编著本书的机会向大家汇报近几年的脉诊研究心得体会，并解答读者及学生学习脉诊中碰到的一些疑难问题。

　　本书以"跟师笔记"的形式进行编写，以临床初学者遇到的实际问题为主线，结合古今中医脉诊脉案，采用临证解疑、图解示例等方法，深入浅出地讲解了各种诊脉方法的技巧及运用，以及 28 种脉象的临床体悟和思路。本书在作者前一本书的基础上细化和丰富了实用和疑难的脉诊知识点（两书相互补充，涉及观点表述不一致的内容以本书为准），以脉诊实际运用问题作为主线，凝集成 50 个要点问题，重在诠释对脉诊运用的新体会、新经验、新思路，力求解决初学脉诊者"心中了了，指下难明"的困境。本书尽量少讲理论，重在实用，没有面面俱到，要对脉诊理论及某些内容作系统了解请参考作者的《脉诊：从初学到提高》及其他相关脉诊书籍。

　　本书能够最终顺利出版，承蒙科学出版社及王灵芳编辑的鼓励和支持。在成书过程中，征询了学生的意见，部分学生参与了书稿校勘，在此一并表示衷心的感谢。谬误和缺陷之处，敬请批评指正。

编　者
2015 年 5 月

Contents

目　录

上篇　诊脉理法篇

《本草备要》云："医学之要，莫先于切脉，脉候不真，则虚实莫辨、攻补妄施，鲜不夭人寿命者。"然"脉理精微，其体难辨"。脉法可以速成，关键在理法。识脉当明诊脉之法、诊脉之理。理通、法明、知巧，则一通百通。

下篇　诊脉捷要篇

中医辨证关键在于审脉，审脉之先，在于识脉。古今医家对脉象之描述多是仁者见仁，智者见智，很难统一，莫衷一是。古今论脉之书，多侧重于脉象而忽视诊法。下手先求脉，诊法很关键。"切而知之，谓之巧"，诊脉当明诊法之巧，否则，对脉象的描述，大家都靠主观感觉去学习，必然导致只可意会不可言传的地步。

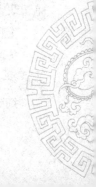

上篇　诊脉理法篇

　　《本草备要》云："医学之要，莫先于切脉，脉候不真，则虚实莫辨、攻补妄施，鲜不夭人寿命者。"然"脉理精微，其体难辨"。脉法可以速成，关键在理法。识脉当明诊脉之法、诊脉之理。理通、法明、知巧，则一通百通。

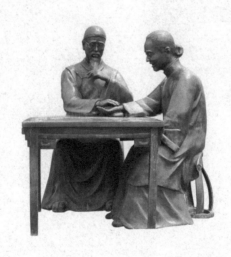

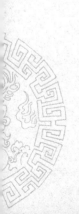

笔记一 诊脉方法及操作规范

诊 脉 时 间

要求病人平躺或病人稍休息片刻；诊脉时间每手应不少于3～5分钟（五十动）。

脉象与机体气血运行状态关系密切，容易受饮食、运动、情绪、药物等多方面因素的影响而发生变化。一般认为，清晨人们未进行饮食和劳作活动，机体内外环境相对稳定，故脉象能比较准确地反映出机体的基础状况和疾病状况。《素问·脉要精微论》中有言："诊法何如?岐伯对曰：诊法常以平旦。阴气未动，阳气未散，饮食未进，经脉未盛，络脉调匀，气血未乱，故乃可诊有过之脉。"清晨诊脉虽然时机最佳，但这样的要求一般很难做到，特别是对门诊、急诊的患者，恪守"诊法常以平旦"是不可能的，"仓促病生，岂待平旦"。我们应注意的一个原则是让患者在诊脉之前休息10～15分钟，尽量保持"气血未乱"的状态，以保持呼吸、心跳、脉压的平稳为准。

脉诊强调脉之"五十动"，主要的目的就是探察脉动的节律是否异常。《灵枢·根结》指出："所谓五十营者，五脏皆受气，持其脉口，数其至也……所谓五十动而不一代者，以为常也（歇止者，曰代）。以知五脏之期。予知短期者，乍数乍疏也。"人体脉气在体内运行，一昼夜为五十周次，营运五脏之精气。在寸口切脉，脉搏跳动五十次而无歇止，是五脏健康，精气旺盛的征象。如果在脉搏跳动四十至中有一次歇止者，是肾的脏气衰败之象；如果在脉搏跳动三十至中有一次歇止者，是肾、肝的脏气衰败之象；如果在脉搏跳动二十至中有一次歇止者，是肾、肝、脾的脏气衰败之象；如果在脉搏跳动十至中有一次歇止者，是肾、肝、脾、心的脏气衰败之象；如果在脉搏跳动不满十至中有一次歇止者，是五脏的脏气都有衰败之象。因此在诊察脉象时必须候脉跳动满五十次，谓之一营。一般诊脉候五十动的话，需要3～5分钟的时间。临证时有条件的话结合，便携快速心电图或脉诊议进行脉诊，在病历中记录脉率、心率等指标，可以帮助脉象的诊断。

环 境 要 求

要求安静、舒适、寒温适中、通风。

脉诊的周围环境对医者和患者的心理状态影响较大，所以诊室及周边环境尽量保持相对安静，避免人声嘈杂喧闹、温度、湿度、强光等干扰医者注意力和患者情绪的不利因素。

 ## 医者自身要求

"持脉有道，虚静为保"，是《内经》提出的对医生诊脉时的基本要求。医者自身要保持精神放松，情绪平静，语声和蔼。

 ## 诊 脉 体 位

正坐仰卧均可，要求心脏与寸口间呈水平，直腕、仰掌。

一般患者正坐于医生的对面或斜对面，解开袖口，将手腕上的饰物如手镯、手链和手表等摘除。肩部和手臂放松向前伸平，手心向上，手臂与心脏大致处于同一水平，手腕下垫一个松软的脉枕，腕部自然放松，手指放松，以使皮肤血管松弛，局部气血畅通。诊脉时患者应保持安静，不要大声喧哗，尽量不变换体位，因为情绪的波动和姿势的变换会引起脉搏发生异常变化而影响诊脉。

身体虚弱或病情危重意识不清的患者诊脉采用仰卧位，自然将手臂外翻并放松，手腕下垫放脉枕。如果是侧卧，下面手臂受压，或上臂扭转，或手臂过高或过低，与心脏不在一个水平面时，都可以影响气血的运行，使脉象失真。

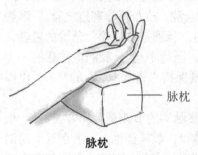

脉枕

脉枕

 ## 诊 脉 指 法

要求三指平齐，中指定关，指目按脉，布指疏密适度。

医者和患者侧向而坐，用右手诊视患者左手，以左手诊视患者右手；分别以示指、中指、无名三指按取寸口之寸、关、尺三部。

三指平齐指诊脉者的手指指端要平齐，手指略呈弓形倾斜，与受诊者体表约呈 45°为宜，这样的角度可以使指目紧贴于脉搏搏动处。指目即指尖和指腹交界棱起之处，与指甲二角连线之间的部位，形如人目，是手指触觉较灵敏的部位（医者平时需修整指甲）。指目便于推移，并适当调节指力，以寻找指感最清晰的部位。诊脉时不宜平按或垂直下指。因为指尖的感觉虽然灵敏，但因有指甲，不宜垂直加压。指腹的肌肉较丰厚，用指腹诊脉有时会受医者自身手指动脉搏动的干扰，容易产生错觉。

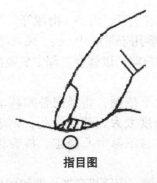

指目图

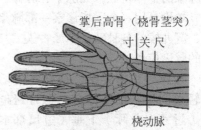

掌后高骨（桡骨茎突）

寸关尺

桡动脉

寸关尺定位图

布指要准，三指并齐下指时，先以中指端按压在掌后高骨（桡骨茎突）内侧动脉处，然后示指按下关前（远心端）定寸，无名指按下关后（近心端）定尺，称为中指定关。布指需按照患者的高矮合理分布手指，身材高大臂长者则三指分布较疏，身材矮小臂短者则三指分布较密。医者自身属体胖指粗的布指应密，体瘦指细者布指应疏。小儿寸口部位比较短，一般多用一个手指（拇指或示指）定关法，而不细分寸、关、尺三部。

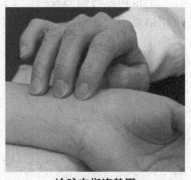

诊脉布指姿势图

 运 指 候 脉

要求运用**举法、按法、寻法、推法、总按、单诊**等手法。

举法是指诊者以较轻的指力按在寸口脉跳动部位以体察脉象，又称为"浮取"。主要查知在浮位上"举"之而有的脉象及脉象是否有上浮（泛泛有余）之势。

按法是指诊者手指力较重，按至肌肉甚至按到筋骨以体察脉象。按至肌肉部位的称为"中取"，按至筋骨部位的称为"沉取"。主要是查知在沉部的脉象及脉的抵抗力之强弱，以及脉被指力按压而切断的力度。

寻法又称循法，是医生用手指从轻到重，从重到轻，左右推寻或在寸关尺三部指指交替，细细找寻脉动最明显的部位，或调节最适当的指力，查知脉象最清楚的搏动状况。临床诊脉通常是"举按寻"三者结合，如以适当的指力在"寻"查脉动最清楚的部位后，结合"举按"的方法，判断脉状、脉力、脉势，以及脉率、节律以确定准确的脉象。

推法是用指目对准脉脊后，顺应脉搏的动势，左右内外微微推动，以体察脉管壁及周围组织中的形态学改变。

总按是三指同时用力诊脉，从总体上辨别寸关尺三部和左右两手脉象的形态、脉位的浮沉等。总按时一般指力均匀，但亦有三指用力不一的情况。主要用于体会脉象的整体特征，如脉率、脉律、刚柔、曲直、上下、内外、滑涩等。

单诊是用一个手指诊察一部脉象的方法。主要用于了解寸、关、尺三部，浮、中、沉九候的各种特征，属古人"三部九候"的范畴，以体会三部中显现出的独有的脉诊信息。

诊脉时移指要密。挪移手指切脉时，应上下依循，指指交替和移动，节奏轻柔明快，细细体会，不可跨越跳跃。若跨度太大，移指太乱，则难辨上溢（过寸上鱼际）下垂（过尺部本位）之脉，且不易潜心静志，体会指下脉象的变化。

下指切脉时指力要匀。三指指力轻重或同或异，应随机变换，调匀而处，若下指指力不匀，则独大、独小，三部九候的不同变化必难以区别清楚。

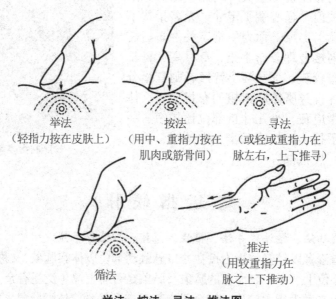

举法
（轻指力按在皮肤上）

按法
（用中、重指力按在肌肉或筋骨间）

寻法
（或轻或重指力在脉左右，上下推寻）

推法
（用较重指力在脉之上下推动）

循法

举法、按法、寻法、推法图

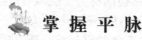

掌握平脉

脉象是以常衡变，以变识病的。因此运用脉诊首先要认识平脉。

正常脉象有至数、节律、胃、神、根等要求。一息四五至（相当于 70～90 次/分），不浮不沉，不大不小，从容和缓，流利有力。寸关尺三部均有脉，兼顾胃、神、根。有胃气，即脉象从容和缓；有神，即脉象应指软和有力，节律整齐；有根，即尺脉有力，沉取不绝。平脉也因年龄、性别、体质、职业、地理环境而有差异。如年龄越小，脉搏越快，婴儿120～140 次/分，5～6 岁幼儿90～110 次/分，年龄渐长则脉象渐和缓。妇女较男子濡弱而略快。青年脉有力，老人较弱。肥胖者脉多沉，瘦者脉常浮。脑力劳动者脉多弱于体力劳动者，运动员多沉而有力。北方地高气寒且干燥，脉多沉实，南方地低气温而湿，脉多细软稍数。

《难经·十九难》说："是以男子尺脉恒弱、女子尺脉恒盛，是其常也。"正常情况下，由于男子属阳，而寸部脉也属阳，所以男子寸部脉偏盛而尺部脉偏弱。由于女子属阴，而尺部脉也属阴，所以女子尺部脉偏盛而寸部脉偏弱。此外，男子左手的三部脉常大于右手的三部脉，女子右手的三部脉常大于左手的三部脉。这些都是平脉。

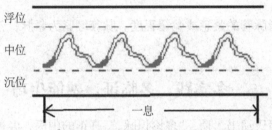

平脉：一息四五至；节律整齐；从容和缓；尺脉沉取有根；或浮或沉；或大或小，随四时、禀赋等差异波动

正常脉象（平脉）图

掌握纲脉辨识脉象

从脉象的脉位（浮沉），脉率（迟数），脉律（结代），脉体长短（长脉、短脉），脉力（虚实），脉体大小（大、细脉），脉流利度（滑脉、涩脉），脉紧张度（紧脉、缓脉、弦脉）等八个方面辨识脉象（详见《脉诊：从初学到提高》）。

脉位：指脉动显现部位的浅深。脉位表浅为浮脉；脉位深沉为沉脉。首先区别脉象是浮脉还是沉脉。因为切脉时手指是从浅表往深层逐渐探查的，首先轻触皮肤（即"举"），即可探出脉象是否浮脉；无浮脉则又加压（即"寻"），在这个层次可触到许多脉象；然后第三种力量即"按"，此时检查是否沉脉。所以实际上"首分浮沉"是按照指头用力的顺序来探测脉象的位置。见于浮部的脉象有浮脉、洪脉、濡脉、散脉、芤脉、革脉、虚脉等；见于沉部的脉象有弱脉、牢脉等脉。

脉率：指脉搏的频率。中医以一个呼吸周期为脉搏的计量单位，一呼一吸为"一息"。一息脉来四五至为平脉；一息六至为数脉；一息三至为迟脉。

脉律：指脉动节律是否均匀，不均匀而有歇止者，有结脉、代脉、促脉、散脉等。

脉体长短：指脉动应指的轴向范围长短。脉动范围超越寸、关、尺三部称为长脉；应指不及三部，但见关部或寸部者均称为短脉。在区别长、短脉时，可以同时察知其他相关的脉象，如：长脉类——长脉、弦脉、细脉；短脉类——

短脉。

脉力：指脉搏的强弱。脉搏应指有力为实脉；应指无力为虚脉。在区别脉象的虚或实（即有力与无力）时，又可区别与虚、实脉象相关的其他脉象。如虚脉类——虚脉、微脉、弱脉；实脉类——实脉。

脉体大小：指脉动应指的径向范围大小，即手指感觉到脉道的粗细。脉道宽大的为大脉；狭小的为细脉。

脉流利度：指脉搏来势的流利通畅程度。脉来流利圆滑者为滑脉；脉来艰难不流利者为涩脉。

脉紧张度：指脉管的紧急或弛缓程度。脉管绷紧为紧脉；弛缓为缓脉；绷直而长为弦脉。

多实践，多临证，熟能生巧

齐·褚澄《褚氏遗书》谓："多诊识脉。"真正的中医，经过长期的实践，自然对脉象会有体会和认识。

初学者可多摸常人之脉进行练习。知常才能达变，故《素问·疏五过论》说："善为脉者，必以比类奇恒，从容知之。"通过对各种生理变异情况下所表现出来的脉象的揣测体会，久后自然能体察出这些脉象。如体健之人在跑步等运动之后，脉当滑数；健康孕妇，其脉一般为滑；老年人脉象多弦；瘦人脉多浮，胖人脉多沉；运动员脉多缓而有力。

脉诊记录内容

主要包括两手寸关尺六脉共同的脉象，如六脉脉数、脉迟；双手分部的共同脉象，如两寸浮、两尺偏沉等；单手三部的共同脉象，如"左脉弦""右脉略细"等；单手各部脉象，如右细、寸虚、关尺弱。脉诊记录内容见脉象记录表。

熟读背诵《濒湖脉学》《诊家正眼·四言脉诀》

《濒湖脉学》和《诊家正眼·四言脉诀》易读、易记，同时需初学者多结合临床实际。初学脉诊者首先必须背诵各种脉象的体状诗、相类诗、主病诗，达到纯熟的程度。通过熟读背诵，可把各种脉象的特征和容易混淆的脉象的辨别及其主病都能牢牢记住，再于临床实践中细心体会，与辨证紧密结合，就能较快地掌握脉诊的一般规律，并为深入学习和理解经典著作中的辨脉辨证打下良好基础。

脉象记录表

姓名		性别		年龄		职业	
主诉				望舌			
脉率			心率			血压	

脉诊内容										
1.脉位浮沉　　2.脉力虚实　　3.脉率迟数　　4.脉律结代										
5.脉体大小　　6.脉体长短　　7.脉流滑涩　　8.脉体紧缓										

左脉	寸上	寸	关	尺	尺下	右脉	寸上	寸	关	尺	尺下
浮						浮					
中						中					
沉						沉					
主要症状											
脉象分析：											

笔记二 《濒湖脉学》背诵

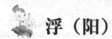

浮（阳）

浮脉，举之有余，按之不足（《脉经》）。如微风吹鸟背上毛，厌厌聂聂（轻泛貌），如循榆荚（《素问》）。如水漂木（崔氏）。如捻葱叶（黎氏）。

（浮脉法天，有轻清在上之象，在卦为乾，在时为秋，在人为肺。又谓之毛。太过则中坚旁虚，如循鸡羽，病在外也。不及则气来毛微，病在中也。《脉诀》言：寻之如太过，乃浮兼洪紧之象，非浮脉也。）

【体状诗】 浮脉惟从肉上行，如循榆荚似毛轻。三秋得令知无恙，久病逢之却可惊。

【相类诗】 浮如木在水中浮，浮大中空乃是芤。拍拍而浮是洪脉，来时虽盛去悠悠。浮脉轻平似捻葱，虚来迟大豁然空。浮而柔细方为濡，散似杨花无定踪。

（浮而有力为洪，浮而迟大为虚，虚甚为散，浮而无力为芤，浮而柔细为濡。）

【主病诗】 浮脉为阳表病居，迟风数热紧寒拘。浮而有力多风热，无力而浮是血虚。寸浮头痛眩生风，或有风痰聚在胸。关上土衰兼木旺，尺中溲便不流通。

（浮脉主表，有力表实，无力表虚，浮迟中风，浮数风热，浮紧风寒，浮缓风湿，浮虚伤暑，浮芤失血，浮洪虚热，浮散劳极。）

沉（阴）

沉脉，重手按至筋骨乃得（《脉经》）。如绵裹砂，内刚外柔（杨氏）。如石投水，必极其底。

（沉脉法地，有渊泉在下之象，在卦为坎，在时为冬，在人为肾。又谓之石，亦曰营。太过则如弹石，按之益坚，病在外也。不及则气来虚微，去如数者，病在中也。《脉诀》言：缓度三关，状如烂绵者，非也。沉有缓数及各部之沉，烂绵乃弱脉，非沉也。）

【体状诗】 水行润下脉来沉，筋骨之间软滑匀。女子寸兮男子尺，四时如此号为平。

【相类诗】 沉帮筋骨自调匀，伏则推筋着骨寻。沉细如绵真弱脉，弦长实大是牢形。

（沉行筋间，伏行骨上，牢大有力，弱细无力。）

【主病诗】 沉潜水蓄阴经病，数热迟寒滑有痰。无力而沉虚与气，沉而有力积并寒。寸沉痰郁水停胸，关主中寒痛不通。尺部浊遗并泄痢，肾虚腰及下元痌。

（沉脉主里，有力里实，无力里虚。沉则为气，又主水蓄，沉迟痼冷，沉数内热，沉滑痰食，沉涩气郁，沉弱寒热，沉缓寒湿，沉紧冷痛，沉牢冷积。）

迟（阴）

迟脉，一息三至，去来极慢《脉经》。

（迟为阳不胜阴，故脉来不及。《脉诀》言，重手乃得，是有沉无浮。一息三至，甚为易见。而曰隐隐、曰状且难，是涩脉矣，其谬可知。）

【体状诗】 迟来一息至惟三，阳不胜阴气血寒。但把浮沉分表里，消阴须益火之源。

【相类诗】 脉来三至号为迟，小快于迟作缓持。迟细而难知是涩，浮而迟大以虚推。

（三至为迟，有力为缓，无力为涩，有止为结，迟甚为败，浮大而耎为虚。黎氏曰：迟小而实，缓大而慢；迟为阴盛阳衰，缓为卫盛营弱，宜别之。）

【主病诗】 迟司脏病或多痰，沉痼癥瘕仔细看。有力而迟为冷痛，迟而无力定虚寒。寸迟必是上焦寒，关主中寒痛不堪。尺是肾虚腰脚重，溲便不禁疝牵丸。

（迟脉主脏，有力冷痛，无力虚寒。浮迟表寒，沉迟里寒。）

数（阳）

数脉，一息六至《脉经》。脉流薄疾《素问》。

（数为阴不胜阳，故脉来太过。浮、沉、迟、数，脉之纲领。《素问》《脉经》皆为正脉。《脉诀》立七表、八里，而遗数脉，止歌于心脏，其妄甚矣。）

【体状诗】 数脉息间常六至，阴微阳盛必狂烦。浮沉表里分虚实，惟有儿童作吉看。

【相类诗】 数比平人多一至，紧来如数似弹绳。数而时止名为促，数见关中动脉形。

（数而弦急为紧，流利为滑，数而有止为促，数甚为疾，数见关中为动。）

【主病诗】 数脉为阳热可知，只将君相火来医。实宜凉泻虚温补，肺病秋深却畏之。寸数咽喉口舌疮，吐红咳嗽肺生疡。当关胃火并肝火，尺属滋阴降火汤。

（数脉主腑，有力实火，无力虚火。浮数表热，沉数里热，气口数实肺痈，数虚肺痿。）

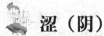 滑（阳中阴）

滑脉，往来前却，流利展转，替替然如珠之应指《脉经》。辘辘如欲脱。

（滑为阴气有余，故脉来流利如水。脉者，血之府也。血盛则脉滑，故肾脉宜之；气盛则脉涩，故肺脉宜之。《脉诀》云：按之即伏，三关如珠，不进不退，是不分浮滑、沉滑、尺寸之滑也，今正之。）

【体状相类诗】 滑脉如珠替替然，往来流利却还前。莫将滑数为同类，数脉惟看至数间。

（滑则如珠，数则六至。）

【主病诗】 滑脉为阳元气衰，痰生百病食生灾。上为吐逆下蓄血，女脉调时定有胎。寸滑膈痰生呕吐，吞酸舌强或咳嗽。当关宿食肝脾热，渴痢淋看尺部。

（滑主痰饮，浮滑风痰，沉滑食痰，滑数痰火，滑短宿食。《脉诀》言：关滑胃寒，尺滑脐似冰。与《脉经》言关滑胃热，尺滑血蓄，妇人经病之旨相反，其谬如此。）

涩（阴）

涩脉，细而迟，往来难，短且散，或一止复来《脉经》。参伍不调《素问》。如轻刀刮竹《脉诀》。如雨沾沙《通真子》。如病蚕食叶。

（涩为阳气有余，气盛则血少，故脉来蹇滞，而肺宜之。《脉诀》言：指下寻之似有，举之全无。与《脉经》所云，绝不相干。）

【体状诗】 细迟短涩往来难，散止依稀应指间。如雨沾沙容易散，病蚕食叶慢而艰。

【相类诗】 参伍不调名曰涩，轻刀刮竹短而难。微似秒芒微软甚，浮沉不别有无间。

（细迟短散，时一止曰涩。极细而软，重按若绝曰微。浮而柔细曰濡，沉而柔细曰弱。）

【主病诗】 涩缘血少或伤精，反胃亡阳汗雨淋。寒湿入营为血痹，女人非孕即无经。寸涩心虚痛对胸，胃虚胁胀察关中。尺为精血俱伤候，肠结溲淋或下红。

（涩主血少精伤之病，女人有孕为胎病，无孕为败血。杜光庭云：涩脉独见尺中，形散同代，为死脉。）

虚（阴）

虚脉，迟大而软，按之无力，隐指豁豁然空《脉经》。

（崔紫虚云：形大力薄，其虚可知。《脉诀》言：寻之不足，举之有余。只言浮脉，不见虚状。杨仁斋言：状似柳絮，散漫而迟。滑氏言：散大而软，皆是散脉，非虚也。）

【体状相类诗】 举之迟大按之松，脉状无涯类谷空。莫把芤虚为一例，芤来浮大似慈葱。

（虚脉浮大而迟，按之无力。芤脉浮大，按之中空。芤为脱血，虚为血虚，浮散二脉见浮脉。）

【主病诗】 脉虚身热为伤暑，自汗怔忡惊悸多。发热阴虚须早治，养营益气莫蹉跎。血不荣心寸口虚，关中腹胀食难舒。骨蒸痿痹伤精血，却在神门两部居。

（《经》曰：血虚脉虚。曰：气来虚微为不及，病在内。曰：久病脉虚者死。）

实（阳）

实脉，浮沉皆得，脉大而长微弦，应指愊愊然《脉经》。

（愊愊，坚实貌。《脉诀》言：如绳应指来，乃紧脉，非实脉也。）

【体状诗】 浮沉皆得大而长，应指无虚愊愊强。热蕴三焦成壮火，通肠发汗始安康。

【相类诗】 实脉浮沉有力强，紧如弹索转无常。须知牢脉帮筋骨，实大微弦更带长。

（浮沉有力为实，弦急弹指为紧，沉而实大，微弦而长为牢。）

【主病诗】 实脉为阳火郁成，发狂谵语吐频频。或为阳毒或伤食，大便不通或气疼。寸实应知面热风，咽疼舌强气填胸。当关脾热中宫满，尺实腰肠痛不通。

（《经》曰：血实脉实。曰：脉实者，水谷为病。曰：气来实强是谓太过。《脉诀》言尺实小便不禁，与《脉经》尺实小腹痛、小便难之说相反。洁古不知其谬，诀为虚寒，药用姜附，愈误矣。）

长（阳）

长脉，不大不小，迢迢自若《朱氏》。如循长竿末梢为平；如引绳，如循长竿，为病《素问》。

（长有三部之长，一部之长，在时为春，在人为肝；心脉长，神强气壮；肾脉长，蒂固根深。《经》曰：长则气治，皆言平脉也。）

【体状相类诗】 过于本位脉名长，弦则非然但满张，弦脉与长争较远，良工尺度自能量。

（实、牢、弦、紧皆兼长脉。）

【主病诗】 长脉迢迢大小匀，反常为病似牵绳。若非阳毒癫痫病，即是阳明热势深。

（长主有余之病。）

短（阴）

短脉，不及本位《脉诀》。应指而回，不能满部《脉经》。

（戴同父云：短脉只见尺寸，若关中见短，上不通寸，下不通尺，是阴阳绝脉，必死矣。故关不诊短。黎居士云：长短未有定体，诸脉举按之，过于本位者为长，不及本位者为短。长脉属肝宜于春。短脉属肺宜于秋。但诊肝肺，长短自见。短脉两头无，中间有，不及本位，乃气不足以前导其血也。）

【体状相类诗】　两头缩缩名为短，涩短迟迟细且难。短涩而浮秋喜见，三春为贼有邪干。

（涩、微、动、结，皆兼短脉。）

【主病诗】　短脉惟于尺寸寻，短而滑数酒伤神。浮为血涩沉为痞，寸主头疼尺腹疼。

（《经》曰：短则气病，短主不及之病。）

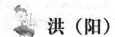

洪（阳）

洪脉，指下极大《脉经》。来盛去衰《素问》。来大去长《通真子》。

（洪脉在卦为离，在时为夏，在人为心。《素问》谓之大，亦曰钩。滑氏曰：来盛去衰，如钩之曲，上而复下。应血脉来去之象，像万物敷布下垂之状。詹炎举言如环珠者，非。《脉诀》云：季夏宜之，秋季、冬季，发汗通阳，俱非洪脉所宜，盖谬也。）

【体状诗】　脉来洪盛去还衰，满指滔滔应夏时。若在春秋冬月分，升阳散火莫狐疑。

【相类诗】　洪脉来时拍拍然，去衰来盛似波澜。欲知实脉参差处，举按弦长愊愊坚。

（洪而有力为实，实而无力为洪。）

【主病诗】　脉洪阳盛血应虚，相火炎炎热病居。胀满胃翻须早治，阴虚泄痢可踌躇。寸洪心火上焦炎，肺脉洪时金不堪。肝火胃虚关内察，肾虚阴火尺中看。

（洪主阳盛阴虚之病，泄痢、失血、久嗽者忌之。《经》曰：形瘦脉大多气者死。曰：脉大则病进。）

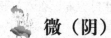

微（阴）

微脉，极细而软，按之如欲绝，若有若无《脉经》。细而稍长《戴氏》。

（《素问》谓之小。又曰：气血微则脉微。）

【体状相类诗】　微脉轻微瀎瀎乎，按之欲绝有如无。微为阳弱细阴弱，细比于微略较粗。

（轻诊即见，重按如欲绝者，微也。往来如线而常有者，细也。仲景曰：脉瀎瀎如羹上肥者，阳气微；萦萦如蚕丝细者，阴气衰；长病得之死，卒病得之生。）

【主病诗】　气血微兮脉亦微，恶寒发热汗淋漓。男为劳极诸虚候，女作崩中带下医。寸微气促或心惊，关脉微时胀满形。尺部见之精血弱，恶寒消瘅痛呻吟。

（微主久虚血弱之病，阳微恶寒，阴微发热。《脉诀》云：崩中日久肝阴竭，漏下多时骨髓枯。）

紧（阳）

紧脉，来往有力，左右弹人手《素问》。如转索无常（仲景），数如切绳《脉经》，如纫箅线（丹溪）。

（紧乃热为寒束之脉，故急数如此，要有神气，《素问》谓之急。《脉诀》言：寥寥入尺来。崔氏言：如线，皆非紧状。或以浮紧为弦，沉紧为牢，亦近似耳。）

【体状诗】 举如转索切如绳，脉象因之得紧名。总是寒邪来作寇，内为腹痛外身痛。

【相类诗】 见弦、实。

【主病诗】 紧为诸痛主于寒，喘咳风痫吐冷痰。浮紧表寒须发越，沉紧温散自然安。寸紧人迎气口分，当关心腹痛沉沉。尺中有紧为阴冷，定是奔豚与疝疼。

（诸紧为寒为痛，人迎紧盛伤于寒，气口紧盛伤于食，尺紧痛居其腹。中恶浮紧、咳嗽沉紧，皆主死。）

缓（阴）

缓脉，去来小快于迟《脉经》，一息四至（戴氏），如丝在经，不卷其轴，应指和缓，往来甚匀（张太素），如初春杨柳舞风之象（杨玄操），如微风轻飐柳梢（滑伯仁）。

（缓脉在卦为坤，在时为四季，在人为脾。阳寸、阴尺，上下同等，浮大而软，无有偏胜者，平脉也。若非其时，即为有病。缓而和匀，不浮、不沉、不疾、不徐、不微、不弱者，即为胃气。故杜光庭云：欲知死期何以取？古贤推定五般土。阳土须知不遇阴，阴土遇阴当细数。详见《玉函经》。）

【体状诗】 缓脉阿阿四至通，柳梢袅袅飐轻风。欲从脉里求神气，只在从容和缓中。

【相类诗】 见迟脉。

【主病诗】 缓脉营衰卫有余，或风或湿或脾虚。上为项强下痿痹，分别浮沉大小区。寸缓风邪项背拘，关为风眩胃家虚。神门濡泄或风秘，或者蹒跚足力迂。

（浮缓为风，沉缓为湿，缓大风虚，缓细湿痹，缓涩脾薄，缓弱气虚。《脉诀》言：缓主脾热口臭、反胃、齿痛、梦鬼诸病。出自杜撰，与缓无关。）

芤（阳中阴）

芤脉，浮大而软，按之中央空，两边实《脉经》。

（中空外实，状如慈葱。芤，慈葱也。《素问》无芤名。刘三点云：芤脉何似？绝类慈葱，指下成窟，有边无中。戴同父云：营行脉中，脉以血为形，芤脉中空，脱血之象也。《脉经》云：三部脉芤，长病得之生，卒病得之死。《脉诀》言：两头有，中间无，是脉断截矣。又言主淋沥、气入小肠。与失血之候相反，误世不小。）

【体状诗】 芤形浮大软如葱，边实须知内已空。火犯阳经血上溢，热侵阴络下流红。

【相类诗】　中空旁实乃为芤，浮大而迟虚脉呼。芤更带弦名曰革，芤为失血革血虚。

【主病诗】　寸芤积血在于胸，关内逢芤肠胃痈。尺部见之多下血，赤淋红痢漏崩中。

弦（阳中阴）

弦脉，端直以长《素问》。如张弓弦《脉经》。按之不移，绰绰如按琴瑟弦（巢氏）。状若筝弦《脉诀》。从中直过，挺然指下《刊误》。

（弦脉在卦为震，在时为春，在人为肝。轻虚以滑者平，实滑如循长竿者病，劲急如新张弓弦者死。池氏曰：弦紧而数劲为太过，弦紧而细为不及。戴同父曰：弦而软，其病轻；弦而硬，其病重。《脉诀》言：时时带数，又言脉紧状绳牵。皆非弦象，今削之。）

【体状诗】　弦脉迢迢端直长，肝经木旺土应伤。怒气满胸常欲叫，翳蒙瞳子泪淋浪。

【相类诗】　弦来端直似丝弦，紧则如绳左右弹。紧言其力弦言象，牢脉弦长沉伏间。

【主病诗】　弦应东方肝胆经，饮痰寒热疟缠身。浮沉迟数须分别，大小单双有重轻。寸弦头痛膈多痰，寒热癥瘕察左关。关右胃寒心腹痛，尺中阴疝脚拘挛。

（弦为木盛之病。浮弦支饮外溢，沉弦悬饮内痛。疟脉自弦，弦数多热，弦迟多寒。弦大主虚，弦细拘急。阳弦头痛，阴弦腹痛。单弦饮癖，双弦寒痼。若不食者，木来克土，必难治。）

革（阴）

革脉，弦而芤（仲景）。如按鼓皮（丹溪）。

（仲景曰：弦则为寒，芤则为虚，虚寒相抟，此名曰革。男子亡血失精，妇人半产漏下。《脉经》曰：三部脉革，长病得之死，卒病得之生。时珍曰：此即芤弦二脉相合，故均主失血之候。诸家脉书，皆以为牢脉，故或有革无牢，有牢无革，混淆不辨。不知革浮牢沉，革虚牢实，形证皆异也。又按，《甲乙经》曰：浑浑革革，至如涌泉，病进而危；弊弊绰绰，其去如弦绝者死。谓脉来混浊革变，急如涌泉，出而不反也。王贶以为溢脉，与此不同。）

【体状主病诗】　革脉形如按鼓皮，芤弦相合脉寒虚。女人半产并崩漏，男子营虚或梦遗。

【相类诗】　见芤、牢。

牢（阴中阳）

牢脉，似沉似伏，实大而长，微弦《脉经》。

（扁鹊曰：牢而长者，肝也。仲景曰：寒则牢坚。有牢固之象。沈氏曰：似沉似伏，牢之位也。实大弦长，牢之体也。《脉诀》不言形状，但云寻之则无，按之则有。云脉入皮肤辨息难，又以牢为死脉，皆孟浪谬误。）

【体状相类诗】 弦长实大脉牢坚，牢位常居沉伏间。革脉芤弦自浮起，革虚牢实要详看。

【主病诗】 寒则牢坚里有余，腹心寒痛木乘脾。疝癥瘕何愁也，失血阴虚却忌之。

（牢主寒实之病，木实则为痛。扁鹊云：芤为虚，牢为实。失血者，脉宜沉细，反浮大而牢者死，虚病见实脉也。《脉诀》言：骨间疼痛，气居于表。池氏以为肾传于脾，皆谬妄不经。）

濡（阴）

（濡即耎字）

濡脉，极软而浮细，如帛在水中，轻手相得，按之无有《脉经》，如水上浮沤。

（帛浮水中，重手按之，随手而及之象。《脉诀》言：按之似有举还无，是微脉，非濡也。）

【体状诗】 濡形浮细按须轻，水面浮绵力不禁。病后产中犹有药，平人若见是无根。

【相类诗】 浮而柔细知为濡，沉细而柔作弱持。微则浮微如欲绝，细来沉细近于微。

（浮细如绵曰濡，沉细如绵曰弱，浮而极细如绝曰微，沉而极细不断曰细。）

【主病诗】 濡为亡血阴虚病，髓海丹田暗已亏。汗雨夜来蒸入骨，血山崩倒湿侵脾。寸濡阳微自汗多，关中其奈气虚何。尺伤精血虚寒甚，温补真阴可起疴。

（濡主血虚之病，又为伤湿。）

弱（阴）

弱脉，极软而沉细，按之乃得，举手无有《脉经》。

（弱乃濡之沉者。《脉诀》言：轻手乃得。黎氏譬如浮沤，皆是濡脉，非弱也。《素问》曰：脉弱以滑，是有胃气。脉弱以涩，是谓久病。病后老弱见之顺，平人少年见之逆。）

【体状诗】 弱来无力按之柔，柔细而沉不见浮。阳陷入阴精血弱，白头犹可少年愁。

【相类诗】 见濡脉。

【主病诗】 弱脉阴虚阳气衰，恶寒发热骨筋痿。多惊多汗精神减，益气调营急早医。寸弱阳虚病可知，关为胃弱与脾衰。欲求阳陷阴虚病，须把神门两部推。

（弱主气虚之病。仲景曰：阳陷入阴，故恶寒发热。又云：弱主筋，沉主骨，阳浮阴弱，血虚筋急。柳氏曰：气虚则脉弱，寸弱阳虚，尺弱阴虚，关弱胃虚。）

散（阴）

散脉，大而散。有表无里（脉经）。涣漫不收（崔氏）。无统纪，无拘束，至数不齐。或来多去少，或去多来少。涣散不收，如杨花散漫之象（柳氏）。

（戴同父曰：心脉浮大而散，肺脉短涩而散，平脉也。心脉软散，怔忡；肺脉软散，汗出；肝脉软散，溢饮；脾脉软散，肿：病脉也。肾脉软散，诸病脉代散，死脉也。《难经》曰：散脉独见则危。柳氏曰：散为气血俱虚，根本脱离之脉，产妇得之生，孕妇得之堕。）

【体状诗】 散似杨花散漫飞，去来无定至难齐。产为生兆胎为堕，久病逢之不必医。

【相类诗】 散脉无拘散漫然，濡来浮细水中绵。浮而迟大为虚脉，芤脉中空有两边。

【主病诗】 左寸怔忡右寸汗，溢饮左关应软散。右关耎散胕胕肿，散居两尺魂应断。

细（阴）

细脉，小于微而常有，细直而软，若丝线之应指（脉经）。

（《素问》谓之小。王启玄言如萦蓬，状其柔细也。《脉诀》言：往来极微，是微反大于细矣，与《经》旨背。）

【体状诗】 细来累累细如丝，应指沉沉无绝期。春夏少年俱不利，秋冬老弱却相宜。

【相类诗】 见微、濡。

【主病诗】 细脉萦萦血气衰，诸虚劳损七情乖。若非湿气侵腰肾，即是伤精汗泄来。寸细应知呕吐频，入关腹胀胃虚形。尺逢定是丹田冷，泄痢遗精号脱阴。

（《脉经》曰：细为血少气衰。有此证则顺，否则逆。故吐衄得沉细者生。忧劳过度者，脉亦细。）

伏（阴）

伏脉，重按着骨，指下裁（通"才"）动（脉经）。脉行筋下（刊误）。

（《脉诀》言：寻之似有，定息全无，殊为舛谬。）

【体状诗】 伏脉推筋着骨寻，指间裁（通"才"）动隐然深。伤寒欲汗阳将解，厥逆脐疼证属阴。

【相类诗】 见沉脉。

【主病诗】 伏为霍乱吐频频，腹痛多缘宿食停。蓄饮老痰成积聚，散寒温里莫因循。食郁胸中双寸伏，欲吐不吐常兀兀。当关腹痛困沉沉，关后疝疼还破腹。

（伤寒，一手脉伏曰单伏，两手脉伏曰双伏，不可以阳证见阴为诊。乃火邪内郁，不得发越，阳极似阴，故脉伏，必有大汗而解。正如久旱将雨，六合阴晦，雨后庶物皆苏之义。又有夹阴伤寒，先有伏阴在内，外复感寒，阴盛阳衰，四肢厥逆，六脉沉伏，须投姜附及灸关元，脉乃复出也。若太溪、冲阳皆无脉者，必死。《脉诀》言：徐徐发汗。洁古以麻黄附子细辛汤主之，皆非也。刘元宾曰：伏脉不可发汗。）

动（阳）

动乃数脉，见于关上下，无头尾，如豆大，厥厥动摇。

（仲景曰：阴阳相搏名曰动，阳动则汗出，阴动则发热，形冷恶寒，此三焦伤也。成无己曰：阴阳相搏，则虚者动，故阳虚则阳动，阴虚则阴动。庞安常曰：关前三分为阳，后三分为阴，关位半阴半阳，故动随虚见。《脉诀》言：寻之似有，举之还无，不离其处，不往不来，三关沉沉。含糊谬妄，殊非动脉。詹氏言其形鼓动如钩、如毛者，尤谬。）

【体状诗】 动脉摇摇数在关，无头无尾豆形团。其原本是阴阳搏，虚者摇兮胜者安。

【主病诗】 动脉专司痛与惊，汗因阳动热因阴。或为泄痢拘挛病，男子亡精女子崩。

（仲景曰：动则为痛为惊。《素问》曰：阴虚阳搏，谓之崩。又曰：妇人手少阴脉动甚者，妊子也。）

促（阳）

促脉，来去数，时一止复来《脉经》。如蹶之趣，徐疾不常（黎氏）。

（《脉经》但言数而止为促，《脉诀》乃云：并居寸口，不言时止者，谬矣。数止为促，缓止为结，何独寸口哉！）

【体状诗】 促脉数而时一止，此为阳极欲亡阴。三焦郁火炎炎盛，进必无生退可生。

【相类诗】 见代脉。

【主病诗】 促脉惟将火病医，其因有五细推之。时时喘咳皆痰积，或发狂斑与毒疽。

（促主阳盛之病。促、结之因，皆有气、血、痰、饮、食五者之别。一有留滞，则脉必见止也。）

结（阴）

结脉，往来缓，时一止复来《脉经》。

（《脉诀》言：或来或去，聚而却还。与结无关。仲景有累累如循长竿曰阴结，蔼蔼如车盖曰阳结。《脉经》又有如麻子动摇，旋引旋收，聚散不常者曰结，主死。此三脉，名同实异也。）

【体状诗】 结脉缓而时一止，浊阴偏盛欲亡阳。浮为气滞沉为积，汗下分明在主张。

【相类诗】 见代脉。

【主病诗】 结脉皆因气血凝，老痰结滞苦沉吟。内生积聚外痈肿，疝瘕为殃病属阴。

（结主阴盛之病。越人曰：结甚则积甚，结微则积微，浮结外有痛积，伏结内有积聚。）

代（阴）

代脉，动而中止，不能自还，因而复动（仲景）。脉至还入尺，良久方来（吴氏）。

（脉一息五至，肺、心、脾、肝、肾五脏之气，皆足五十动而一息，合大衍之数，谓之平脉。反此则止乃见焉，肾气不能至，则四十动一止；肝气不能至，则三十动一止。盖一脏之气衰，而他脏之气代至也。《经》曰：代则气衰。滑伯仁曰：若无病，羸瘦脉代者，危脉也。有病而气血乍损，气不能续者，只为病脉。伤寒心悸脉代者，复脉汤主之，妊娠脉代者。其胎百日。代之生死，不可不辨。）

【体状诗】 动而中止不能还，复动因而作代看。病者得之犹可疗，平人却与寿相关。

【相类诗】 数而时至名为促，缓止须将结脉呼。止不能回方是代，结生代死自殊途。

（促、结之止无常数，或二动、三动，一止即来。代脉之止有常数，必依数而止，还入尺中，良久方来也。）

【主病诗】 代脉元因脏气衰，腹痛泄痢下元亏。或为吐泻中宫病，女子怀胎三月兮。（《脉经》曰：代散者死。生泄及便脓血。）五十不止身无病，数内有止皆知定。四十一止一脏绝，四年之后多亡命。三十一止即三年，二十一止二年应。十动一止一年殂，更观气色兼形证。两动一止三四日，三四动止应六七。五六一止七八朝，次第推之自无失。

（戴同父曰：脉必满五十动，出自《难经》；而《脉诀》五脏歌，皆以四十五动为准，乖于经旨。柳东阳曰：古以动数候脉，是吃紧语。须候五十，乃知五脏缺失。今人指到腕臂，即云见了。夫五十动，岂弹指间事耶？故学者当诊脉、问证、听声、观色，斯备四诊而无失。）

笔记三　寸口脉主脏腑

寸口脉脏腑分属首见于《内经》，如《素问·脉要精微论》说："尺内两傍，则季胁也，尺外以候肾，尺里以候腹。中附上，左外以候肝，内以候膈；右外以候胃，内以候脾。上附上，右外以候肺，内以候胸中；左外以候心，内以候膻中。"

《脉经·分别三关境界脉候所主》曰："寸主射上焦，出须及皮毛竟手。关主射中焦，腹及胃。尺主射下焦，少腹至足。"《脉经·两手六脉所主五脏六腑阴阳顺逆》一节之首，又引《脉法赞》云："肝心出左，脾肺出右，肾与命门俱出尺部。"明确了寸口脉主五脏的关系，后世广为流传，直至今日，仍为临床所习用。

这种定位的方法，简单、实用、确切。以左右脉按寸关尺分布。左脉寸关尺分别为心、肝、肾；右脉寸关尺分别为肺、脾、命门。但《脉经》只明确了五脏的寸口脉分属，对于六腑的分属没有明说，后世也产生了不同的争论。

按脏腑表里分属，大小肠归于肺心，其脉候本应定位寸部，"大肠脉候左寸，小肠脉候右寸"。滑伯寿认为大小肠候于两尺。亦有言大小肠候于两关者，莫衷一是。要知五脏皆以六腑为用，所以临床上需从脏腑整体功能出发，灵活对待。举例而言，若大小肠之病因心肺之脏引起，其候自然在寸部。若大小肠之病因脾胃而起，则当定位于两关。以气化功能分，大小肠都传化水谷，属胃气所辖，故大小肠居右关。古云"大腹属脾"，而大腹中所藏者正是大肠与小肠。仲景《伤寒论》谓"阳明之为病，胃家实是也"。若病本因大小肠之病起或肾病导致，则自然当于尺部求之，如下痢、脏毒、肠风便血等疾病多见尺脉的变化也证实了这一点。总体而言，六腑脉位无定体，由所随五脏之病所起而定。

《景岳全书》曰："两寸部所谓上以候上也，故凡头、面、咽、喉、口、颈、项、肩、背之疾皆候于此。两尺部所谓下以候下也，故凡腰、腹、阴道及腰膝之病，皆候于此。"

寸关尺以候五脏六腑之气而定其病变之脏腑，为什么这么说呢？李时珍曰："两手六部皆肺之经脉，特取以候五脏六腑之气可耳，非五脏六腑所居之处。"

张锡纯认为"夫肝在右，脾自当在左矣。而医学家仍据肝左脾右以治病者，诚以肝虽居右，而其气化实先行于左，故肝之脉诊于左关。脾虽居左，而其气化实先行于右，故脾之脉诊于右关。按此诊脉治病则效，不按此诊脉治病则不效"，并以临证验之。邻村友人王桐轩之女，因怒气伤肝经，医者多用理肝之品，致肝经虚弱，坐时左半身常觉下坠，卧时不能左侧，诊其脉，左关微弱异常，遂重用生箭芪八钱以升补肝气，又佐以当归、山茱萸各数钱，一剂知，数剂痊愈。又邻村友人毛仙阁之子，素患肝脏虚弱，常服补肝之品，一日左胁下疼痛异常，左关弦硬。因其肝脏素弱不敢投以破气疏肝之品，遂单用柏子仁一两煎汤饮之，立愈。盖柏之树杪皆向西北，其果实又在冬日采取，饮经霜露，得金水之气最多，肝木之横恣用金以镇之，水以滋之，其脉之弦硬悉化，所以其痛立止也。又奉天东关学校翟校长之叔父，右手足皆不利，似麻似痛，饭时不能持箸，行时需搀，饮食减少，脉象右关濡弱，知其脾胃虚弱不能健运肢体也，投以四君子汤加生黄芪、当归、乳香、没药，连服数剂痊愈。即此数案观之，而肝主左，脾主右，不尤显然可见乎。

综合历代医家之言及临床实践的体会，中医脉诊所候为气，应按中医藏象经络系统的整体观的原则来划分寸口脉分候脏腑，对于现代医学解剖意义上的脏腑，不可纯按西医的角度去理解划分。

寸上脉：即腕横纹以上脉可见者，主咽喉以上头部诸病，左右交叉。

左手

寸：心、小肠、脑（神经、血管病变）、膻中（心系脏腑经络的病变）

关：肝、胆（肝系脏腑经络病变）

尺：肾、膀胱（肾系脏腑病变）

右手

寸：肺、大肠、胸中、脑（肺系脏腑经络的病变）

关：脾、胃、大肠、小肠（脾系脏腑经络病变，包括部分大小肠的脾系病变）

尺：命门、三焦（生殖腺、子户等脏腑经络病变，包括大小肠的肾系病变）

尺下脉：候腰腹以下四肢部位病变。其候左右交叉，左部候右，右部候左。

现代医学解剖概念的器官组织，如四肢、腰腹、胰、输尿管、输精管、卵巢、睾丸等，应该按照其功能属性区分其中医藏象经络属性定位在相应脏腑的寸口分部上下。比如肾主腰腹，又比如上肢疼痛要分清属于什么经络，如属于手阳明大肠经，其分候就在于右寸肺位上。

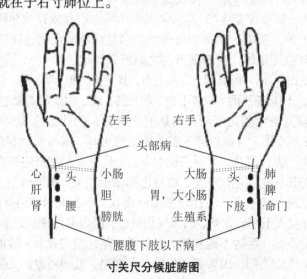

寸关尺分候脏腑图

有一儒医李生，诊治一富家妇女。问患者："肠胃间有没有什么不舒服的?"妇人说："肠中疼痛难以忍受，而大便从小便处出来（症似交肠）。所请的医生都说从来没见过这样的病症，无法医治。"李生说："等我试试看。假如服用我的药，3 天应该就好了。"用小丸子数十粒，煎黄芪汤下之，下大便脓血数升而痊愈。患者家属很高兴，问是什么治法? 李生说："刚开始切脉，发现芤脉见于关部，而《脉诀》有说：'寸芤积血在胸中，关内逢芤肠里痛'，所以推定内痈在肠。给病人服用的药只不过是云母膏为丸而已。"切脉能够准确到如此，可以说是位比较高明的医生了。(《名医类案》)

一妇女，产后患病差不多有半年了，医生都当作是劳损治疗，说是阴亏已极，很难痊愈了。请张意田诊治了五次，认为服小柴胡汤应该有效。但是旁边的人议论纷纷，说是参、柴并不是治疗阴亏的药，又说肺热咳嗽，大忌人参。幸亏病家相信张意田，服了一剂出现寒热大作，服完 3 剂药之后，寒热退了而咳嗽也好了，吃完 10 剂药就全好了。张意田诊脉为：六脉皆数，右寸脉大而软，关尺两部沉候弦急，左寸洪数，关部三候皆虚数，尺中空大。右寸软大，系肺气虚。关尺沉候弦急，关主中州，尺司火位，沉主里，弦是肝脉，主中气虚而木邪犯位，木气动而火从之。左寸洪数，系心经虚火。关中虚数，系肝无血养。尺中空大，系肾水虚。脉本属阴虚，而寒邪乘之，留连不已，导致病情如此。现在所看见的病症，如五更发热，系寅卯木旺之时，肝火挟邪，随时而动。上午寒热，得汗热减者，系邪稍泄而势稍缓也。咳嗽之声，结而不畅，系久嗽伤肺，肺气虚而邪不得越。胸腹时胀而微鸣，系肝木犯脾，肝主胀者。综合脉与症，病属于虚中挟实，不得枢转外出之候。《妇人大全》说："产后血气虚弱，饮食未平，不满百日，将养失所，风冷客于气血，颜容憔悴，饮食难消，感于肺，故咳嗽口干，遂觉头昏，百节疼痛。荣卫受邪，气通于肝，流注脏腑，须臾频发，咳嗽无汗，寒热如疟，蓐劳之候，往往如此。"景岳说："虚弱之人，外邪初感，不为解散，而作内伤，或用清凉，或用滋补，以致寒邪郁伏，久留不解，而寒热往来，或为咳嗽，其症全似劳损。"所以辨别之法，审察表里的病情，或身有疼痛，而微汗则热退，无汗则复热。或大声咳嗽，脉虽弦紧，而不甚数，即使病情有一两个月，而邪气仍没有解除，像劳损实际上并不是劳损症，不能再误诊误治。现在的症状也是如此，应当用小柴胡汤，转动枢机，借着少阳的生气，由内而外，自下而上，这样阴阳和而伏邪自然得以解散。去半夏加牛膝，是因为半夏能辛温燥伤阴气，产后阴亏而兼口燥，所以去掉。胸腹时胀，脾阴多有瘀滞，所以加牛膝以导之。药跟病相合，自然是效如桴鼓。(《续名医类案》)

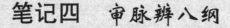

笔记四　审脉辨八纲

中医传统之诊断法则，皆以"八纲"为主，将病者所表现的症状，归纳为阴、阳、表、里、虚、实、寒、热等基本分类，以为病理分析之依据。

审脉也有类似八纲之属：阴阳、浮沉、迟数、虚实、兼独。这十纲，包含了传统中医八纲辨证的内容，是审察千千万万、复杂迷离的组合脉象和脉诊的基础。

阴阳是总纲，也是要害。"察色按脉，先别阴阳"，这是《素问·阴阳应象大论》提出的四诊辨治的基本原则。"问曰：脉有阴阳者，何谓也？答曰：凡脉大、浮、数、动、滑，此名阳也；脉沉、涩、弱、弦、微，此名阴也。"（《伤寒论·辨脉法第一》）阴阳是八纲辨证的总纲，也是脉诊的总纲。因此准确地辨别脉象之后，首先辨别的是六脉总体上的阴阳，再向某一/某几个具体的脉位上集中（寸关尺等），详辨具体脉位上的阴阳情况（先辨整体疾病的阴阳属性，次辨局部的阴阳属性），最后确定疾病的病机——证。这是脉诊的基本思路，万变不离其宗。《濒湖脉学》每脉皆标注其阴阳属性，可熟记之。

"表里""寒热""虚实"所对应的六脉即为浮脉、沉脉、迟脉、数脉、虚脉、实脉。在这六脉中，浮脉、数脉、实脉为阳脉；沉脉、迟脉、虚脉为阴脉。其中虚实与寒热之辨是临床辨治的关键。所谓实则泻之，虚则补之，千古不变之论也。能够分清虚实，思过半矣！

浮沉分表里：浮沉是从脉位而论，是居于皮肤表层，还是居于里层，即临床诊断上说的轻取还是沉取，切脉时轻轻搭上即得为浮，重按始得为沉。

浮有两层意思：其一，为风邪伤人，浮为风的贼性；其二，为脏腑精气外现的标志。浮而有力多为实证，浮而细、浮而空多为虚证，有时甚至是脱证。

沉也有两层意思：其一，主里，指外邪进入人体的部位较深；其二，为脏腑精气被束缚，不得外展的标志。沉而有力多为实证；沉而无力为虚证，反映脏腑的精气处于匮乏状态。

浮类脉象：浮脉、濡脉、芤脉、洪脉、散脉。

沉类脉象：沉脉、伏脉、牢脉、弱脉。

迟数辨寒热：迟数是从脉率来讨论，按呼吸来量，一息四至为正常，一息五至及以上为数脉，一息三至则为迟脉。具体而言，超过 90 次/分钟为数，少于 60 次/分钟为迟。

数脉主热，脏腑功能处于亢进状态；迟脉主寒，脏腑功能处于抑制或衰退状态。但也并非绝对，如当兵的军人或干重体力活的人，常会出现少于 60 次/分钟的情况。

迟类脉象：迟脉、缓脉、结脉、涩脉。

数类脉象：数脉、疾脉、滑脉、紧脉、促脉、动脉。

虚实是从脉象有无力道而论，有力为实，无力为虚。沉取有力无力，此即诊脉之关键。虚脉、实脉，脉书上对其脉象描述得很多，大多很抽象。其实在临床上反而不实用，不论脉分 27 种还是 34 种，皆当以虚实为纲。脉的虚实以沉候有力无力为辨。因沉候为本，沉候为根，沉候的有力无力，才真正反映脉的虚实。对此，《内经》及后世医家都有明确的论述。景岳提出以虚实为纲："千病万病不外虚实，治病之法无逾攻补。欲察虚实，无逾脉息。"又说："虚实之要，莫逃乎脉。"脉虚证虚，脉实证实。景岳这一见解，与《内》《难》一脉相承。《素问·调经论》曰："百病之生，皆有虚实。"《灵枢·经脉》说："其虚实也，以气口知之。"《灵枢·逆顺》说："脉之盛衰者，所以候血气之虚实有余不足。"《难经·六十一难》说："诊其寸口，视其虚实。"《素问·至真要大论》曰："帝曰，脉从而病反者，其诊何为?岐伯曰，脉至而从，按之不鼓，诸阳皆然。帝曰：诸阳之反，其脉何为?曰：脉至而从，按之鼓甚而盛也。"对这段经文，景岳阐述得很清楚。他说："脉至而从者，为阳证见阳脉，阴证见阴脉，是皆谓之从也。若阳证见阳脉，但按之不鼓，指下无力，则脉虽浮大，便非真阳之候。不可误为阳证，凡诸脉之似阳非阳者皆然也。或阴证虽见阴脉，但按之鼓其而盛者，亦不得认为阴证。"**这就明确指出，即使临床表现为一派阳证，浮取脉亦为洪数的阳脉，但只要按之不鼓，指下无力，就是阴证、虚证。即使临床表现为一派阴证，脉见沉迟细涩等阴脉，但只要按之鼓甚、便是阳证、实证。**《医宗金鉴》更明确指出："三因百病之脉，不论阴阳浮沉迟数滑涩大小，凡有力皆为实，无力皆为虚。"《脉学辑要》亦云："以脉来有力为阳证，脉来无力为阴证。"《医家四要》云："浮沉迟数各有虚实。无力为虚，有力为实。"但必须指出，若脉过于强劲搏指，不得作实脉看，恰为胃气衰败，真气外泄之脉。

虚脉类：虚脉、芤脉、濡脉、弱脉。

实脉类：实脉、牢脉、弦脉。

"兼"，即辨相兼脉。临床中脉象并不像想象中那么简单，大多数脉同见，故有一象而兼数象者，即"兼脉"，直须辨明主客，知其孰为正象，孰为兼象，如此诸脉会通，以求合于舌脉而诊百病也。如浮薄而硬，即革脉，浮薄而软，即芤脉。

"独"，即审脉之"独"。《素问·三部九候论》云："何以知病之所在?岐伯曰：察九候独小者病，独大者病，独疾者病，独迟者病，独热者病，独寒者病，独陷下者病。"独见于何处，何处便有病。

邵马，年五十而患呕吐，吐出物如烂猪肺状，胸背胀。请了很多医生诊治，都是按反胃疾病治疗而无效，反而增加了潮热烦躁、饮食不入口等症候。有歇医认为肺坏了，辞去不治。延请孙文恒先生诊治。其脉两寸滑数，左关尺涩。孙说："两寸主上焦，左关主肝，滑主痰饮，涩主瘀血，此病属于瘀血痰饮症，并不是肺坏。如果真的是肺坏的话，应当会出现喑哑，现在声音清亮，唯独胸背作胀，这明显就是瘀血痰饮了。病大概由酒后怒发所引起的。因为肝藏血，脾统血，酒伤脾，怒伤肝，所以不能藏，不能统摄，血随气上积于胸膈，必然吐出而胸胀得以舒解。治法当消瘀血、调气化痰，气调瘀消，则新血才能归经，病之根可以根除了。"方用滑石3钱，甘草5分，茜根2钱，小蓟1钱5分，桃仁、贝母、归尾、香附各1钱，山栀仁、枳壳、桑白皮各8分。服药10剂病就痊愈了。(《孙文恒医案》)

笔记五　诊察脉位法

由于每种脉象都含有脉位的因素，如何确定脉位是诊脉的基本方法之一，是诊脉者必须掌握的基本功。

寸脉位于关脉之前，鱼际之后的部位。寸部桡动脉分布表浅，因此其脉位浮取即得为常。反之为病。

关脉位于寸脉与尺脉之间。关脉的桡动脉位置比寸部脉稍深，比尺部脉较浅，所以关脉的正常脉位是：比尺脉稍浮，比寸脉稍沉，三者相比，关脉不浮不沉，脉位居中。反之为病。

尺脉在关脉之后向肘尺泽穴的方向的部位。尺部桡动脉分布较深，轻取不能及，需重取或中取才明显，故脉必沉。尺脉主下焦，下焦为权，主沉降。下焦为肾之位，肾主封藏，其气藏而不彰，以藏为常，以泄为病，故诊脉时需重按仍得，通常脉位较沉，故尺脉沉是正常的脉位。反之为病。

临床上诊察脉位的方法主要运用《难经》的"菽权轻重法"。分别采取浮取、中取和沉取确定脉象的浮、中、沉三位的脉形虚实，并进行三者对比。(详见《脉诊：从初学到提高》)

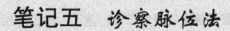 浮取法（轻取法）

使用《难经》所说的指力强度1～6菽，"轻触手即得"，**即浮取不必轻按，触肤即得。**手搭在皮肤上，利用手指本身的重量压在皮肤上的力度，手指不要用力压。关键是不可按之。注意三指指头齐整成一条线，同时落下。正常人的脉象即可感觉到寸脉浮明显，其次是关脉，需精心体会可察觉到，再其次是尺脉，基本上没有脉象的感觉。

中　取　法

中取即以不轻不重指力按之。诊脉时手指按压寸、关、尺的力度介于轻取和重取之间。从轻取开始逐渐加大力度，但不要到沉取的力量。中取的位置标准按《难经》所说是按至肌肉的部位。总按三指下压到各部脉的搏动同时最强，脉象感觉最敏锐的时候就是中取的最标准位置。这时的力度基本上没有把脉管压扁，其指力当在《难经》的6～9菽。

沉取（重取）法

沉取一般是采用重手按至筋骨的部位。重手力度没有相应的量度，幸亏筋骨的部位是较固定的自然标志，所以可以作为着力点的参考。中取力度往下压，将脉管压抵住在筋骨间，此时的脉管一般被压扁了。此时手指可上下提摸，以脉动最明显，力度最强时作为沉取的位置。如果此时继续下压将会将脉管压住，关部常感觉不到脉动，尺部和寸部有微弱的跳动。此时就到了推筋着骨的力度了，是谓沉取太过。指力相当于《难经》的12～15菽。

我们在诊脉时，一般先要试着把寸关尺三部的力度先浮取重取一下，估摸一下中取的大致力度和位置，尤其是要记住这句话："**胖人则沉，瘦人则浮。**"说的是胖人的脉应该是沉的，瘦人的脉应该是浮的。胖人脉比较沉，那就得使点力量才能感觉到，这时候表现出来的脉是沉的，应该属于正常生理变动，不算异常。反之，瘦人的脉容易浮，在关尺浮取可能就得到了，这时候你就不能说他的脉象是有异常的。所以说，指力很重要，必须根据具体的人和病情综合考虑去运用。脉象是死的，人是活的，说的就是这个道理。

胡某，女，51岁。有高血压病史，一直按医嘱服用降压药维持。7天前无明显诱因出现头晕、头痛、颈项僵痛、恶寒，右手无名指及小指头麻木有刺痛，BP：130/88mmHg，服用解热镇痛及中药抗感冒药，恶寒头痛好转，仍见右手麻木刺痛，头晕乎乎的，无发热。走路轻飘飘的，腰膝酸软，心率68次/分，舌淡暗苔薄。老师脉之，六脉迟缓而涩，寸浮细，左关弦细，两尺沉微。据脉论症：寸关浮弦，尺微，上盛下虚。肝属木，为刚脏，体阴而用阳，其性刚劲，肾主水，受五脏六腑之精而藏之。肝肾阴虚，肾水不足，水不涵木，阴不恋阳，虚阳浮越，上扰清窍故头晕。脉来迟缓，脉有往来难之势，兼舌暗，系血流不畅之征。肾阴亏损，肝阳上扰，津伤血滞，络脉失濡。镇肝熄风汤合血府逐瘀汤加减：天麻10g，钩藤30g，菊花12g，鳖甲20g，川牛膝12g，熟地黄10g，丹参30g，桑枝30g，桂枝10g，桃仁12g，红花6g，牡丹皮15g，川芎15g，白芍15g，石决明30g，葛根30g，甘草6g，水煎服，日1剂。6剂后手指麻木大减，继以上方加减服用2周，病情基本缓解。

汪召南儿子，年14岁，患臌胀，腹大如覆箕。求治过30多个医生，见到这种症状都不敢医治，唯独儿科医生汪养直治疗，每次调理都次次见效。但由于此子被放纵溺爱，所以纵口腹之欲，不守戒忌，病情多次反复。一日汪对召南说："郎君之症，只有孙文恒先生才可以治愈。"召南于是延请孙先生治疗。孙先生到其家已经是下午晡时了。观病人：腹胀大极，青筋缕缕如蚯蚓大，上自胸脯，至上脘而止。幸亏其脘下还没有见到青筋。脐平，四肢面目皆浮肿得厉害，两足踝骨上部皮肤都裂开了，出清水很多，一天之内更换衣被很多，阴囊肿大光亮如泡，淫淫渗湿，且恶寒发热。孙为之诊脉，因为手肿不能取，所以必须推开肿大的皮肤下指，重按取之（肥人、水肿之人需沉按），浮而六至（脉浮而数，兼有寒热，则风寒之在表，肺气不宣而生水肿，面肿曰风）。孙说："这个病症可以说是十分危重了，但可贵的是两目瞳子仍有神，但其他的症状都可险恶，该怎么治疗呢？"这时在一边相陪看病的汪养直说："病情危重自不必言，专门等先生来医治，希望先生投药给方，虽生死而无憾了。"孙说："治疗当先为理表，如表通而得微汗，可以使肺气少利，则小便可通。"方用紫苏叶、紫苏子、陈皮、麻黄各一钱，桑白皮八分，防风、杏仁各七分，炙甘草、桂枝各二分，生姜三片，水煎服之。到五更时方有微汗，次日早上面上水气稍微消退，胸脯青筋皆退，其余症状虽然没变，但已见生机了。仍投前药，次日腹与四肢皆有皱纹，惟小便仍然不通利。于是改用补骨脂、苍术、赤茯苓、泽泻、桑白皮、赤小豆、桂心、木香，二帖而小便通利，已有生机。考虑到病因是饮食过度，大便作泻，又以四君子汤加薏苡仁、补骨脂、泽泻、山楂、砂仁调理而痊愈。这个案例，青筋从未见到有如此之粗。足部有见过肿破出水的，但没见过出水口处有鱼口这么大的，而且用药取效也从未见到如此迅速的。原因在于该患儿真元未破，所以症虽重但收功迅速。（《孙文恒医案》）

　　临床上诊脉时按六部浮中沉脉位进行诊脉，因此脉象描述时应尽量写出有异常的脉象，不可过于笼统，如脉弦、脉虚、脉滑等，具体何部脉弦、何部脉虚、何部脉滑则不能提示。即使六脉无特殊脉象，但也最起码要辨别出相兼脉方可辨证。此外，脉象的主病必须是与辨证相符合的，不可将脉象当作摆设而实际是据症辨证的。如能将各部位脉象表现诊查清楚，是有助于辨证论治的。如胃痛之人，左关弦，右关虚弱，则可辨证为土虚木旺。只有详细准确地描述各部脉象变化，才可以揭示内在的病因、病机及相应的症状表现，有助于简化辨证施治的难度，提高临床治疗的水平。

　　徐邑宰，秋末冬初的时候遍身生疖，大小不一，红痛瘙痒，黄水淋漓。请的医生认为属于风热，用防风通圣散，服药数剂仍不减。有的医生认为"诸痛疮疡，皆属心火"，用黄芩、黄连、山栀、生地黄等药，服了十来剂反而更加厉害了，饮食也逐渐减少了。请陆肖愚诊治，脉浮取得之为微数，沉取、中取脉皆缓而弱。陆说："大凡风热为患，大都表现为瘾疹，未必出现疮疖的疾病。而且虽然经言：'疮疡为心火'，但现在病人的脉象以微弱为多，是元气不足的表现。脉缓，为湿。数脉虽为热，但微数不可纯责之于火。根据现在的症状，火为标，湿为本。推断其得病之原因，则湿也是标症，元气不足为本。必然是因为病人乘虚汗出洗澡沐浴，导致湿渍肉腠，久了蕴热侵蚀发为脓水，痛痒。"药用苍术、薏苡仁、茯苓燥湿为君，人参、白术、黄芪、甘草补气为臣，连翘、蝉蜕清热为佐，葛根、白芷入阳明肌肉为使。服药二剂，痛痒马上就减缓了，也稍微开胃口了，服药十剂就已经痊愈了。（《续名医类案》）

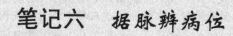

笔记六 据脉辨病位

根据脉象来辨别疾病的病位是诊脉的一个主要功能。主要的方法有两种：一是根据脉象所属的寸口分候脏腑原理；另外一种是结合经络脏腑的症状来判断。中医的"四诊合参""脉证同辨"都是这种方法的体现。特别是临床上有一些疑难杂症，症状、体征不明显或者症状寒热虚实混杂，而脉象可能帮助我们辨别病位。诸如弦脉属肝，沉脉属肾，"左手心肝肾，右手肺脾命"，浮沉表里等，临床上细心体会结合症状而辨证，往往可取得较好疗效。

根据脉诊的寸口分候脏腑原理辨病位

在古代文献中，凭借脉象确定病位者不在少数。以脉定位的主要依据在于脏腑与寸关尺的对应关系。一般认为，"左候心肝肾，右候肺脾命。"首先得辨别寸关尺三部的脉象，尤其是脉象中讲究诊六部脉中的某部脉"独"，疾病的病性病位就最容易诊断。寸、关、尺三部脉脉位异常而表现为独浮、独沉等则为有病之脉。寸脉异常多表现为心肺及颈部以上部位的病症；尺脉异常多为下焦肾、下肢及生殖系统等部位的病证；关脉异常多为脾胃、肝胆病证。此外，出现三部脉俱浮多为外感；三部脉俱弦可定位在肝；见结代促脉等心律失常也可直接定位在心。

脉诊与症状及其经脉循行部位相联系辨病位

临床上许多疾病表现与脏腑功能是相联系的。比如出现呕吐，是胃气上逆的表现；出现咳嗽咯痰是肺气上逆的表现等。此外，一系列的症状出现与脏腑所循经脉是相联系的，如见两胁下疼痛、外阴瘙痒、乳房胀痛，则想到足厥阴肝经"循股阴，入毛中，过阴器""上贯膈，布胁肋"，故可定位于足厥阴肝经病变。如见颈项僵痛，一般是足太阳经的病变。这些症状的出现并不能表示症状的主次根本之分，包括脏腑的虚实寒热的性质，只有与脉象定位相结合，才能找到疾病的真正病机。比如证见胃脘胀满，呕吐、嗳气则舒，两胁胀急不舒，症状定位于胃、肝，但脉象见左关弦急有力，右关濡缓，则与肝气横逆有直接关系。肝与胃有直接和间接病位的主次上的区别。治疗上就有轻重主次之分。

齐某，男，45 岁。有哮喘病、慢性结肠炎、糖尿病史十余年。大便时干时稀，久治不愈。2 天前不明诱因引起腹痛、腹泻、肠鸣、大便稀起泡沫状，肛门无下坠感，无灼热、无里急后重感，便检无异常。伴头晕乏力，身困重，不欲饮食，其余无不适，舌淡苔薄白。老师脉之，曰："六脉细缓无力，左关浮弦，右关缓弱，两尺沉。见腹泻便稀，则为大肠传导失职，直接病位必在大肠。身困重、不欲饮食，因脾主运化，主四肢，故为湿邪困脾。左关主肝，右关主脾。浮弦主风，风生于木。右关缓弱，脾弱也。此病病位在脾胃（大肠）、肝。土虚木旺，肝木乘脾。"痛泻要方合四君子汤加减：柴胡 10g，防风 10g，白芍 20g，白术 10g，党参 20g，茯苓 30g，葛根 30g，黄芪 20g，怀山药 15g，薏苡仁 15g，荆芥 10g，甘草 6g，水煎服。6 剂，腹痛腹泻已恢复正常，身困重缓解。5 剂服完已如常人。以六君子汤加减 5 剂，善后。

丁耀川母亲，年 44 岁，常患胃脘痛（属肝木侮胃），寡居 15 年，平素吃素。七月，因恼怒引发吐血碗许，过了几天好了。九月又因怒而吐血如前，伴腹痛（肝木乘脾）。次年二月（二月为木旺之时），忽然出现里急后重，肛门大痛（属肝火后迫），小便短涩，出惟点滴，且疼痛（肝火前迫），腰与小腹热如汤泡（三阴火炽），每天只能仰卧，不能侧卧，侧卧则左胯并腿作痛。两胯原有疼痛，又增二阴疼痛，前阴痛甚则后阴减，后阴痛甚则前阴减（诸痛属火），导致不能坐，遇惊恐则下阴更加坠痛（惊则火动，火动则水伤），月经不行已经有两个月了。以前月经来时，腰腹必痛，下紫黑血块很多。现在又出现白带如注，口渴失眠，不思饮食，多怒，面与手足虚浮，喉中梗梗有痰，肌肉消瘦。请孙文垣诊治，脉仅四至（缓也），两寸软弱，右关滑，左关弦，两尺涩。根据脉象，两寸软弱，右关滑为上焦气血不足，中焦有痰。左关弦，两尺涩为下焦气凝血滞，郁而为火。因为下焦为肝肾所摄，腰胯为肝之所行，二便为肾之所主也。就症状而言，面与手足虚浮属脾气甚弱；饮食不思为胃气不充；不寐失眠是因过于忧愁思虑，心血不足，总为七情所伤导致的。经曰："二阳之病发心脾，女子得之则不月。"此病大概与此相类似，所幸脉不数，声音清亮，当先开郁清热，调达肝气，保过夏令，然后再峻补阴血。同时必须戒恼怒，使血得循经方可治愈。刚开始投当归龙荟丸，以清下焦之热。然后投以四物汤、龙胆草、知、柏、柴胡、泽兰，煎吞滋肾丸，连服两日，腰与少腹之热渐退。后以香薷、石韦、龙胆草、桃仁、滑石、杜牛膝、甘草梢、软柴胡，煎吞滋肾丸，二阴之痛全减。（《孙文恒医案》）

据脉求病位，必须脉证合参，灵活对待。判断属何脏何腑的病变，脉象要结合脏腑及其经络所表现的症状，综合分析判断。如寸数，为上焦有热。上焦之热究竟在心、在肺、在胸、在头，尚不能单凭脉以断。察知病人咳嗽，咳嗽乃肺的症状，结合寸数，可断为肺热。若同为寸数，出现心烦不寐的症状，则可断为心经有热。

学士于鹤泉，患痢后久泻。有医生以人参、川黄连为末日服，导致饮食不思，总想小便，而大便倒先出。请柴屿青诊治，其脉两尺微细欲绝。两尺主肾，柴说："经言肾主二便。肾又司启闭。现在肾气不固，所以大便不能自主。何况病人已年逾六旬了。"方用补中益气汤，更加熟附子二钱，煨肉果二钱，送服八味丸，服药二剂后，就食欲开了，想饮食，大便泄泻止住了，开始有了转机。但病家听说某位时医很厉害，请之治疗，本以为一剂可以有效果。哪知道服药二剂病人就不行了。真是可惜啊!（《续名医类案》）

笔记七　察脉有纪，先别阴阳

经曰："善诊者，察色按脉，先别阴阳。"说明把握阴阳进退与顺逆是诊脉的重要法则。所谓"先别阴阳"，其中既包含着正气盛衰之势的变化，又包含着具体的病变情况。故察脉象阴阳以别疾病逆顺。阴阳是八纲辨证的总纲，也是脉诊的总纲。《内经》作者和张仲景都已明确地作了结论。

《内经》中说："微妙在脉，不可不察，察之有纪，从阴阳始。"《伤寒论·辨脉法第一》说："凡脉大浮数动滑，此名阳也；脉沉涩弱弦微，此为阴也。凡阴病见阳脉者生，阳病见阴脉者死。"比平脉有余及位浅者为阳脉，比平脉不及，位深者为阴脉。又以寸位脉为阳，尺位脉为阴。寸以候上，故为阳；尺以候下，故为阴。脉分阴阳，而辨脉当求阴阳逆顺，以别病之死生。故说："阴病见阳脉者生，阳病见阴脉者死。"如伤寒病邪在表，病于阳位见阳脉；邪在里，病在阴位见阴脉，是为正常。阴病见阳脉，邪自里出表，欲作汗解，故生；阳病见阴脉，邪由表入里，正不胜邪，故曰死。

脉证相应为顺，相反为逆。如病属阳证，脉应洪数滑实，是谓脉证相符，为顺。若脉反见沉细微弱，是谓脉证相反，为逆。又如四季春、夏为阳，秋、冬为阴，春、夏得阳脉，秋、冬得阴脉；新病脉实，久病脉虚；瘦人脉浮大，肥人脉沉小，均为顺。其脉的表现与人体阴阳盛衰变化相一致，为从阴阳，从阴阳者虽病易愈。反之阳病见阴脉，阴病见阳脉；春、夏脉沉小，秋、冬脉浮大；新病脉虚，久病脉实；瘦人脉沉小，肥人脉浮大：均为逆阴阳，脉逆阴阳病难已。所谓逆阴阳者，脉本应大今反小，脉本应浮今反沉，脉与症相反，邪气盛而正气衰，正不能与邪相争，病情严重，故病难已。

临床上诊脉辨阴阳的方法主要有以下几种。

以关为界，而分阴阳

辨脉先别阴阳，以关为界，关以上为阳，关以下为阴。正如王叔和的《难经》所云："关前为阳，关后为阴。"《难经·三难》云："从关至尺是尺内，阴之所治也；从关至鱼际是寸口内，阳之所治也。"这种以关前为寸属阳，关后为尺属阴的划分法，为后世的寸口诊脉分阴阳奠定了基础。

寸部脉属于阳，尺部脉属于阴。由于阳具有升浮的特性，阴具有沉降的特性，所以在通常情况下，就尺部脉和寸部脉相比较而言，寸部脉较浮，而尺部脉较沉。《难经·三难》说："关之前者，阳之动也，脉当见九分而浮。""关之后者，阴之动也，脉当见一寸而沉。"这种浮沉性质的辨别是基于寸脉和尺脉的比较而言的。寸部脉较尺部脉而言，具有浮的特点，而尺部脉较寸部脉而言，具有沉的特点。假如尺部脉当沉不沉，或者寸部脉当浮不浮，或者寸部脉浮而太过，或者尺部脉沉而太过，则都说明是病脉。如果寸部脉当浮而不浮，一般说明是寸部阳气不足；如果尺部脉当沉而不沉，一般说明为阴不足。

张树滋之妹患头痛有几个月了，马元仪诊之阳脉大，阴脉涩。此属于阴衰于下，阳亢于上，上盛下虚的证候。法宜六味地黄丸加青铅五钱，使清浊定位，不治痛而疼痛自然可以止。之所以这样，是因为阳气居上，体本虚也，而浊气侵犯阳位则成实；阴气居下，体本实也，而阳气反上逆则为虚证。头为清阳之位，而受浊阴之邪，阴阳混乱，天地痞塞而成此病。如果诊治的时候不察其脉，一概以头痛为风火治疗，专用透解之剂，只能使虚者更加虚弱了。(《续名医类案》)

根据寸上尺下脉象虚实辨别疾病阴阳

《伤寒论·辨脉法》说："假令寸口脉微，名曰阳不足……假令尺脉弱，名曰阴不足。"《诊家枢要》云："初持脉，轻手候之，脉见皮肤之间者，阳也，腑也，亦心肺之应也。重手及之，脉伏于肉下者，阴也，脏也，亦肝肾之应也。不轻不重而中取之，其脉应于血肉之间者，阴阳相适，冲和之应，亦脾胃之候也。"张景岳云说："凡推求于下部，然脉止见于下，而上部则亏，此为有降无升，清阳不能上达，故为头项痛也。或以阳虚而阴凑之，亦为头项痛。"

寸部脉主上焦，属阳，尺部脉主下焦，属阴。阳升阴降，中焦为枢纽，根据上下脉的虚实，可以辨认人体阴阳二气运动的失衡情况，就能整体把握疾病的趋势和病人的身体健康状态。

鲍坤浓，患病已有半月了，马元仪诊之，见脉两寸独鼓，两关尺虚微，头痛如斧劈，汗出不止，谵语神昏。马说："寸大尺小，为上盛下虚之候。何况头痛如破者，属于虚阳上僭的表现；汗出不止者，系虚阳外散；谵语神昏者，系孤阳气浮，神失其守。"用药需用人参、附子，以追散失的元气；用童便、猪胆、葱白，以通僭逆的阳气。当用白通汤以急救之。当时刚好是夜半，特宰猪取胆，等药制成的时候，病人牙关紧急，不知人事，于是开口而灌之。到了黎明，神气渐清醒，这时阳气已经逐渐归原了，但想要其深根固蒂，必须用大剂温补不可，所以用人参四两，附子二两，肉桂五钱，合附子理中汤法，连投数剂，痛定汗止，调理而痊愈。(《续名医类案》)

根据浮沉脉分阴阳

张仲景在《金匮要略》中说道："浮者在前，其病在表；浮者在后，其病在里。"浮脉轻按即得，重按如无，像阳气之上升，故其性属阳。而气之重浊下降者为阴，沉脉潜在肉下，下而不上，像阴气之沉降，故其性属阴。浮沉二脉，有阳升阴降的意义。

许默庵，素有肠风证，常服寒凉之药，到了中年之后，肠风虽然好了，但脾胃受了损伤，出现泄泻的症状。刚开始服用胃苓汤，一剂就好了，久了就没有效果了。近日来出现四肢浮肿、厥冷，肚腹膨胀肠鸣，面色萎黄带青，身体怕冷又带热。请陆养愚诊治，见左脉沉缓而迟，右脉沉弱而弦。陆说："诸缓为湿，所以出现泄泻、浮肿；诸迟为寒，所以出现四肢厥冷、怕冷；右脉弦为木乘土位，所以出现腹胀而面青。脉沉者，阳气不升；脉弱者，阴精不实。脉色与证均相应，所以用人参、白术、黄芪、炙甘草为君，以补其虚；炮姜、附子为臣，以温其寒；升麻、防风为佐，以升其阳；茯苓、泽泻为使，以胜其湿。"服药十剂而诸证减，又配合八味丸间服，病情方痊愈。（《续名医类案》）

根据迟数脉辨别阴阳

《素问·阴阳别论》说："迟者为阴，数者为阳。"从至数分阴阳是最原始的阴阳分类法。凡是属于热证中的数脉均属阳，有力的为实热，无力的为虚热。凡是在虚寒证的病变过程中出现的数而无力或脉息模糊者则属阴。

邱全谷，正是气血方刚的年龄，九月间忽然身发微热，头微痛，心神恍惚，有时似梦非梦，自言自语。有医生认为是"轻伤寒"，应当发散，用解表二剂，汗不出，热反而更加严重了，妄言见鬼。医生见病人仍无汗，想再用发表之药。病家怀疑，又请了一位医生，医生见有妄言见鬼的症状，认为热已传里，想用下法，但病人刚排完大便不久，所以医生有点拿不定主意了。请陆养愚诊治，陆脉之，轻按，脉浮数而微，重按，脉涩而弱微。脉数，系阳气不足，脉涩弱，系阴血不足，总属阴阳俱虚的证候，不能用汗法，更不能用下法。主张用表解的医生问："汗既然不出，怎么说是阳虚？"陆答曰："此症虽然有外邪，但因为内损严重，气馁不能逼邪外出而作汗，所以应该补其正气，那么汗自然出，而邪自然去了。若再用表解发汗，只能白白耗竭阳气，必然会出现手足厥逆的逆症。"主张用下法的医生问："仲景又云，'身热谵语者，有燥矢也'，怎么不能用下法呢？"陆答道："经说谵语者，是指气虚独言，喃喃自语。而本症开始自言自语，因为用发散药重虚阳气，所以出现妄言见鬼，也就是《难经》所说的'脱阳者，见鬼也'。王海藏说，伤寒之脉，浮取变小，沉取也变小，时而悲笑，时而太息，语言错乱失次，世人认为是谵语狂言，是错误的，只不过是神不守舍而已。"陆用补中益气汤加附子，姜、枣煎服，一日二剂。到了晚上，汗出，到了清晨身体没有发热了，头也不痛了。但人还不是很清醒，这是因为阳气少复，阴气未至而已，仍用前汤药吞六味丸。调理月余才痊愈。（《续名医类案》）

根据胃气有无分阴阳，决生死

《素问·阴阳别论》中说："脉有阴阳，知阳者知阴，知阴者知阳……所谓阴者，真脏也，见则为败，败必死也。所谓阳者，胃脘之阳也。别于阳者，知病处也；别于阴者，知死生之期。"胃属阳明，胃脘之阳，指胃中阳和之气，即胃气，是五脏后天赖以充养的根本；阴者，为无胃气之脉，本脏之阴脉独见，如但弦但钩之类，是为真脏脉。大凡脉之有胃气者谓之阳，无胃气者谓之阴。辨别脉搏的阴阳，亦是决断病之轻重、人之生死的主要诊法。

邹春元心泉，年龄还没到 50 岁，患中风，耳聋鼻塞，二便不通，四肢不遂而厥冷，语言错乱。有的医生说："病人说的都是已经亡故的人，灌服牛黄钱许而不效。"有的医生说："经云'脱阳者见鬼，脱阴者目盲。现在病人口说亡人，目无所见，是见鬼与目盲也。'且张洁古有云：'中腑者着四肢，中脏者滞九窍。'今手足不遂，上下秘塞，是脏腑兼中也。而且六脉弦数无伦，《脉诀》说：'中风之脉迟浮者，吉，脉急实大数者，危。'现在脉证俱危，恐怕凶多吉少了。"开了人参五钱，熟地黄一两，桂、附各二钱半，但还没有服用。请陆养愚诊治，脉之，浮按，脉果然是极急数，中按，脉稍觉和缓，此犹有胃气，但两尺重按，脉觉虚空。陆于是说道："阴阳兼补，这是治本的方法，但上下秘塞的时候，恐怕药物一时不能奏效。所以应该先通二便，使浊阴降，则清阳之气自然得以上升，然后再考虑用补法。经谓病发急则先治标而后治本。但众人都说病势已经很危急了，恐怕延迟不得了。所以将前面未服的补药给病人灌服了。"连进数剂，药都停在胸中，揉之有声就是下不了腹部。再请陆诊治，脉仍同前，陆随即从袖中取出家制神佑丸数十粒，打开病人的嘴纳入，并用淡姜汤灌服。等药已下，再灸百会穴，使阳气上升，又灸关元穴，不使阳气下陷。灸了一二壮，病人目即能开，眉频蹙。问痛不痛？病人能点头，四肢亦稍微能动了。陆对病人说："忍到七壮就可以动了"，病人也点头。等灸将结束的时候，病人腹痛想大便，前后大小便皆通，下了很多垢秽。过了一会，又泻了一回，忙吩咐将前药倍人参再煎等候。等病人再次大便，已经开始有点眩晕不支了，再将药慢慢灌之，此后病人逐渐开始清醒了，但手足振掉，左半身不遂，于是在大补气血药中，少佐祛风顺气消痰之品，如秦艽、全蝎、僵蚕、乌药、胆南星、半夏之类，调治年余而痊愈。(《续名医类案》)

辨别脉象的阴阳属性

仲景提出了脉大浮数滑为阳，脉沉涩弱弦微为阴。《濒湖脉学》进一步将脉象按阴阳分类，属于阳者，有浮、数、实、长、洪、紧、动、促；属于阴者，有沉、迟、涩、虚、短、微、缓、濡、弱、细、伏、结、代。由于阴阳的无限可分，阴阳之中仍有阴阳可分。属于阳中阴类，有滑、芤、弦、革、散；属于阴中阳类，有牢脉。

郑钦安认为辨病宜先辨阴阳。《医理真传·序》说："医学一途，不难于用药，而难于识证。亦不难于识证，而难于识阴阳。"他总结认为"万病总是在阴阳之中"。明代医家张景岳亦强调："凡诊脉施治，先审阴阳，乃为医道之纲领"(《景岳全书》)。故诊脉之时，首先应该分别阴阳："切脉一事，前贤无非借寸口动脉，以决人身气、血之盛、衰耳。盛者气之盈，脉动有力，如洪、大、长、实、浮、紧、数之类，皆为太过，为有余，为火旺……衰者气之缩，如迟、微、沉、细、濡、弱、短、小之类，皆为不及，为不足，为火虚，火虚则水必盛……只此两法，为切脉用药，至简，至便，至当，不易之总口诀也"（《医理真传》）。郑钦安认为脉道虽然复杂，但总有一气所决定耳！而且一气之中，有力无力，太过不及，已分为阴阳属性。因此说："切脉以有力无力，知气之虚实。以此推求，万病都是一个气字，以盛、衰而字判之便了……诸脉纷纷摹揣，试问天下医生，几人将二十八脉明晰？以余拙见，有力无力尽之矣，不必多求"（《医理真传》）。诊脉时先辨别出有力与无力，便知晓其脉的阴阳属性了。"脉无定体，认证为要，阴阳内外，辨察宜清。虽二十八脉之详分，亦不过资顾问已耳。学者苟能识得此中变化，便不为脉所囿矣。"但脉有二十八种之分，所以还必须按表里寒热虚实六纲再辨。所以"凡人之病，不外乎阴阳。而阴阳之分，总不离乎表里虚实寒热六字尽之。夫里为阴，表为阳；虚为阴，实为阳；寒为阴，热为阳。良医之救人，不过能辨此阴阳而已。庸医之杀人，不过错认此阴阳而已。假如发热恶寒，鼻塞咳嗽，头痛，脉浮，舌无苔，口不渴，此病之在表者也。如或潮热恶热，口燥，舌黄，腹痛便涩，脉沉，此病之在里者也。假如气短体弱，多汗惊悸，手接心腹，四肢畏冷，脉来无力，此病之本虚者也。若病中无汗，或狂躁不卧，腹胀拒按，脉实有力，此病之又实者也。假如唇舌俱白，口不渴，喜饮热汤，鼻流清涕，小便清，大便溏，手足冷，脉迟，此病之犯寒者也。若舌赤目红，口渴喜冷，烦躁，溺短便秘，或唇燥舌干，此病之患热者也。凡此皆阴阳之分也。至于邪盛正衰，阴虚火亢等，则又阴中之阳，阳中之阴，其间毫厘千里，命在反掌，辨之者安得而不慎。"

根据脉之来去辨别阴阳

《素问·阴阳别论》指出："所谓阴阳者，去者为阴，至者为阳，静者为阴，动者为阳，迟者为阴，数者为阳"，是对脉象的动态及至数进行阴阳归类。

《素问·脉要精微论》又说："诸浮不躁者皆在阳""诸细而沉者皆在阴。"又对脉象主病作了基本的阴阳分类。

《难经·四难》云："脉有阴阳之法……浮者阳也，滑者阳也，长者阳也，沉者阴也，短者阴也，涩者阴也。"《脉经》云："凡脉大为阳，浮为阳，数为阳，动为阳，长为阳，滑为阳，沉为阴，涩为阴，弱为阴，弦为阴，短为阴，微为阴，是为三阴三阳也。"

吏部刘蒲亭患重病，家人都已经准备后事了，谵语抹衣，不寐者已经有七八日了。请张凤逵诊治，脉之，只见关脉洪大，其余皆伏，张开出竹叶石膏汤之方。旁边御医院的吴御医都很吃惊，"我们这里都已经煎好了附子理中汤了，怎么用药竟然出现冰火两重天的差别？"张诘问他为何如此用药，吴说："阳症阴脉，所以应该用附子。"张说："脉两关洪大，这是阳脉也。其余经脉为火所伏，所以并不属于阴脉。"服药一剂，谵语抹衣马上就止住了，能熟寐片刻。再诊之，脉洪者变和缓而脉伏者已经起了矣。再用辛凉药调理而痊愈。（《续名医类案》）

根据脉象阴阳辨别人体正气阴阳消长及其疾病预后

《难经》言："阴沉而伏，阳浮而动。"阴阳的功能表现既是相互对立的，又是相互联系的，它们之间可以互相消长。而四时更替是自然界阴阳消长的必然规律，《黄帝内经》中就有春弦、夏洪、秋浮、冬沉的说法。而人体脉象也随四时季节阴阳之气变化而呈现"春生、夏长、秋收、冬藏"的阴阳消长规律。脉象出现的半月周期变化与潮汐相合，脉象与昼夜的阴阳消长也是一致的。通过诊脉就可了解正邪、阴阳的进退消长，因而能推断疾病的预后顺逆。凡是阴病见阳脉，是邪气由里达表，则预后较佳；但是若阳病见阴脉，是邪气由表及里，则预后多不佳。通过脉象的阴阳变化察阴阳消长、正邪进退便可测知疾病之预后，如《景岳全书》说："凡内出不足之证，忌见阳脉，如浮、洪、紧、数之类是也；外入有余之证，忌见阴脉，如沉、细、微、弱之类是也。如此之脉，最不易治。"暴病、新病属阳，久病属阴，故"凡暴病脉来浮洪数实者为顺，久病脉来微缓软弱者为顺。若新病而脉沉微细弱，久病而脉浮洪数实者，皆为逆也。凡脉证贵乎相合，设若证有余脉不足，脉有余而证不足，轻者亦必延绵，重者即危亡之兆。"

一人刚开始得病的时候，四肢逆冷，脐下筑痛，身痛如被杖打，许叔微诊治，认为属阴症。急服金液、破阴、来复等丹，其脉变沉而滑。脉沉者，属阴；脉滑者，属阳。阴病得阳脉者生。仍灸气海、丹田百壮，手足俱温，阳气回，得微汗而病痊愈。有人问滑沉之脉，如何便有生理？许答道："仲景云，'翕奄沉名曰滑。沉为纯阴，翕为正阳，阴阳和合，所以说滑。'古人论脉滑，虽是说'往来前却，流利旋转，替替然与数相似'，翕，合也，言张而复合，故曰翕为正阳。沉，言忽降而下也，故曰沉为正阴。"(《续名医类案》)

谭掌科，年60余，突然晕仆，痰涎涌盛，不省人事。过了一会，吐痰有碗许，稍微清醒了。有医生用疏风清热豁痰的药物，十几天痰涎仍不减，烦躁异常，头痛、腿痛更甚。请冯楚瞻诊治。脉两寸甚洪大，两尺右关甚沉微。冯认为此病属孤阳独亢于上，弱阴不能敛纳，且中宫脾土亦虚，阳无退藏之舍，上浮颠顶，为胀为痛。应该壮水以制之，培土以藏之，补火以导之，佐以滋肺清金，以成秋降之令，则收敛蛰藏。方用熟地黄八钱为君，炒白术五钱为臣，米炒麦冬三钱为佐，制附子一钱五分为使，煎成，另用人参五钱，熬汁冲服，服药后头痛顿减，诸症渐渐痊愈。(《续名医类案》)

笔记八　切脉论独，独处藏奸

　　"察独"方法出自《内经》，主要诊察脉象在某一"部"出现的异常变化，这是诊察病脉的具体方法之一。如《内经·三部九候论》中说："帝曰：'何以知病之所在？'岐伯曰：'察九候独小者病，独大者病，独疾者病，独迟者病，独热者病，独寒者病，独陷下者病。'"而张景岳赞赏之，认为"独处藏奸""切脉论独"是切脉的关键所在。《景岳全书·脉神章》中说："详此独字，即医学精一之义，诊家纲领，莫切于此。医家切脉，最须在'独'处着眼，'独'者，脉象之独特征象，独特部位之脉候也，明于此，则疾病之真情了无所遁，所谓'知其要者一言而终'。"又说："独之为义，有部位之独也，有脏气之独也，有脉体之独也。部位之独者，谓诸部无恙，惟此稍乖，乖处藏奸，此其独也。脏气之独者，不得以部位为拘也，如诸见洪者，皆是心脉，诸见弦者，皆是肝脉。肺之浮，脾之缓，肾之石，五脏之中，各有五脏，五脉互见，独乖者病，乖而强者，即本脏之有余，乖而弱者，即本脏之不足，此脏气之独也。脉体之独者，如经所云：独小者病，独大者病，独疾者病，独迟者病，独热者病，独陷下者病，此脉体之独也。总此三者，独义见矣。"

　　综合来看，"独"脉常表现为以下三种类型。

脉 位 之 独

　　寸关尺三部中诸部无恙，惟此稍乖，乖处藏奸。即在寸、关、尺、左、右手六脉中，单独出现一个部位的异常脉象，独大，独小，独滑，独沉，与众不同。结合寸口六部分候脏腑方法就可判明病变的部位就在该部所属的脏腑或肢体相对应的部位上。如左寸独洪为心病，左关独弦为肝病，左尺独沉为肾病，右寸独弱为肺病，右关独缓为脾病，右尺独沉为肾（命门）病。其主病均与该部所属脏腑有关。

　　沈晴岳先生，患五更耳鸣，腹不舒畅，稍劳累就出现烘然发热，自汗。孙文恒诊之，脉右关滑大有力，左脉和缓。其病系因当风睡卧而起，素来上焦有痰火，午后过劳或受饿后会出现眩晕大作，冷汗溱溱，更不敢动，稍动就呕吐，这些症状都是由于痰火所致，盖无痰不作晕也。先给予藿香正气散一剂，以去表里之邪；继予温胆汤加天麻，服后眩晕、呕吐皆止。次日诊之，右关脉仍滑，此中焦食积痰饮胶固已久，短时间很难动摇，姑且以二陈汤加枳实、黄连、滑石、天花粉、天麻、竹茹调理，后以当归龙荟丸加牛胆、天南星、青礞石，服数帖而痊愈。(《孙文恒医案》)

🐠 脉 体 之 独

左右手六脉同出现一种脉象，独大、独小、独疾、独迟、独浮、独沉，等。说明整体病变的性质和程度，多为阴阳失调，气血偏盛偏衰的表现。如六部均见浮脉，即为表证；均见沉脉，即为里证；均见数脉，即为热证；均见迟脉，即为寒证。

吴九宜先生，每天早晨腹痛、泄泻已经有半年，粪色青，腹部膨隆，人都认为系脾肾泄。但灸关元三十壮，服补脾肾之药皆不效。吴自己也懂医，诊得尺寸俱无脉，惟两关沉滑，很是忧虑，因为大家都说泄久则六脉将绝也。请孙文恒诊治，孙说："君无需忧虑，只不过是中焦食积痰导致的泄泻而已，积痰胶黏于中，所以尺寸脉隐伏不见。治法当下去其积，诸医用补是错误的。"吴问："难道要用下法吗？"孙答道："无妨。《素问》说：'有故无殒亦无殒也。'如果现在不乘时下之，病久就会导致元气愈弱，再下的话就难了。"遂以丹溪保和丸二钱，加备急丸三粒，五更服之，巳刻时下稠积半桶，胀痛随之而愈。次日六脉齐见。再以东垣木香化滞汤，调理而安。(《孙文恒医案》)

🐠 脏 气 之 独

指整个脉体皆表现为五脏本脉的一种脉形，不拘于寸关尺、浮中沉三部九候的脉位。如见脉洪为心病，见脉浮弱者为肺病，见脉弦者为肝病，见脉缓者为脾病，见脉沉者为肾病。根据脏腑相生相克关系，酌定脏气的有余不足。

一妇人久患郁怒，胸胁内股外各有结核，寒热往来，月经不调，胸膈不利，饮食少思，大便不调。薛立斋诊之，脉左关弦洪，右寸弦数，右关弦紧。薛说："左关弦洪，肝经热也；左寸弦数，木生火也；右关弦紧，肝克脾也；右寸弦浮，木侮金也。治法当生肝血，遂用加味四物汤而诸症皆退。"再用加味逍遥散而月经调，用加味归脾汤善后而病痊愈。(《续名医类案》)

笔记九　切脉虚实为用

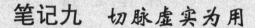

　　脉象有 28 种，且常有兼脉，十分复杂，要全面掌握殊非易事。在脉象中，最重要、最关键的也是虚实两端。实者重按有力，抗指不绝，表明正气尚旺，但不足以驱邪外出，病邪亢盛，当以药物攻伐之，可酌情选用各种治法，如解表、清热、消导、泻下、行气、祛风、破血、化痰、软坚、驱虫等。虚者包括虚、细、微、濡、弱、芤、散等脉，其共同点都是抗指无力，重按即绝，表明正气虚衰，无力抗邪，治疗时当注意固护元气。

　　有时证虚而脉不虚，有时脉虚而证不虚，脉证不一，该如何取舍？老师的看法是："**以虚实而言，不论证状如何，均应从脉。脉有力则实，自当祛邪；脉无力则虚，必须扶正。**"

　　如何确定虚实呢？脉沉按得有力无力有助于我们判断。不管何种脉象，均可以归纳为实脉与虚脉两大类，以沉按有力无力为辨。有力为实，无力为虚。在脉诊过程中，将各种脉象以脉势（沉按为准）归纳为虚实两大类，是因为脉势最直接地反映了气血的盛衰情况，而对具体病邪性质和病位的判断，还是需要考察脉象其他方面变化的。

　　至于如何确定发病脏腑，以便有针对性地进行攻补，则还应参考脉的寸关尺三部情况，并要注意四诊合参。此外，脉的虚实对辨别证候的虚实真假同样是非常重要的，如《顾氏医镜》说："心下痞痛，按之则止，色悴声短，脉来无力，虚也；甚则胀极而不得食，气不舒，便不利，是至虚有盛候。聚积在中，按之则痛，色红气粗，脉来有力，实也；甚则默默不欲语，肢体不欲动，或眩晕昏花，或泄泻不实，是大实有羸状。"前者为真虚假实，其脉无力；后者为真实假虚，其脉有力。虚实真假一辨，则攻补自明矣。由于脉的虚实性具有在本质上能统摄诸脉，在实践上能有效地指导辨证施治的作用，故脉诊上以虚实为纲，不仅有意义，而且有必要。正如张景岳所说："千病万病，不外虚实，治病之法无逾攻补。欲察虚实，无逾脉息。"

　　切脉首重虚实，诚然不假。虚实为用可以溯源至仲景《金匮·胸痹》曰："夫脉当取太过不足，阳微阴弦，当胸痹而痛。"所谓太过不足，即同义于虚实。脉分上中下三部，浮中沉三候，以沉候定脏腑之虚实，临床上往往见浮取洪大，按之稍减，沉取微无，属真阳浮越，急当镇纳，如此种种，不一而足。

　　汪敬泉之子，年 16 岁，禀赋薄弱，患病已经有十余日了，他医治之无效。请陆祖愚诊治，外症身热如炙，神昏倦怠，舌上黄黑苔，尚有津液，胸不可按，日泻黑水十余次，六脉细数，重按有神，而气口独有力。气口脉盛，伤于食也。陆说："此病虽起于不足，而内伤甚重，宜先消后补。"用小陷胸汤加减，症状不减。夜间躁烦，暂投麦冬、酸枣仁、山栀、豆豉之类稍安。而发热与疼痛不减，泄泻已停止，遂予润字丸一钱，少顷又用一钱。下燥矢三四枚，而虚烦之症又现，仍用安神滋补之剂略微好转，而舌苔未退。明知宿垢未清，元气较弱，不敢用急攻，采用消补间进法，调理两月，胸腹开始畅通，月余才得以痊愈。（《续名医类案》）

鞠二府九月间患赤痢腹痛，里急后重。有的医生用黄芩、黄连、槟榔、白芍、滑石等药，一剂痛增，二剂疼痛更甚。鞠就对医生说："通则不痛，你给我用大黄下之。"幸亏他的公子力争不可用下。请陆肖愚诊之，面赤戴阳，唇若涂朱，舌白滑无苔，所下有瘀血如豆大者数十枚，淡黄而溏，其脉浮按则微数而大，沉按则迟而无力。陆说："此痛乃属虚寒，当以温热解之。盖脉无热象，大而无力者为虚寒，痢赤为热，色晦而便溏者为虚寒。"用白芍五钱，醇酒炒数次，姜炭二钱，炙甘草、桂、附各一钱，木香五分，枣二枚，服用一剂痛即减，能即卧，二剂痛止。（《续名医类案》）

笔记十　脉贵有胃气

　　脉有胃气是指胃气在脉上的表现。如《素问·玉机真脏论》说"胃者五脏之本，脏气不能自至于手太阴，必因于胃气乃至于手太阴也。"这是因为脾胃为五脏六腑气血之化源，气盛血盈才能成脉。脉无胃气是元气衰败，脾胃之气衰绝，水谷不再生化，人体的精气不再资生的表现，故《素问·平人气象论》说"人以水谷为本，故人绝水谷则死，脉无胃气亦死"。

　　在脉象中无"和缓"，失柔弱和圆滑的脉象叫无胃气的脉象。无胃气的脉象是以正常的缓脉为准而确定的。缓脉的脉率为 60～65 次/分，脉率快或脉率慢则胃气少：快至 180 次/分以上，或慢至 40 次/分以下，均失去从容之象，故为无胃气之脉；忽快忽慢，或脉律不齐，失去心神的主宰，为失和调之象，故属无胃气之脉；脉硬如弹石为无胃气之脉；脉位过浮，浮而空，浮而散，浮而无根，如风吹毛为无胃气之脉；脉形散乱者皆为无胃气之脉。

　　程国彭认为"中候有力"即是脉有胃气的表现。《三指禅》说："四时之脉，和缓为宗，缓即为有胃气也。"《素问·玉机真脏论》说："脉弱以滑是有胃气。"《灵枢·始终》说："邪气来也紧而疾，谷气来也徐而和。"胃气的形象，是脉搏跳动中，带有一种悠然和缓的动态。此动态反映于四季和脏腑的脉象中称为平脉。如"春胃微弦，夏胃微钩，长夏胃微软弱，秋胃微毛，冬胃微石"，如果"弦多胃少，钩多胃少，弱多胃少，毛多胃少，石多胃少"那便是病脉了。四藏之脉，必以胃气为本。肝脉弦而弱滑、心脉钩而弱滑、脾胃脉缓、肺脉浮而弱滑和肾脉沉而弱滑是四藏之有胃气也。如果但弦、但钩、但代、但毛、但石而无弱滑、和缓之象则为无胃气的真脏脉了，真脏脉就是无胃气的脉象。《素问·平人气象论》说："所谓胃气者，但得真脏脉不得胃气也。所谓脉不得胃气者，肝不弦、肾不石也。"无胃气之脉未必均是死证，要结合临床表现，全面认识才能准确预后。

　　总之，**脉以胃气为本，无论何脉，只要见圆滑和缓之象，便是有胃气，为常脉的主要标志之一。若缺少从容和缓之象，则为少胃气之脉，为病脉。若脉无和缓之象，就是无胃气之脉，预后不良。**

　　张敬山夫人，年龄在 40 岁开外。患病已经有 8 个多月了，遍身肌肉尽脱，气喘，不思食。请胡慎柔诊治，六脉俱和缓有神，四至，虽然脉中有胃气。但经云："形肉尽脱者不治，脉不应病者死。"病也算凶险。姑且用六君子汤加麦冬、五味子、干姜，服药二剂，刚开始觉得不安，过了一会能入睡，气喘开始减少，声音也响亮。复诊之，六脉已经变细，脾肺二脉，似来似去，有欲脱之象，是预后不好的脉候。再三询问，患者说还可以，只是不想饮食。胡思此脉反而比之前的脉象还要恶化，不是很好的征兆，又勉强服前剂一帖。又泄泻，增加了胸膈饱闷，且不能进水汤，这是中气已虚，不能输运的表现，于是查历日，今是乙巳日。胡说："今晚死矣。病重于甲，卒于乙，此五行之定制也。"后病果然。(《慎柔五书》)

薛立斋治一妇人，患附骨疽，病久而不敛，导致腿细软，脉来迟缓，薛以十全大补汤加牛膝、杜仲，及附子饼灸之，治疗达两月余而痊愈。大凡脓溃之后，脉滞迟缓者，易愈，因其有胃气的缘故。如果脉来细而沉，时直者（弦长之类脉），里虚甚而欲变症也。如果脉见洪实粗散者，难疗，以其正气虚而邪气实的缘故。(《续名医类案》)

景氏妇，年近五旬，中风已经有五六日了，汗出不止，目直口噤，遗尿无度。有的医生认为是坏症。冯楚瞻诊之，脉虽甚微，但重按尚有不疾不徐自然之势，此脉中有胃气也。冯说："遗尿本属当时脱症，故不治。若迁延多日，怎么能不尿呢？而且坐视数日而没见脱症，所以并不是绝症。"方投以参附汤，服药二三剂后渐苏，重服温补之药而痊愈。(《续名医类案》)

笔记十一 脉贵有神

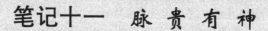

脉之有神气，分广义和狭义两种。

狭义的有神特指心气在脉象上的表现。因为心主血脉，同时心又藏神，而神者，血脉之所藏，血脉充足是有神的必要条件之一，所以脉之神气的表现就是心气功能正常与否的表现。主要表现为脉来至数匀齐，如陈士铎说："按指之下，若有条理先后秩然不乱者，此有神之至也；若按指充实而有力者，有神之次也；其余按指而微微鼓动者，亦谓有神。"

广义的有神还包括了有胃气的含义。如《灵枢·平人绝谷》说："故神者，水谷之精气也。"水谷之精气也，就是胃气。脉来柔和即为有神气。

此外，脉来冲和有力也是有神气的表现，如李东垣说："脉中有力，即有神也。"微弱之脉不失有力即为有神。东垣曰："有病之脉，当求其神。如六数七极，热也。脉中有力，即有神矣。为泄其热。三迟二败，寒也。脉中有力，即有神矣。为去其寒。若数极迟败，脉中不复有力，为无神也。而遽泄之去之，神将何根据耶！故经曰：'脉者，气血之先；气血者，人之神也。'"郑钦安认为脉"其纲在浮、沉、迟、数，其妙在有神、无神。即有力、无力也。有神无神者，即盈缩机关，内外秘诀。他如浮、洪、长、大、数、实，皆为盈，为有余之候。果病情相符，则为脉与病合，当从有余立法施治。如脉虽具以上等象，而病现不足已极，则为脉不合病，当舍脉从病，急宜扶其不足，培其本源……予恒曰：一盈一缩，即阴阳旨归，万病绳墨。切脉知此，但易认证，庶不为脉所囿矣。"（《医法圆通》）

总之，心气是推动血脉的动力，因此脉之有神的表现跟脉有胃气的表现是一致的，凡是脉来充滑而又柔和有力的均为脉有神气的表现。另外心主脉动的节律和至数，故凡是脉律不齐的均是失神的表现，如若脉来尚脉律齐整是脉仍有神气之征。**脉神的辨识特征主要是两个方面：①应指有力柔和；②节律整齐。**无神之脉以脉率无序，脉形散乱为主要特征。

陈某，男，年55岁，早年经营称意，嗜酒醉烟，膏粱厚味，豪放日加，精气暗耗。近年来，营业一再败北，一蹶难起，郁抑于心，每日借酒自遣。渐觉头晕目眩、胸闷、心悸、心尖区疼痛，有时四肢颤抖，经某医院诊断为"冠心病（冠状动脉粥样硬化性心脏病）、脑动脉硬化。"张海燕诊治，曰："其脉两寸关细弱，至数难明，有散乱之象，两尺沉迟（往来难失去从容和缓之胃气，至数不齐失有神之脉）谓其有中风之兆，急需住院治疗。患者不以为然、仍以酗酒厚味。元月25日突然昏倒，神昏不语，身体强直，经急救，至次日始苏。嗣即右侧半身不遂，神呆流涎，言语謇涩，诊断为"脑出血、右侧偏瘫。"病为五脏虚损、肝风将动之象，故预知中风，如鼓应桴。此乃以无胃气无神决疾病发生之例证。（湖南中医学院学报，1991，11（2）：11）

吴鹤洲的母亲，86岁，素有痰火症，大便一日三四行，一夜两起，肠鸣，脐腹膨胀，脉三四至一止，或七八至一止。诸医多以苦寒之药合平胃散投之，克伐太过，导致腹疼。又说患者年事已高而脉见歇止，是为凶兆，均辞去不医。请孙文恒诊治，孙诊之说："脉见缓而止曰结，数而止曰促，此乃结脉，并非凶脉。病由寒湿之痰，凝滞所致。法当温补下元，俾火得以生土，所谓虚则补其母是也。"吴问母亲的寿算如何？孙答道："脉两尺迢迢有神，是长寿之征。"处方以补骨脂、白术各三钱为君，杜仲二钱为臣，茯苓、泽泻、陈皮、甘草各一钱为佐，肉豆蔻、益智仁各五分为使。服药四剂，大便就已见实。只有肠鸣未止，减肉果，加炮姜五分而安，后寿至九十有八。（《续名医类案》）

华氏之子，患腹胀已经有3个月了，形色憔悴，遍请诸医而无效。请马元仪诊治，马诊之，脉见沉微，说："诸医但说是邪气盛，不知病人正气虚。"《灵枢》云："脉之应于寸口，其大坚以涩者，胀也。"《素问》说："征其脉与色俱夺者，此久病也。"现在病人两脉微弱无神，面色不华，肢体倦怠，其病刚开始是邪正相搏而成。而医者但治其实而忘其虚，导致攻伐过多，转伤元气，运化失职，升降不利，使热者变寒，实者变虚，导致疾病迁延难愈，虚实夹杂。经曰："足太阴之别，名曰公孙，虚则鼓胀。"又云"胃中寒则满胀。"可见中脏虚寒，亦能成胀，不独实病为然。治法但用温补之剂，健脾胃，补三焦。但须长期调治，不可追求速效，所谓新病可急治，久病宜缓调，说的就是这个道理。于是服用加桂理中汤30余剂，胀渐消，脉渐转，2个月后才痊愈。（《续名医类案》）

笔记十二　脉贵有根

脉之有根，是指肾气在脉象上的表现。根脉实际指的是肾脉。因为肾是先天之本，为生命的源泉，是人体生命活动的源泉，它内储阴阳二气——肾阴、肾阳：其中肾阴是维持人体生命的重要物质；肾阳，也就是肾气，是促进人体成长发育的动力，又是脏腑功能活动的动力。肾间动气为人身生命的基础，十二经脉的循行和三焦气化的出纳，都靠它来推动。各脏腑都在肾阳的推动下发挥作用，犹如树木的根茎，反映于脉象上表现为尺脉按之不绝，六脉沉取有力，皆是肾气充实，有根之脉象。

诊察脉根，有两种方法。第一以尺中为根，两尺脉，左以候肾，右以候命门。寸口脉虽然无恙，尺脉无则必然死亡。或者寸关脉虽无，尺脉不艳，则不致陨灭。**第二以沉候为根，沉以候里，也候肾，凡属阴阳离绝，孤脉欲脱，阴阳失去相互依存的功能，脉呈浮大散乱无根。但总以尺部沉取有力为脉有无根气的表现。**尺部沉取有力，示肾气不败，生机尚存。这里突出一个"沉"字，意在说明尺部脉位较深，中取不一定明显，只要沉取有力就可以了。

辨脉根之有无，可判断病之吉凶。脉之有根，犹树之有根，枝叶虽枯，根茎未损，为肾气犹存，虽犯无害。正如《脉经》所云："寸关虽无，尺脉不绝，如此之流，何忧陨灭。"脉之无根，表现尺脉全无或沉取无有，说明肾气衰败，肾水涸绝，根源枯竭，病情危笃。临证亦有邪实壅阻下焦，或寒气闭结胞宫，发生尺脉不现，与根源枯竭有别，当须脉证合参，详察本源，方可诊而无错。

叶茂卿幼男患痢噤口症，发热已经有 10 余日了，呕哕连声不绝，喻嘉言诊之，关脉尺脉俱上涌而无根。喻嘉言说："此病并非噤口痢，是胃气将绝的表现。噤口痢，虚热在胃，壅遏不宣，治宜补虚清热。此病系因苦寒所伤，不能纳食，只有清补一法而已。"于是连投理中汤二剂，不一会，下利 10 余行。叶怀疑药有误，喻说："我是打算先救其胃气之绝，现在腹中瘀积，借药力催之速下，正是很好的事，怎么能怀疑呢？"服药二日，人事大转。4 日之后，大便糟粕不再下，后以补中益气调理，旬日而安，可见小儿之痢，纵啖伤胃者比较多见，内有积热者少见，尤其不可轻用痢疾门中那些通套治法。凡劳病吐血等见脉浮，如果重按之无脉，属于无根，将脱也。一切虚病、老病、久病、产病，均贵在重按有脉。如见大汗的病人。其脉轻按之弱，重按之强，则仍有未出之汗，虽然止之而不能止；如果轻按之脉强，重按之脉无，也是将脱的征兆。只有浮沉皆得，脉力平缓，是病将愈的征象。(《续名医医案》)

柯姓人，患病严重。张意田诊之，得脉浮大而空，左关沉候有微弦之象，左尺沉候有一丝之根。面目皆红，鼻青耳聋，眼睁神昏，自言自语不休，舌燥赤大，唇紫齿燥。刚开始发病见发热咳嗽，已经有七八日了，所服用的都是一些伤风散解药。昨日早间，连续大便三四次，即卧床不省人事，今日忽然发昏。有的医生说是戴阳证，用熟地黄、附子等，还没有服用。张考虑到外症虽然类似戴阳证，但症起并无原因。看病人所说的话，都是一些平日的一些家常琐事，好像似少阴病之独语。至于鼻现青色，时季节在秋令，是肺气绝之征。但面有光亮，为表气不和，唇色深紫，应是郁火之征。况且左尺有根，并非无治；左关微强，则应当是致病之因。询问之，原来是昨早失手打碎粥罐，因而恼怒不止，随即大便失禁而昏迷，张推断病为郁怒所伤，肝火上逆而诸症蜂起，经所谓怒则气上是也，与戴阳之证相隔一万八千里远了。于是用逍遥散去白术，加地黄、牡丹皮、炒栀子之属而痊愈。病多隐微，医如不审察，则误诊误治的多了。(《续名医类案》)

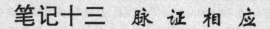

笔记十三　脉证相应

　　疾病表现是各种各样的。有时症状与疾病的本质是一致的，但有时又会有相反的现象。无论脉证是否相合，求诸脉诊，始得其真。以脉可以测证，但不可以以证来测脉。即使是临床上没有症状可辨，也可凭脉辨治。通过脉象可以推理出可能出现的症状及病机。如患者脉弦，其症见面赤、舌红、头晕、目眩、眼赤，病机符合肝阳上亢；如果其症两胁胀痛、腹胀、胸闷、食纳欠佳、精神不振、舌暗红、苔白，病机为肝郁气滞。部分乙型肝炎、糖尿病、胆石症的患者，虽然经检查确诊，但没有明显症状，或者没有与其病相关的自觉症状，这时就可以通过脉象来辨证施治。如乙型肝炎病人，若其脉弦、苔腻，属肝郁气滞，病毒内蕴，应用疏肝解毒法；若脉弦细数，属阴虚肝郁，宜用养阴疏肝法；若脉弦细，伴舌淡者，属肝郁脾虚，宜用疏肝理脾法。

　　靳某，女，51岁。有高血压、糖尿病史。五心烦热，口干口渴，每天带着暖水壶。服降压药，降糖药。饮食可。形体消瘦，牙龈易反复红肿疼痛，舌边及口腔黏膜反复起疱溃疡，舌红体瘦苔薄黄。老师脉之，脉沉缓而细，右尺浮大无力。症似属火，脉属虚寒，虚阳上越，当引火归原，为桂附地黄汤加减：附子10g、肉桂10g、知母10g、黄柏10g、生熟地黄各30g、龟甲20g、枸杞子20g、牡丹皮10g、山茱萸10g、泽泻10g、白术10g、地骨皮20g、补骨脂20g、甘草6g，水煎服，多次嚼服，5剂即愈。后复发即自捡此方服之仍有效。

　　在临证时，脉证相符，辨证施治准确性就大。但是，临床上并不完全如此，往往脉与证不大相合。这时候脉和证之间存在虚实和标本的关系，并不存在舍脉舍证的说法。比如外感病，恶寒发热、头痛身痛、舌苔白，而脉不见浮象反现沉细无力，证属阳，脉属阴，这个证就是虚人感冒，多因邪气盛而正气虚，正气不能鼓动血脉流行，这里必须扶正而解表，不可能舍脉而从证治疗。

　　一般来讲，辨别疾病主要根据症状的表现，不包括脉象。辨别证候病机就必须凭脉为主，也就是说诊断疾病病名的时候可以舍脉求证。又患者如出现脉沉迟无根，但表现面色潮红、口咽干燥、虚烦不得眠等虚阳外越之象。脉象为虚寒，症状为火象。脉和证的病机表现是一致的，根本就没有所谓脉和证相舍的道理。因此所谓脉证从舍，在中医来讲根本上是一个伪命题。脉证不相应，说明病机复杂，出现虚实寒热表里阴阳夹杂的情况，关键是在临床上要细辨，找出病机出来。《医碥》上说："凡脉证不相合，必有一真一假，须细辨之。"脉证不符多见于病情危重的病人，只要细心辨认，就能从脉证中找出疾病的本质。脉证同辨是临床脉诊必须掌握的重要方法，详见《脉诊：从初学到提高》一书。

族孙醉后房事已，起而小便，随即出现脐下疼痛，水泻肠鸣，一日十余度，发热头痛。有医生用理中汤一剂，反而出现了呕逆，烦躁口渴。孙文恒诊之，左脉弦大，右洪大，俱七至，不食不眠，面赤唇燥，舌苔黄浓。患者自云是房劳后阴证伤寒，小腹痛，且漏底。孙乃笑曰："这是春温症也。"而旁边的族人议论纷纷，均说是阴证，所以见呕吐水泻，不能因为其面赤，便认为阳证。都认为应该用理中汤，再加附子、肉桂，庶可保全。孙说："桂枝下咽，阳盛即毙。阴阳寒热之间，辨之不真，死生反掌。应当舍症从脉也。"于是以温胆汤加姜汁炒黄连、柴胡、干葛，二剂，令当夜饮尽，俾不他传。病人畏服竹茹、黄连，只进一服，呕逆止，余症悉在。孙次日脉之，洪大搏指，再与白虎汤加竹茹两剂，令其服完。病人因畏惧石膏，只进一服，泻止，小腹仍痛。又次日，脉洪长坚硬，此时邪已入腑，非用桃仁承气不可，觌面煎服，连饮二剂，下黑燥矢五六枚，痛热俱减。再诊，六脉皆缓弱，后以四君子汤加白芍、黄连、香附调养数日而愈。(《续名医类案》)

吴长人，在三月初患身大热，口大渴，唇焦裂，目赤色，两颧娇红，言语谵妄、神昏，手冷过肘，足冷过膝。杨乘六诊之，舌黑滑而胖，脉洪大而空。一医欲用白虎汤。杨说："身虽壮热如烙手，但仍覆盖有衣被。口虽大渴引饮，但不耐寒凉。面色虽红却娇嫩，游移不定。舌苔虽黑，但却浮胖而滋润不枯。如果属白虎汤，更不会出现四肢厥冷而上过于肘，下过于膝的。六脉洪大，但浮取无伦，沉取无根者。此病为格阳戴阳证。如果用白虎汤，必立毙矣。"于是以大剂八味丸加人参，浓煎数碗，诸证乃退。继以理中汤加附子，六君加归芍，各数剂调理而愈。(《续名医类案》)

辨别虚实真假之症，在脉证互相矛盾之时，古代医家主张"症虚从症，脉虚从脉"，也就是说，虚实互见，从其虚者。张景岳曾深刻地指出："盖实有假实，虚无假虚。假实者病多变幻，此其所以有假也，假虚者亏损既露，此其所以无假也。大凡脉（证）不合者，中必有奸，必先察其虚以求根本，庶乎不误，此诚不易之要道也。"以脉之位、数、形、势观之，洪脉是脉之形，数脉是脉之率，虚脉是脉之力。脉形、脉率均有虚实两说，洪脉有力为热盛，无力为孤阳欲越；数脉有力主实热，无力为虚阳外浮。而二脉究竟属虚属实，终而取决于脉力。所以辨治此类疾病时，掌握的原则：一是从虚不从实，从阴不从阳。二是舍其形、率之阳，而从其力弱之阴。三是重按无力为虚，有力为实。

一妇人，患伤寒十余日，手足躁扰，口动，面白身冷，谵语发狂，不知人事，病情很是危重。其家以为是风，缚其手足。诸医有的以为是痰迷心窍，有的以为是虚，有的以为是寒，有的辞医不治。张令韶诊之，切其脉全无，问其证不知，按其身不热。张说："此病不是人参、附子证，就是大黄、芒硝证，相互之间诊治有点差错，死生立判。"张坐视良久，听患者声重而且长，乃说："如果是虚寒证，到脉脱之时，气沉沉将绝，怎么会有如许气力，大呼疾声，久而不绝的？"遂断为实证，即作大承气汤，牙关紧闭，挖开其齿，药始下咽，黄昏即解黑粪半床。次早脉出身热，人事亦知，舌能伸出而黑，又服小陷胸汤二剂而愈。(《续名医类案》)

　　归安医者张学海，因疲于临证而患微恶寒壮热，头痛昏沉。服发散药数剂，目直耳聋，口渴便闭，又改用泻火解毒等剂，热势尤炽，油汗如珠，谵语撮空，恶候悉具。杨乘六诊之，其脉洪大躁疾而空，舌干燥焦黄而胖。杨说："证有真假凭诸脉，脉有真假凭诸舌。如果真是实证，则脉必见洪大躁疾而重按愈有力。如果真是实火，则舌必干燥焦黄而敛束且坚卓，怎么会有脉重按全无，却是实证。满舌俱胖壮，说是实火的呢？"于是用养营汤，参、附各三钱。服后得睡，热退，舌变红润而愈。
(《续名医类案》)

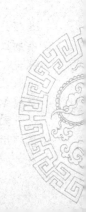

笔记十四 尺部诊脉法

随师侍诊，常见老师持脉，以双手拇指同时轻托彼双腕底，双手示指、中指、无名指三指同时按于关后尺中（示指按尺部，中指、无名指依序按尺之后），通过举按寻指法诊取尺部脉象。这种方法是一种特别的诊察尺部及尺后部脉的诊脉法。

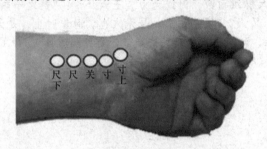

尺部脉位图

按寸口脉脏腑定位的方法，两尺部位候肾：左尺候肾，右尺候命门。《难经》谓命门，"其气与肾通"，一般而言，左尺诊候肾精、肾水，右尺诊候肾阳、命火。两尺部位皆反映了肾气及其命门之火的功能状态。

《伤寒杂病论》记载了尺部脉象的运用，如《辨脉法》说："尺脉弱，名曰阴不足。"《脉经·辨三部九候脉证第一》也有大量的关于尺脉确定病症的记载，如"尺脉浮……尺脉虚……尺脉沉而滑。"

此外，尺部脉还可以候下焦脏腑之病，比如大小肠、生殖系统、腰腹部、下肢等部位的病变。

尺部的脉象以沉而软滑为平脉，反之则为病。单独尺部脉沉对尺部诊断意义不大，必须结合其他的相兼脉才有诊断意义。

尺脉异常可作为疾病定位在肾的依据。左尺脉沉微、沉细提示肾阴虚、精亏，多见腰酸、腿软、耳鸣、健忘、脱发等症；右尺脉沉弱、沉细提示肾阳不足，常有畏寒、肢冷、尿频、神疲、嗜睡之症。左尺脉细涩提示肾精亏少，男性见之，多有遗精之患；女性见之，多有带下频少、经血亏少之疾等。如《古今医案按·血证》载汪石山治一人"形瘦而苍，年逾二十，忽病咳嗽咯血，兼吐黑痰，医用参术之剂，病愈甚。"汪氏据"两手寸关浮软，两尺独洪而滑"断定"此肾虚火旺而然。"

　　尺部脉的有无常作为危重病候预后吉凶的一个推断依据。尺脉应有根，即尺脉应沉取有力、按之不绝。如《难经·十四难》说："上部无脉，下部有脉，虽困无能为害，所以然者，譬如人之有尺，树之有根，枝叶虽枯槁，根本将自生。"临床上各种危重证候，久治不愈患者，尺脉已绝者（不能诊触到尺脉），预后多死。

　　薛立斋治一男子患遍身小疮，或时作痒，口干作渴，服消风散反而使皮肤发红瘙痒更严重。又服遇仙丹（燥毒之品），脓水淋漓，多食，肌肉消瘦，尺脉洪数，左尺尤甚。尺部候肾。病系肾水不足，虚火上炎为患。先用加减八味丸，其消渴渐止。后用补中益气汤加五味子，肌肉渐生。再佐以八珍汤加丹皮、麦冬，服药百余帖而痊愈。二年后，由于不节房劳，其疮复发，又惑于人言，服消风散之类，其疮复患。薛仍用前面的这些方药，不到一个月又痊愈了。(《续名医类案》)

　　沈大尹，不时发热，每日饮冰水数碗。服寒药二剂，发热口渴更加严重，形体日瘦。薛立斋诊之，尺脉洪而数，时或无力。王太仆说："热之不热，责其无火；寒之不寒，责其无水。"又云："倏热往来，是无火也。时作时止，是无水也，法当补肾"（景岳云：倏热往来，时作时止，或气怯声微，是皆阴虚证）。薛用加减八味丸，不到一个月病就好了。(《续名医类案》)

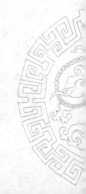

笔记十五　人迎寸口对比脉法

人迎寸口对比脉法是一种古脉法，单独的人迎、寸口脉均有独立的脉法和主病，而将两者对比应用的脉法也具有独特的诊疗价值，至今仍有相当大的临床意义。

但历代以来存在着人迎和寸口脉位置的争论。一种是认为人迎脉在颈部、气口脉在手部，这主要是《内经》和《伤寒论》的主张。

人迎脉的位置及诊法

《灵枢·寒热病》说："颈侧之动脉人迎。人迎，足阳明也，在婴筋之前。"即在胸锁乳突肌前，平喉结水平的位置，也就是我们现在说的颈动脉。颈动脉很好找，我们每个人伸手就能摸到。诊察时可以一指定总关，也可以按照寸口脉诊法一样三指并排落指，细分寸关尺三部，如在前颈（廉泉穴下）喉结骨最高突处（却向两旁后退至，人迎动脉搏动处诊之）为关部，关部以上为寸部，关部以下为尺部。具体诊候方法如下。

（1）令患者坐式，医者立于患者背后，其诊脉动作亦与诊候两手之"寸口"的规矩一样。以三指并齐。先下中指（以中指头接触高突喉结骨位时，再向后退至人迎动脉处诊之）于关部；次下示指于关上寸部：再次下无名指于关下尺部。用右手以诊候患者的"右人迎动脉。"

（2）医者立于患者的左侧，用左手以诊候患者的"右人迎动脉"。医者转换方位立于患者的右侧，用右手以诊候患者的"左人迎动脉"。

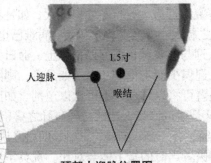

人迎脉　1.5寸　喉结

颈部人迎脉位置图

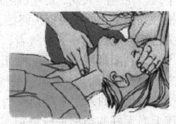

颈部人迎脉诊察图

气口脉的位置

气口即后世脉诊之寸关尺三部，属太阴肺经之动脉。如《景岳全书·脉神章》认为："详人迎本足阳明之经脉，在结喉两傍。气口乃手太阴之经脉，在两手寸口。人迎为腑脉，所以候表；气口为脏脉，所以候里，故曰气口独为五脏主，此《内经》

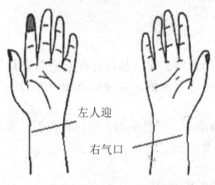

左人迎

右气口

手部人迎、气口分部图

之旨也。所以后世但诊气口不诊人迎，盖以脉气流经，经气归于肺，肺朝百脉，故寸口为脉之大会，可决死生。而凡在表在里之病，但于寸口诸部皆可察也。自叔和误以左手为人迎，右手为气口，且云左以候表，右以候里，岂左无里而右无表乎！讹传至今，其误甚矣。"但人迎寸口脉均有两侧，《内经》里并没有明确左右两脉对比的方法。故有不少医家认为应以同侧为主，在临床诊治时以病侧为准。

《灵枢·禁服》云："寸口主中，人迎主外，两者相应，俱往俱来，若引绳大小齐等。春夏人迎微大，秋冬寸口微大，如是者名曰平人。"说明"寸口"反映了人体"中"的脏腑气血的盛衰变化，而位于颈部的人迎脉则反映了人体"头面身形肢节"等"外"的气血变化，《灵枢·五色》还特别举例以说明"人迎盛坚者伤于寒。"外感寒邪侵袭，邪气留于肌表，阳气卫外为固，与外邪交争于肌表，故而发生人迎脉"盛坚"的实大有力脉象。张仲景则指出了风水中人迎脉的变化，如《金匮要略·水气病脉证并治》中说："寸口脉沉滑者，中有水气。面目肿大有热，名曰风水，视人之目窠上微肿，如蚕新卧起伏，其颈脉动，时时咳，按其手足上，陷而不起者，风水。"

 ## 通过比较人迎脉与寸口脉的大小来判断疾病

人迎脉与寸口脉本"阴阳上下，其动一也"，但由于动脉大小及其解剖位置的不同，人迎脉和寸口脉粗细浮沉位置和搏动力量是有区别的，正常情况下人迎脉要大于气口脉，所以《灵枢·禁服》云："春夏人迎微大，秋冬寸口微大，如是者名曰平人。"否则"人病，其寸口之脉与人迎之脉大小等及其浮沉等者，病难已也"（《灵枢·五色》）。如《灵枢·终始》云："人迎与寸口脉口俱盛四倍以上，命曰关格，关格者与之短期……少气者，脉口、人迎俱少而不称尺寸也。如是者，则阴阳俱不足，补阳则阴竭，泻阴则阳脱。如是者可将以甘药，不可饮以至剂。如此者弗灸，不已者因而泻之，则五脏气坏矣。"这是通过诊察人迎脉与气口脉之盛（粗细及搏动力量）的差距来辨别疾病，如《内经》有一盛、二盛、三盛、四盛之说，但临床上尚无好的指标进行辨别。只能依靠医者当时的指下体会对比。祝英华治疗一例腹胀饥不欲食，诊察两人迎动脉沉大却比两脉口更盛，显3倍宽度的脉搏，泻足阳明，治疗7次痊愈；治疗1例胃腹胀，诊得2倍宽度脉搏，针刺小肠经的合穴，3次而愈。这是以脉之粗细大小的脉宽作为诊察脉之盛的一个指标。

茅鹿门三夫人，月经先期，腹中有块升动，有时作痛作胀，大便不实，脾胃不和。陆养愚诊之，其脉人迎大于气口二倍。茅问道："此症屡服消导及养血之药，轻则枳实、枳壳、木香、蔻仁，重则槟榔、棱、莪，俱以养血佐之，都是一些比较中和的药，而病情反而增剧，这是什么原因？"陆答道："据脉左盛于右，系气不足而血有余。而现在所服用的药不仅诛伐无过，而且伤正气益有余，怎么能不使病情加剧呢？"于是用人参、白术、陈皮、干姜、大枣，以益其气，用消瘀丸以去其血之瘀。其方用香附醋炒四两，延胡索醋炒一两五钱，归尾二两，川芎、红花、桃仁、海浮石、瓦楞子（火醋淬）各一两。醋打面糊为丸，与煎剂相间服，服药不到半料而块累已经消失，大便结实，经水如期。（《续名医类案》）

吏部赵文卿，患呕吐不止，吐出物皆有酸味，薛立斋诊之，曰：气口脉大于人迎二三倍，此食郁在上，宜吐，不须用药。于是候其吐清水无酸气，寸脉渐减，尺脉渐复，翌早吐止，至午脉俱平复，不药自愈。《内外伤寒辨惑论》指出："气口脉大于人迎为内伤……内伤饮食则右寸气口脉大于人迎一倍，伤之重者，过在少阴则两倍，太阴则三倍，此内伤饮食之脉。""气口脉大于人迎二三倍"为饮食所伤，病在太阴。呕吐系因饮食积聚在上所致，治疗"宜吐"，薛立斋采用不药而治，是顺其自然，让病人自己吐出，胃空胃气乃和。（《名医类案》）

通过人迎气口脉的粗细大小浮沉的对比
判断病情发展趋势和预后

人迎气口脉反映身体阴阳二气的不同变化，如《灵枢·四时气第十九》说："气口候阴，人迎候阳也。"《灵枢·终始》："持其脉口人迎，以知阴阳有余不足，平与不平。"《灵枢·阴阳二十五人》："按其寸口人迎，以调阴阳"，《内经》用人迎脉来诊察一身之阳气的功能状态，寸口脉诊察一身之阴气的功能状态。

博儿赤马刺，因猎得野兔以火炙食过多，到了晚上很是困倦，又渴饮湩乳达斗余之多。当晚腹胀如鼓，疼痛闷乱、吐泻不得，躁扰欲死。罗谦甫诊之，其脉气口大二倍于人迎，右关尤有力。炙肉干燥，多食导致发渴，畅饮湩乳，肉得湿淫而胀满，肠胃俱填塞，不能行更虚更实传化之功能。《内经》云："阴气者，静则神藏，躁则消亡。饮食自倍，肠胃乃伤。"今因饮食太过，使阴气躁乱，神不能藏，死在旦夕矣。若非峻急之剂，岂能斩关夺门。于是用备急丸十粒，分二次服。又与无忧散五钱。不一会大吐大下，约去二斗余，腹中渐空快。次日，以粥饮调理而愈。（《续名医类案》）

人迎气口对比法区别疾病是内伤还是外感

《灵枢·禁服》说："寸口主中，人迎主外""人迎盛坚者，伤于寒，气口盛坚者,伤于食。"《灵枢·五色》说:"人迎气大紧以浮者……在外;其脉口滑以沉者……在内",人迎脉可以反映由寒邪而致或病位在外的疾病,寸口脉可以反映由饮食所伤以及病位在内的疾病。李东垣认为"人迎脉大于气口为外伤""气口脉大于人迎为内伤。"外感风寒,皆有余之证,是从前客邪来也,其病必见于左手,左手主表,乃行阳二十五度。内伤饮食及饮食不节,劳役所伤,皆不足之病,必见于右手,右手主里,乃行阴二十五度。

一人,因劳倦耳下患肿,恶寒发热,头痛作渴,右手脉大而软,此不足之症,应当服补中益气汤。他医反而用发表药,遂导致呕吐。请薛立斋诊治。薛以六君子汤治之,更服补中益气汤而痊愈。大抵内伤者,荣卫失守,皮肤间无气以养,则不能任风寒。胃气下陷,则阴火上冲,气喘发热,头痛发渴而脉大,均是不足之症。而饮食失节,劳役过度,则多成内伤不足之症。如果误以为外感表实而反泻之,将会导致虚虚之祸!东垣说:"凡内伤为饮食劳役所伤,则右手脉大于左手;外感风寒,则左手脉大于右手。当以此辨之。"因为两手之脉,左为人迎,右为气口。《内经》云:"人迎紧盛伤于风,岂非宜汗;气口紧盛伤于食,岂非宜下。人迎者,左关也。左关是肝,为风木之脏。左尺膀胱,为寒水之脏。风入于肝,寒入于膀胱,乃同气相求、物与类聚之义。气口者,右关也。右关属于脾胃,为中央之土。四旁有病,必及中央,故热邪入胃腑,有燥屎,乃可下。"何况左为心、包络、肝、胆、肾、膀胱、小肠,属血,血为阴。左脉盛即是阴盛,左脉虚即是阴虚。右为肺、膻中、脾、胃、命门、大肠,属气,气为阳。右手脉盛、即是阳盛,右手脉虚,即是阳虚。且汗为血液,左手脉虚,即是血液虚之,岂可汗之以劫尽其血液乎。胃为中土,万物所归,各经之热邪入里,无不归及于胃腑,胃腑实热,必右关脉滑盛,故下之以泻阳存阴。人身左半身属于血分所主,右半身属于气分所主。而辨气血之虚实,可由左右两手之脉息中求之。如左脉浮弦有力、右脉浮大而散者,系气虚挟风证;左浮紧有力、右浮大无力或沉细且弱者,系气虚感寒;右脉洪数有力,左脉浮虚或细弱者,是肺胃火炎,将精血耗损之症;右脉滑实,左脉无力者是食积症,并有胃火之证;两手脉俱浮洪数实者,表里气血俱有风热之证;两手脉俱虚弱者,是气血俱虚弱;左脉平而右脉弱者,气虚而血不虚;右脉平而左脉虚者,血虚而气不虚。(《续名医类案》)

笔记十六　尺后脉法

尺后一寸至尺泽部的脉称为尺后脉，通过诊察尺后脉能准确反映下焦部位的脏腑组织如肝肾、生殖系统、下肢等的病变，并为临床治疗提供可靠的辨证依据。

正常情况下，常人落指尺部一寸取脉以沉为常，沉取应指有力为有根之象。而尺后的脉象一般是比较微弱，重按无脉或模糊以及按之无力，这应该属于正常。凡尺后脉不拘粗细大小，出现明显搏动，三指按之皆应指则为异常，又称为覆脉。当然尺后脉出现搏动加强也可能是正常的生理波动，如一般体质强盛的人，酒后沉醉，劳动过力，妇女妊娠，月经初潮等皆可出现。一般尺后按下滑利为有孕、尺后断续不匀为闭经，妇人妊娠期内偶然尺后有脉，但见寸口脉流利者、势将欲产；若尺后、寸口均无脉，而中指尖端有跳动，此为离经，提示将要临盆。

关尺脉盛，出于尺后在《难经》中称之为覆脉，认为是由于阳气闭于内而阴气格阻于外，为阳盛乖阴的关格脉象。这属于比较严重的情况，临床上病机多属于阴盛格阳，虚阳浮亢，且多见于下焦奔豚疝气，寒实内结、痰浊积滞等症。亦有相火过亢者，伴见遗精、失眠、滑精诸症。

尺后脉示意图

高某，男，51岁。素有高血压、糖尿病痛史多年。近发头晕、腰痛、牙痛。患者体肥臃肿，语声高亢，面目红润，头晕，走路轻飘飘，BP140/100mmHg，自述有阳痿早泄多年。右侧上磨牙后数第二齿松动，牙龈肿大，微红，食物太冷太热均不适，腰酸腿疼，小便频数清长，大便时干时稀，神疲气怯，舌淡胖有齿印，苔白腻根部微黄。老师脉之，脉弦细无力，尺脉弦长至尺泽后脉寸许，搏动异常。症貌似为热，实为虚寒。桂附地黄丸加减：附子10g，肉桂10g，知母6g，黄柏6g，生熟地黄各30g，龟甲20g，淫羊藿10g，补骨脂10g，枸杞子20g，杜仲10g，潼蒺藜10g，天麻10g，钩藤10g，甘草6g。水煎服。7剂，头晕牙痛已消减大半，精充气足。以上方去知柏加减治疗续服5剂。

尺后部脉的诊察十分重要。清代龙绘堂的《蠢子医》就强调诊察尺后部脉，认为"六部以下须要细察"，强调"六部以下也有脉，但拘六部便不清。六部以下细细思，思之思之鬼神通。我尝相脉上下寻，不知不觉遇神人。神人不言我已晓，何处不有定南针！"如其治疗一庄农遗精案：该庄农十分专情，夫人死了仍然放怀不下，导致每夜梦遗。一日请龙先生诊治，六脉虚弱貌似没有疾病，但却发现左尺长出本位，相火不宁。同时细按还发现有疙瘩，龙猜想病人必然是疑心甚重而生暗鬼。病人问是什么病？龙说："六脉无病，只是有遗精，梦中时时有美人来与君续旧情。"病人闻龙之言笑着说："肯定有人对先生说了。先生既然知道病根赶快用药吧，不要让美人再来偷情了。"龙即用斑蝥、滑石、海蛤粉等药，一两剂病即安宁。

刘某，男，43岁。近一年时发牙龈肿痛，上半年左上后槽牙齿疼痛，半个月好了，下半年又右上前槽牙齿疼痛。牙龈浮肿，牙齿松动，食冷热食物更甚，貌似温水较舒。问其最近有否食过燥热之品，曰无。有房事否，答曰有，即在房事之后一两天发。疼痛难忍，虽有食欲但不敢吃饭，咀嚼及汤水碰及浮动之牙齿即痛。面色疲倦无力，体虚浮肿，神情苦楚，舌淡胖，揉之痛齿根部，有脉跳动异常，喜揉喜按，此虚也。老师脉之，曰："寸关浮弦，而尺脉洪数无力，且脉出尺后两指余。此肾经相火太盛，阳虚而浮亢也。上浮之火，来去不定有如风，暴起突然，或痛或出血。肾气亏损，无根之火为上患。"肾气丸加减，使火归源。生熟地黄各30g，山茱萸20g，砂仁6g，五味子20g，附子10g，肉桂6g，补骨脂10g，白芍15g，淫羊藿10g，鹿角霜15g，麦冬20g，怀牛膝15g，甘草5g。1剂即牙龈肿痛消减大半，3剂后其痛顿止，齿即可叩。以上方加减续服治疗半月巩固。

福建名中医陈荫南认为大抵关后一指之间为元气之根，一指之后至孔最穴为邪气之根，是以尺后乃邪气潜伏之根。如有尺后脉，就有邪气存在，治当开泄；如无尺后脉，就无邪气，治当从补。他认为通过诊察尺后脉可以区别病症的虚实真假。一般出现尺后（覆脉）为实，无尺后脉为虚。

张某，男，70岁，大便秘结5天，腹胀难忍，神疲乏力，气短自汗，口干口渴，舌红苔薄欠津，脉细而沉弦。观其病历，前医方用生脉散合增液汤化裁以益气养阴润肠。患者年龄大，且其脉证确实像气阴不足之候，但为何用之无效呢?仔细诊察，尺后脉动明显流利，断其阳明腑实证，用小承气汤加减泻下热结。处方：大黄（后入）10g，厚朴6g，枳实12g，白芍15g，甘草5g。1剂大便通，腹胀除，神清气爽。诊其尺后脉模糊不清，知病邪已退，不再用药。[胡小霞.尺后脉在疑难病中的应用.福建中医药，2000，31（4）：23]

此外通过诊察尺后脉的有无辨别疾病的寒热真假。尺后脉按之应指有力者为"真热假寒"，重按无脉者为"真寒假热。"

余某，男，60岁，患高血压20余年，近2个月来，眩晕耳鸣加重，头部烘热感，动则心悸，纳差，渴不欲饮，嗜睡神疲，四肢酸困，下肢发凉，血压持续波动在180～200/100～120mmHg之间，服用复方降压胶囊、尼群地平等多种药物，可使血压下降，但终不能稳定，上下波动较大。陈荫南诊之，望其面红如妆，舌质淡苔薄白，脉沉细，尺后脉按之无力。依据病情，辨证为脾肾阳虚、虚阳上浮之真寒假热证，投以温补脾肾，益气摄阳。处方：制附子（先煎）10g，干姜6g，肉桂3g，炒杜仲15g，牛膝15g，党参15g，白术10g，山药15g。服药3剂，头晕减轻，头部烘热感大减，测血压降到160/90mmHg，下肢发凉也减。继服7剂头晕诸症消失，耳鸣减轻，测血压140/80mmHg，嘱续服桂附理中丸调理善后。（胡小霞.尺后脉在疑难病中的应用.福建中医药，2000，31（4）：23）

瑞州妇，产后半月余，胃中有清水上逆而吐，以为是胃寒，用鸡倍用姜椒煮食，刚开始还觉得舒服，过了三五日后胃中清水越来越多，又以姜椒煎汤，时时频饮。近一个月来，口气渐冷，四肢发厥，昼夜作逆，腹中冷气难以忍受，有时战栗。又用四物汤加人参一至二钱，刚开始服用稍微缓解，久了也没有效果。又加了炮姜，也无效。大家议论用附子理中汤，而主人自己考虑并非寒证，请易思兰治疗。易诊其六脉俱无，以示指复按尺部，中指、无名指按尺脉之后。其尺后脉来实数有力，左右皆同。病人说话声音壮厉，一口气可以说三五句，唇焦颊赤，大便五六日一次，小便赤少，此实热证也。易询问产后习俗，产后多以食胡椒炒鸡为补，患者一日食用三次，半个月后就得到这个疾病了。易用三黄汤治疗，连进四盏之后，六脉俱现，就不想吃姜椒汤了。又进四盏，身不战栗，吐清水已经减半。服用四日，口中热气上升，满口舌尖出现发黄小粟疮，大便八日不通，再以四苓合凉膈散，空心一服，至午不动。又以甘草煎汤，调玄明粉五钱热服，一时许，腹中微鸣，吐出酸水一二碗，大便二次。又服玄明粉五钱，所下皆黑弹粪十数枚。后以四苓散、三黄、山栀、枳壳调理一月痊愈。主人问道："我夫人的病，诸医皆认为是虚证而用姜、附，我就很怀疑，如果是热证的话，而六脉俱无；如果是寒证的话，而姜附不应。先生一诊，就用大剂三黄汤，更加玄明粉寒凉之剂以通之，难道不考虑产后这种情况吗？"易思兰解释说："脉证很明显，只是大家没有详细诊察而已。脉法说：'极大极微，最宜斟酌'。凡诊脉遇有极大无力的情况，必须防阳气浮散于外；如果极微之脉，久久寻而得之，手指稍稍加力，按之至骨愈坚愈牢的话，就不能认作是虚寒。现在脉左右三部，刚开始按的时候没有，再以示指按其尺部，中指无名指按其尺后，脉来却是实数有力，这就是所谓的伏匿脉。此乃阳匿于下，亢之极的缘故。又大便秘结，小便赤少，唇焦颊赤，气壮言高。从脉与证看，其明显就是实热证了。如果是虚寒的话，脉当浮大无力，怎么会是实数有力呢？证应当是气息微弱，又何以言貌壮强？故认为是虚而用姜附是不妥当的。"主人又问："既然为热证，然而却出现口气冷，吐清水，四肢厥，时战栗，这几种症状又像阴证，怎么解释？"易思兰解释说："这是因为热极似水，亢则害，承乃制的缘故。好像天地之冬时，阳气通于下，地泉反热，阴气浮于上，寒威凛列，故现在的口气冷，四肢厥，而吐清水等症状，是因为阳遏阴浮造成的。至于战栗，则是因为热入血室，热极则生风所致。然而热在肝肾，不在心经，所以说话真诚而不妄语。其致病的原因在于食用椒鸡过多。因为产后之证，肝肾本虚寒。而胡椒之性味辛热，能散寒逐败。鸡属巽而入肝，性温，能活滞血，而养新血。鸡可常食，但椒性大热有毒，不可服用过多，否则热毒积于肠胃之中，而出现诸怪证。至于服姜、椒后反而出现寒证，正如古人所说的'服黄连多而反热，服姜附多而反寒'一样。我用三黄者，因为黄连味苦入心，苦能下泄，如天气下降，引地气上升，阳气升则寒邪退，黄芩利大肠之热毒，黄柏生肾水，以制火毒；甘草梢解诸药之毒，元明粉软坚，四苓散合凉膈散，清利大小便。此药一服，出现口舌生疮，是毒自口而出的表现，虽然所用的药不能补产后之虚，但是内邪既去，则正气就可逢昌，而虚弱者自然能充实了。正所谓不补之中而有大补者在。"
《续名医类案》）

笔记十七 寸 上 脉 法

脉可分三部而诊：寸上一部，寸关尺一部，尺后一部。腕横纹以上至大鱼际的脉又称之为寸上脉。正常人一般难以在此处候得脉动。如果可以摸到明显搏动是为异常。

脉出本位，在腕横纹以上搏动明显。甚者，脉充皮下，直达手掌大鱼际可见其搏动，《难经》称之为溢脉，又称"上鱼际脉。"

寸上脉主要可诊头颈部以上的病变多见，如颈椎病、面部痉挛、面神经麻痹、头痛头晕等疾病，病变一般表现为左右交叉，左侧部位之病表现在右手，右侧部位之病表现在左手。

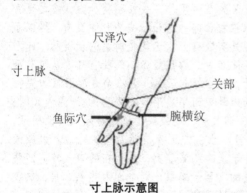

寸上脉示意图

溢脉主要是气火有余之证。寸关尺三部以上皆是火（溢脉），寸关尺三部以下皆是热（尺后脉）。火热在人有分别，总于有力无力之分。火有真火假火。沉取有力为实火，沉取无力是虚火。脉出寸长度多少表明火之盛衰之势。《蠢子医》主张虚火实火宜从寸头上下而分。虚火实火的分别，可按住寸头便知。寸脉如上窜，而以寸、关、尺三部皆无，此为假火。若是三部皆有力，脉微露寸头则宜泄。风火上冲，必结于咽喉、头晕、耳聋耳鸣、目赤等。

余女，36岁，文员。患者自述左侧眼皮肌肉跳动，连带下侧面肌偶尔不由自主无节律抽动已年余。发病无明显诱因，素用眼看文过度，于各大省级医院针灸、用药治疗，无效。诊见左侧眼及面部肌肉跳动，头晕，心烦，舌红苔薄白，左寸关脉数，寸脉出寸口上鱼际，弦细而数，右寸关弦细而数，病柔肝肾阴症，肝风上扰，宜清肝潜阳，滋阴熄风，羚角钩藤汤合天麻钩藤饮加减。药用：羚角 0.5g（研冲），钩藤 30g，天麻 15g，菊花 10g，夏枯草 12g，牛膝 10g，代赭石 15g，白附子 10g，全蝎 6g，僵蚕 10g，丹参 15g，女贞子 20g，水煎服，每日 1 剂，服药 6 剂，微汗出，左侧肌肉跳动得缓，频率减少，药已奏效，继服药月余，诸症得缓，未见复发。

太史叶古渠，患吐证久不愈。两年来请名医十几人诊治均无效，病反越来越严重。年末返回故里，有医生用二陈汤加左金丸，吴茱萸、川黄连俱用五六分，服下少顷，吐血碗许。请魏玉横诊之，脉之不数，仅两寸俱上鱼际，左尺微不应指。病人想言其病源及所服的方药，魏说："不必，我已知之。但服我的方药，50剂就可以痊愈，估计熟地黄要用三斤多。"叶某很是惊讶，询问得的是什么病？魏答道："那些名医，不过认为是病痰饮而已，所用方不过是四君子汤、六君子汤。"叶某拍案笑着说："跟先生你说的一样。但既然不是痰饮，怎么会这么多酸苦涎沫？现在饮食日减，怎么反重用熟地黄？"魏答道："此证由于肾虚，肝失其养，木燥生火，上逆胃络，肺金亦衰。饮食入胃，不能散布通调，致津液停蓄脘中，遇火上冲，则饮食必吐而出也。四君子、二陈、香、砂类皆香燥之品，以之为治，犹抱薪救火，反助之燃。必滋水生木，润肺养金，庶可获效。但阴药性缓，病既久，非多剂不瘳也。"用熟地黄、枸杞子、沙参、麦冬、石斛等出入加减，初服吐自若，10剂之后则吐降序，食渐增，果至50剂而愈。(《续名医类案》)

一室女，年17岁，患瘰疬，项下时或作痛，乍寒乍热如疟状。薛立斋诊之，肝脉弦长，此血盛之症也。先以小柴胡汤二剂，少愈。更以地黄丸治之而痊。其脉，独肝脉弦出寸口，而上鱼际。究其病源，其疾由血盛而得。经云："男子精盛则思室，女人血盛则怀胎。"此脉亦有阴虚火动所致，未可均指为血盛。在男女多属情欲不遂所致。(《续名医类案》)

笔记十八　两手对比察脉法

《素问·疏五过论》说："善为脉者，必以比类奇恒，从容知之。"强调通过比较鉴别正常和异常的脉象以辨析脉象。

两手对比察脉法主要对左右手的整体脉象对比。临床上常用的两手诊脉法是：左右两手轮替进行诊脉。另外一种方法就是两手同时诊脉法。即医者面向患者，左手执病人右手脉，右手执病人左手脉，对病人左右手六部脉同时比较。诊脉时

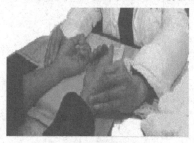

双手诊脉图

可以先进行总按，即两手同时用相同力度按脉。

根据其左右三部九候的脉象变化，初步了解病人的整体情况。之后再进行各部的单按，可以按寸、关、尺三部的顺序进行浮、中、沉三个脉位的举、按、寻诊察，边仔细体察，边左右比较分析。两手同时诊脉较之两手先后诊脉的传统方法更为简捷明了，细致入微，并且行之有效、易学易用。

左右手的整体脉象对比，主要是对比左右手脉象的强弱。其次是左右手寸关尺同一部位的浮中沉脉位脉象的对比。

左右手六部脉比较，首要的是察独。即《素问·三部九候论》所说："察九候，独小者病，独大者病，独疾者病，独迟者病……"寸关尺三部九候在左右手同时持脉中细细对比体验，对两手寸、关、尺同时比较，左寸与其他五部脉一一比较，右寸与其他五部脉一一比较等，从脉的浮沉、大小、迟数、虚实及滑涩（节律）等方面进行比较，结合二十八种脉象的脉形及主病，获得指下清晰的脉象及某部脏腑独异的脉象。在察脉过程中，可以先问诊之后再进行察脉，对病人的病情有了基本的印象之后有助于察脉过程中重点审查某些地方。比如病人是心系疾病，如有心慌、心悸等，就当特别注意审查左寸脉象的异常情况，还要审查脉象的节律和速率问题，同时以左寸脉象作为参照，来比较其他部位脉。这样各部脉所在脏腑的寒热虚实如心脾两虚，木火刑金，心肾两虚等脏腑关系更加明了，辨脉思路也更清晰。

寸关尺同一部位的浮中沉对比，主要根据浮脉类一般主脏腑功能变化和病情在气分，沉脉类一般主脏腑器质性病变及在营血分的特征，判断出疾病轻重缓急、病变时间长短及预后情况。

传统脉学理论认为左右寸口脉也要分气血，左手脉主血分，右手脉主气分，左三部之心肝肾属血，为阴；右三部肺脾命门属气，为阳。故按两手脉象，可以整体了解气血有无病变，如沉涩有力之脉，见于左，属瘀血；见于右属气滞。又如外感风寒，左寸关之人迎脉浮紧；内伤饮食，右寸关之气口脉紧盛。两手脉均见浮弦者，是风寒两邪伤及营卫等。

一男子，年 79 岁，头目昏眩而重，手足无力，吐痰口口相续。朱丹溪诊之，左手脉散大而缓，右手缓而大，大不及于左，重按皆无力。饮食略减而微渴，大便三四日一行。众人皆认为应该用风药，朱说："如果服此药，到晚春必死。此属于大虚之症，应以补药大剂服之。"朱乃用人参、黄芪、当归、白芍、白术、陈皮，浓煎作汤，下连柏丸 30 粒。如此者服一年半，而精力有如少壮之时。连柏丸冬加干姜少许，其余三时皆根据本法。连、柏皆姜汁炒为细末，又以姜汁煮糊为丸。此症大补而佐以连、柏，妙不可言矣。(《续名医类案》)

董浔阳夫人，禀气怯弱，性情沉郁，年 30 得一病，晚间发热，天明始止，饮食渐减，烦躁不安。初服补血养阴，年余转为羸瘦。又服参、芪补气，不效。有医生说是脉已歇止，恐不能持久。陆养愚诊之，右手果然，左手但微弱而数。询其月事，则先期而少。陆说："月经先期是血热，应左手之数。量少是血虚，应左脉之微，脉证相应。右手歇止，此必郁痰伏在气分，故脉结不至，并非死脉。但发热必有所起之处。"仔细询问，病人说右胁一团热起，渐延遍身。再问热起之处，必有结而成形者，按之果然有柔块如碗状。陆养愚说："病不必担心，攻去其块，诸症自愈。"为制一方，香附一斤醋制，与巴豆一两同炒，至巴豆黑色去之，醋打面糊为丸梧子大，米饮下 50丸，日三服。又用四物汤加山栀、贝母、白蔻仁、木香、姜、枣煎，日一剂。半月块消，肌肉渐长，一月精神爽健矣。(《续名医类案》)

笔记十九　小儿脉诊法

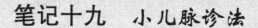

　　小儿寸口部位狭小，难以区分寸、关、尺三部，再则小儿就诊时容易惊哭，惊则气乱，气乱则脉无序，故难以诊察。因此，小儿科诊病注重辨形色、审苗窍。后世医家有一指总候三部的方法，简称"一指定三关"，是诊小儿脉的主要方法。**操作方法是：用左手握住小儿的手，对三岁以下的小儿，可用右手大拇指按于小儿掌后高骨部脉上，不分三部，以定至数为主。**

　　对四岁以上的小儿，则以高骨中线为关，以一指向两侧滚转寻察三部；七、八岁小儿，则可挪动拇指诊三部；九、十岁以上，可以次第下指，依寸、关、尺三部诊脉；十五岁以上，可按成人三部脉法进行辨析。

　　诊小儿之脉，常以浮沉迟数辨表里寒热，以有力无力以明虚实。不必详求 28 脉。如《婴童类萃·上卷》说："儿脉大多风热，沉细原因乳食结。弦长多是膈肝风，紧数惊风四肢掣。浮洪胃口是火烧，沉紧腹中痛不歇。虚濡少气更兼惊。脉芤便痢并失血。前大后小童脉顺。前小后大必食结。四至洪来主烦满，沉细腹中痛切切。滑主雾露冷所伤，弦长客忤分明说，五至夜甚浮大昼，六至夜细浮昼别。息数平和六至五，此是圣人传妙决。"

　　小儿正常脉较成人软而数。年龄越小，脉动越快。三岁以下的小儿，一息七、八至为平脉；五、六岁小儿，一息六至为平脉，七至以上为数脉，四、五至为迟脉。

　　岑某，女，4 岁半。尿床有三年多了。每天晚上睡觉妈妈都要为她的睡觉烦恼，如果不定时叫醒她，必定会遗尿。中、西药及针灸都没多大效果。诊见面色青黄不一，挑食厌食，声音不充，神情比较安静，注意力不集中，舌淡体胖苔薄白。老师脉之，脉沉细，左手脉浮弦，右手脉虚细。小儿稚阴稚阳之体，肾气未充，后天未旺，脉证合之，土虚木旺，痛泻药方、理中丸，缩泉丸加减：防风 6g，柴胡 6g，党参 10g，白术 10g，山药 10g，益智仁 10g，补骨脂 10g，菟丝子 10g，桑螵蛸 10g，鸡内金 15g，覆盆子 10g，金樱子 10g，黄芪 10 g，干姜 5g，炙甘草 5g，水煎服，白天勿贪玩、疲劳，晚上控制饮水。7 剂胃口好转，遗尿减轻，二三天有一次。效不更方，以上方加减治疗月余，遗尿得以控制，一直未复发。

　　小儿的脉短，所以不分尺寸二部，只察关部，分清有力无力脉之虚实。按脉有力多实火，按脉无力多虚寒。小儿属虚属寒者声音低微，面色黯淡，属实火症，声音高亢，面色鲜明。此外，查看小儿的手心手背发热与否可以辨别内伤和外感。一般属内伤的手心发热，属于外感手背发热明显。夹杂有风火的话，鼻翼经常煽动而且干燥。小孩子的病大虚、大寒的病较少，痰实风火诸症为多。

一小儿发抽搐，有医生以二陈汤、姜汁、竹沥治之无效。万密斋诊之，指纹三关青气，两颊赤色，目常直视，指如捻物。万说：此得之外感，未与发散，热入于里。钱氏云："肝有热，则目直视，得心热，则发搐。"又曰，"颊赤而目直视，必作惊风。"小儿肝常有余，又乘木旺之时，当与泻肝之法。如果用二陈汤、陈皮、半夏、生姜之辛，皆是助肝之物，经日以辛补之，所以无效。于是万用泻青丸泻肝木之有余，导赤散以泻心经之火，一服而抽搐即止。因其胎裹素怯，脾胃且弱，恐后作搐，便成痫疾。又与琥珀丸，常服而安。(《续名医类案》)

教谕许浓之子，年 14 岁，吐血，医作痰火治之而不效。万密斋诊之，脉两尺右关皆不足。万说："年未二八，脉当沉紧，今反不足，当作胎裹怯弱之病。但观宗师体健丰浓，何以有此？必是夫人当有虚病，或乳少得之也。"许说："其母孕时果然得病，产后无乳造成的。"问治法，万说："16 岁后病此者曰劳，15 岁前病此者曰疳，即劳也。应用六味地黄丸以补肾，参茯白术丸以补脾，病自安矣。"如言服之，一月而愈。(《续名医类案》)

笔记二十　妊娠脉法

对妊娠脉的论述，始于《内经》，《素问·阴阳别论》中说："阴搏阳别，谓之有子"，《素问·平人气象论》说："手少阴脉动甚者，妊子也。"众多医家皆从之，但对其理解，众说纷纭。

 ## 指寸口部的尺脉

《脉经》说："少阴，心脉也。心主血脉，又肾名胞门子户，尺中肾脉也，尺之脉按之不绝，法妊娠也。"认为手少阴是指寸口部的尺脉。王孟英说"尺脉滑疾，皆为有孕"，均是从尺脉来判断。

 ## 指手少阴的神门穴

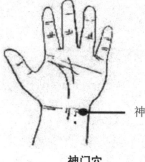

神门穴 ←—— 神门穴

神门穴位于掌后桡骨端凹陷中，即腕横纹上尺侧凹陷内，阴郄穴下 0.5 寸动脉应手处。中指取脉，脉跳如豆，厥厥动摇，滑数有力，不论浮取、沉取可得者即为动甚。**神门穴为手少阴心经原穴，故能辨妊娠。**

 ## 指　左　寸　脉

"手少阴脉动甚"是说月经初停时，诊左寸脉滑动，这是血欲聚以养胎的现象。《脉经》说"妊娠初时，寸微小，呼吸五至。三月而尺数也。脉滑疾，重以手按之散者，胎已三月也。脉重以手按之不散，但疾不滑者，五月也。"**心主血而通百脉。所以动脉见于左寸，在妊娠 1～3 个月内最常见。**

随着月份的递增，脉象也就跟着变化，刚开始是心脉浮小而盛。停经 1～3 周的时候，双尺部脉滑缓有时并不明显，这就要仔细地与双寸部进行反复对比，如果尺部沉取稍滑或伴脉的往来速度甚于寸部，就可考虑已孕。此时妊娠初期，心脉微浮而稍盛，厥厥然而动甚（妊娠时的滑脉短）。如果心脉并不浮短小疾而厥厥然跳动，只呈现出一般的滑象，虽有月经后错延期不至，并不一定是有妊之脉。

接着是肺部脉也跟着出现浮小而盛的短促集聚的滑脉，在妊娠 3 个月左右；紧接着寸微而关脉盛，关脉也出现浮小而滑盛的妊娠脉，这大约是妊娠 4～6 个月；到两尺脉浮盛而滑很明显的时候，大致在妊娠 7～9 个月。妊娠十月临产时，离经脉常 1～6 至，若尺脉浮散者将产。

总之，少阴脉分为手少阴心经和足少阴肾经，而这两个脏器都与血脉精胞有着非常密切的关系。同时也是全身脏腑气血功能相互协调的结果，因此在妊娠的不同时期表现出来的脉象也有差别。

孕脉主要是滑而有神，妊娠初期尺部不显，寸部较显；体弱者也有不少很明显的，只要尺数连续鼓指者为皆属于滑脉有孕。

此外，有从神门脉、天突脉、指甲孕征、乳晕孕征、指脉孕征判断妊娠的。详见《脉诊：从初学到提高》一书。

少司空凌绎老的夫人，患腹胀痛，发热，月经过期不行已经有 5 日了。许多医生都认为是经期作痛，调经不效。延请王孟英诊治。脉左寸洪滑，两尺皆滑数，左尺之外，更有神气。王喜而告之曰："经闭非病，乃是孕也，产必男。滑非经闭之脉，左尺尤有神气，是以知产必男也。"绎老问："如果真是怀孕的话，怎么会发热腹痛？"王说："无妨，气虚血热而已。以安胎饮加减调理即安也。"用人参、白术、白芍药为君，川芎、当归为臣，香附、柴胡、苏梗、黄芩、甘草为佐，4 剂，腹痛减，热除。后来果然生了个儿子。（《续名医类案》）

钱氏妇女，去年秋天患疟久不愈而大虚，饮食大减，经水不调，季冬略行一度，今春时发寒热，腹满不食，服宽肠利水药不应，拟进破血通经之剂。张路玉诊之，其脉左手厥厥动摇，右关与两尺虽微弦，而重按久按却滑实流利，惟右寸左关虚濡而数，寻之涩涩少力，此阴中伏阳之象，为胎脉无疑。因中气虚乏，不能转运其胎，所以腹胀。前医说："自结缡至今，已经有 12 年了，从来没有受孕，病后元气大虚，怎么可能会有怀子的道理？"张说："以前不孕，必然有原因。现在病后余热留于血室，因而得孕，也是有一定道理的。"细推病机，每粥食到口，就想作呕，只有在傍晚寒热发作之时，才得热饮入胃，其寒热顿减，难道不是胃气虚寒，水精不能四布，留为涎液，汪洋心下吗？此就是俗称的恶阻症。其腹满便难之虚实，尤当明辨。《金匮要略》中说："趺阳脉微弦，法当腹满，不满必便难，乃虚寒从下上也，当以温柔药服之。况且大便之后，每加胀急，以里气下通，浊阴乘之上扰，与得下临时宽快回不同。"其治法虽然应以安胎为主，但浊阴之气，不用辛温之药，不能开导其结。于是用六君子汤，加入归、芍以收荣血之散，稍借肉桂为浊阴之向导，使母气得温中健运之力，胎息无浊阴侵犯之虞。桂不伤胎，庞安常有明试，屡试屡验。服药后寒热渐止，腹胀渐宽，饮食渐进，胎息亦渐形着。（《续名医类案》）

笔记二十一　奇经脉诊法

奇经八脉指不同于十二正经的八种经脉，即阴维脉、阳维脉、阴跷脉、阳跷脉、冲脉、任脉、督脉、带脉。奇经八脉既是十二经气血之海，也是十二经气血输转调节的枢机，与肾、命门及脑、脾胃、肝胆等脏腑关系十分密切，可以说是脏腑气血阴阳的根本。因此，临床上久病久治不愈，各种疑难重症、老年性疾病、退行性疾病、泌尿生殖系统诸病、肿瘤、痿痹顽疾、男女不孕不育等多见奇经为病，在临床上辨治奇经有十分重要的意义。

 ## 奇经脉诊部位

奇经脉诊部位在气口寸关尺部，但与十二正经寸口诊脉法不同的是奇经脉诊部位左右两手相同，诊左知右，持右知左。必须熟练三部九候诊法，严格区别寸关尺三部，浮中沉九候。

《脉经》以"前部""中部""后部"指代气口寸、关、尺部，"前部"指寸，"中部"指关，"后部"指尺。如《脉经·手检图》云："前部左右弹者，阳跷也……后部左右弹者，阴跷也……中部左右弹者，带脉也。"

《奇经八脉考·气口九道脉》里将气口脉分为五部，即前（寸部）、中（关部）、后（尺部）、内（脉道内侧部）、外（脉道外侧部）。在五部的前后左右上下中央区域共分区九道即前如外、前如内、前部中央直；中如外、中如内、中部中央直；后如外，后如内、后部中央直。如者，往也；直者，正也。九道脉脉位分别是寸部正面、寸部靠桡侧部、寸部靠尺侧部、关部靠桡侧部、关部靠尺侧部、关部正面、尺部靠桡侧部、尺部靠尺侧部、尺部正面（参阅《濒湖脉学》及《脉诊：从初学到提高》相关书籍）。

内侧（尺侧）		外侧（桡侧）
前如内 （足太阳膀胱经）	前部 中央直	前如外 （足厥阴肝经）
中如内 （足阳明胃经）	中部 中央直	中如外 （足太阴脾经）
后如内 （足少阳胆经）	后部 中央直	后如外 （足少阴肾经）

气口九道脉位分区图

寸部诊阳跷脉，尺部诊阴跷脉，关部诊带脉。尺部内侧（小指侧）斜上至寸部外侧者诊阳维脉。尺部外侧斜上至寸部内侧者诊阴维脉。寸关尺三部沉取（牢位）诊冲脉。寸关尺三部浮取诊督脉。寸部沉取或三部俱紧，直上直下诊任脉。

奇经平脉

正常奇经之脉与两手寸口诊脉法同。

面、尺部靠桡侧部、尺部靠尺侧部、尺部正面（参阅《濒湖脉学》及《脉诊：从初学到提高》相关书籍）。

奇经病脉特点

奇经八脉皆根于肾精元阴元阳，相互密切联系，其中以任督阴阳为总纲。督脉起于会阴，循背而行于身之后，为阳脉之总督，故曰阳脉之海。任督起于会阴，循腹而行于身之前，为阴脉之承任，故曰阴脉之海。冲脉起于会阴，夹脐而行，直冲于上，为诸脉之冲要，故曰十二经脉之海。带脉则横围于腰，状如束带，所以总约诸脉者也。是故阳维主一身之表，阴维主一身之里，以乾坤言也。阳跷主一身左右之阳，阴跷主一身左右之阴，以东西言也。督主身后之阳，任、冲主身前之阴，以南北言也。带脉横束诸脉，以六合言也。冲、任、督三脉，同起而异行，一源而三歧，皆络带脉。可见奇经八脉皆涵藏肾精阴阳二气。

奇经八脉用药大抵如龚商年说："冲脉为病，用紫石英以为镇逆；任脉为病，用龟甲以为静摄，督脉为病，用鹿角以为温煦；带脉为病，用当归以为宣补"（《临证指南，卷六·产后》）。但总体上以温补精气为主。奇经八脉有络脉之称，如阳跷为足太阳经之别络。阴跷为足少阴经之别络。就奇经本体而观之，其发于肾下胞中，远离脏腑经脉，脉道迂回深远，形同络脉而细小。故治疗奇经疾病，常以流通之药投之，或辛香流动，或走窜入络，能深入奇经搜逐其邪，或血肉有情之品通补其虚。

八脉病理不外乎是气血虚滞、气机失调，阴阳违和，开阖不利等虚实夹杂症。**奇经八脉为病，以不足虚损者居多，实证较少，其中虚实夹杂者又恒见之。故临床多见弹、硬、弦、紧、虚、实、滑、涩、动、牢等虚实相兼的脉象。治疗以补为体，以通为用。**虚者，以温补肾精为根，分气血阴阳而补之。实者，分风、寒、湿、热、气滞、血瘀、痰阻等。

奇经八脉常见病脉

任脉

任脉为"阴脉之海"，任主持元阴，促进人的生殖、生长、发育。任主妊娠，能承任诸阴"妊养"胞胎。若任脉虚损，元阴不充，则生殖功能及生长、发育就会衰退。任脉失养，可见不孕、胎漏，滑胎，月经不调，血枯经闭等；男子阴衰遗泄，小便不利等。或阴虚阳亢为癫狂。"男子内结七疝，女子带下瘕聚""女子不孕，瘕，痔，遗溺，嗌干"，其病证主要涉及下腹部、男女生殖器官及咽喉部的疾患及任脉经络之病，如少腹拘急，阴部肿痛，胸脘腹痛，或自觉气上冲心，不得俯仰而拘急及产后诸疾等。任脉多与冲督带脉同病。任脉与足厥阴、少阴的病候大抵相同。

任脉主病治在厥阴。主药为龟甲。佐药为阿胶、鳖甲、鱼胶、淡菜、蚌肉、紫河车、紫石英、艾叶、沙参、覆盆子等。

任脉诊脉部位及病脉

在寸部，或从寸部延长至关部。任脉的病脉脉象，《脉经》中有二种。

其一："横寸口边丸丸，此为任脉。""丸丸"，如豆状，圆珠状的小圆球形的物体。此形如丸丸状之物，要么是脉形如豆，厥厥动摇之动脉。要么是坚硬实大似牢脉，或如钱币之物横于寸口。

其二："脉来紧细实长至关者。"脉来"至关"者，是从寸口至关部。脉紧为寒，实长也是弦牢之类。脉细而牢主寒积癥瘕疝聚之病。

上述两种任脉病脉与其所主之病大抵相符。

一中年男子，久婚不育，性生活正常，而腰脊酸软，阴下湿冷，怯寒喜温。蔡渔琴脉之，两手脉厥厥动摇。疑是痰阻下元，久用豁痰利水药而毫无效验。后反复研习脉学，乃悟及王叔和所谓"寸口丸丸"者，中寒气结也。遂投通补任脉，驱寒散结之剂，在重用龟鹿之基础上，加入丁香、小茴香、吴茱萸、牵牛子等辛香走窜，利气夺门之品，不久即病愈而育。（奇经脉诊刍议.辽宁中医杂志，1991，4：33）

一病人，有烦躁、焦虑、易紧张，恐惧害怕、手颤等症状，属于自主神经功能紊乱的一类病症，很难保持正常生活。成振镛诊其脉象，右手寸边滑动如珠貌，符合《脉经》所谓"横寸口边丸丸，此为任脉"，进行经络诊察，发现在膻中穴有明显的压痛。膻中为任脉循行路线上的穴位之一，因此确诊为任脉病。[奇经脉诊法初探.北京中医药大学学报（中医临床版），2010，17（6）：24]

左寸如钱厚而高，风火一涌结上焦。男子多是痰厥症，女子多是经不调。抉开心经再用药，郁金菖蒲甚昭昭。（《蠢子医》）

督脉

督脉主诸阳，其病多为精血亏耗、阳气衰败的表现。督脉主脑、脊髓，若督脉空乏，可见脊柱失养，髓海不足，神气怯弱诸症。"督脉为病，脊强反折。"《难经·二十九难》："脊强而厥。"《灵枢·海论》："髓海不足，则脑转耳鸣、胫酸眩冒，目无所见，懈怠，安卧。"《脉经·平奇经八脉病》说："腰脊强痛，不得俯仰，大人癫疾，小人风痫疾。"可见督脉的病候多涉脊、脑病证，并与五官及四肢有关。

督脉精虚元阳不足，常见的病候主要有头风，头重，头痛项强，脑转耳鸣、头晕眼花，目赤肿痛，癫、狂、痫，腰脊强痛、俯仰不利，手足拘挛，震颤、抽搐、麻木，中风不语，女子不孕，男子不育，性功能异常等。督脉之实证多风、寒之病，如腰髓脊背痛，或强直、角弓反张；或气从少腹冲心而痛、二便不通为"冲疝"。风邪袭督入脑为"脑风"；动脊则腰背膝寒（痛），或大人癫病、小儿风痫，以及癃闭、痔疾等。

督脉病治在少阴，主药为鹿茸、鹿角胶、鹿角霜。佐药如紫河车、羊肉、羊内肾、枸杞子、黄芪、补骨脂、熟地黄、韭菜子、菟丝子、牛猪羊脊髓等。通经络之药如附子、肉桂、干姜、川椒、桂枝、细辛、藁本等。

脉诊部位及病脉

《脉经·手检图》云："三部俱浮，直上直下者，督脉也。"两手寸关尺三部俱浮取以候督脉。督脉总督三阳，故曰阳脉之海，所以诊于寸关尺三部而浮。

脉浮主风。脉直上直下，是弦脉，长脉，紧脉，牢脉等一类脉。

陈某，女，67岁。有高血压史20余年。近四五年来，时发腰腿关节麻木疼痛，腰、肩、背、腿等处肌肉关节痛麻游走不定。大活络丸、红花油、麝香风湿膏无效。服尼美舒利片可缓解。受风寒气候影响较著。CT显示：颈椎5～7，腰椎4～5椎间盘突出，骨质增生、兼有骨质稀疏，脱钙。时近年关，气候异常，受风寒而疼痛又起。尾闾痛连腰腹背麻痹疼痛游走，跳痛异常，不能站立，卧久则觉腰骶、背部、少腹向腰背牵扯拘急疼痛带麻木，腰脊酸痛、佝偻形俯。神疲倦怠，痛楚呻吟，形寒怕冷，面色苍白，言语低微，四肢不温，舌质淡暗，苔薄白。老师脉之，脉浮弦，关尺部沉取细紧。症属中医痛痹，骨痹。年老体衰，积劳成疾，精血内损，督脉空虚，久而阴损及阳，筋骨失却温养。肝主筋，肾主骨，八脉隶于肝肾，久病必累奇经。叶天士云："肝肾下病，必留连奇经八脉。"是为奇脉之病，八脉河津空乏，脉道不充失养故为痛，卧则气不周流，虚馁之督、带迟滞久而痹窒，不通则痛故卧久痛作。督元阳亏，冬月乃寒水司气，阳虚不耐主气。故入冬加重，受风寒而发。《脉经》云："三部俱浮，直上直下者，督脉也。"脉浮为风，脉直上直下者，弦长之类也。《脉经·手检图》又云："前部左右弹者，阳跷也……后部左右弹者，阴跷也……中部左右弹者，带脉也。"脉左右弹者，紧脉也。今关尺沉紧，此督、带、跷脉皆受病也。《金匮要略》："夫痉脉，按之紧如弦，直上下行。"《素问·骨空论》："督脉为病，脊强反折。"督脉督脉与足太阳经均行于背后而上头，手阳明经上肩，与太阳经会于大椎。则风从太阳之风府而入，病及奇经。治当通补奇经，通络祛风止痛。以龟鹿二仙胶合全蝎丸加减。熟地黄15g，山茱萸15g，杜仲20g，鹿角霜15g，骨碎补15g，龟胶15g，淫羊藿10g，狗脊12g，独活10g，威灵仙10g，茯苓20g，黄芪30g，当归10g，全蝎6g，蜈蚣2条，乌梢蛇10g，制川、草乌各10g（先煎），桂枝10g，细辛3g，白芍、红花、桃仁各10g，鸡血藤12g。每日1剂，水煎服，5剂，患者腰脊背痛麻木症减轻。后以上方加减治疗一周，诸症消失。

宋某，左中发背腐溃，脓不多，大似覆碗，肉坚肿，疮顶深陷，临晚寒热不壮，纳谷减少，舌苔薄腻。丁甘仁诊之，脉象虚弦。背脊属督脉所主，脊旁为太阳之经，督阳已衰，太阳主寒水之化，痰湿蕴结，营血凝塞，此阴疽也。急拟助督阳以托毒，和营卫而化湿，冀其疮顶高起，脓毒外泄，始能入于坦途。生黄芪五钱，朱茯神三钱，广陈皮一钱，鹿角胶一钱五分，紫丹参三钱，仙半夏二钱，大贝母三钱，生草节五分，全当归三钱，红枣四枚，生、熟谷芽各三钱。背脊属督脉所主，督阳衰败，痰湿蕴结，营血凝塞，结于督脉，则阴疽发背。其脓出但不多，疮顶深陷，临晚寒热不壮，实为督阳下陷，无力外透之征。治疗当补督脉之阳，故方中以鹿角胶、黄芪温助督阳以托毒，当归、丹参养血和营以活血；半夏、贝母、陈皮、甘草节以化痰散肿；朱茯神解毒宁心，红枣健脾和营，生、熟谷芽健中助运。全方通过补助督阳与托脓消散合法以助脓毒外泄。(《丁甘仁医案》)

冲脉

冲脉总领十二经，为气血要冲。冲脉为"十二经脉之海"和"五脏六腑之海"，上能灌诸阳，下能渗诸阴，是经脉气血的要冲。冲脉虚，则诸经脏腑不得其渗灌滋养；要冲失调，上见冲逆为病，下则崩漏淋漓。"冲为血海"，太冲脉盛，女子月事应时而下，男子精气溢泻有子。若冲脉虚不主血海，女子病月经不调，男子病阳事不用、精衰无子。

冲脉与任脉共同职司生殖功能。冲脉不足或损伤，在男子亦能导致生殖功能衰退和副性特征缺陷，如"宗筋不成""须不生"等。

冲脉的循行分布或与足少阴肾经相并，或与其络脉相联系，从厥阴阳明两治。故冲脉为病，主要是两个：一是气机冲逆，如《素问·骨空论》曰："逆气里急。从少腹上冲心而痛，不得前后，为冲疝。"久病不愈，病多牵及冲脉逆气而上见冲痛、奔豚、冲疝、咳喘、失血、泄泻遗尿，胁支满烦等。二是下腹部和生殖功能方面，如女子月经不调、经闭、崩漏、绝孕、漏胎、乳少及胞衣不下，产后晕厥，腹内窘迫，大小便不利。

冲脉之药以降逆通络为主，如紫石英、代赭石等。其他如治本之药如熟地黄、枸杞子、沙苑子、紫河车、五味子、胡桃肉、当归、鳖甲、肉苁蓉、杜仲、山药、巴戟天等。冲脉与肝胃相通，故需参合理气通络，如川楝子、降香、吴茱萸、小茴香、茯苓、茺蔚子、桃仁、柏子仁、香附、黄柏等。

脉诊部位及病脉

《脉经·手检图》云："三部俱牢，直上直下者，冲脉也"，即两手寸关尺三部俱沉取以诊冲脉。冲脉乃直冲而上，为血气上行之冲力，又称"血海"或"十二经之海"，故诊于寸关尺三部而沉。

牢脉、沉弦、长脉、沉紧脉等为冲脉的病脉象。这些脉象均是虚中夹实的脉象，与冲脉主血气寒痰瘀滞的病理是一致的。

堂弟，肺主出气，肾主纳气。今肾少摄纳，时交惊蛰，阳气大升，两关尺通滑兼弦。气由冲脉逆冲而上，子夜阳动见喘嗽汗泄，必起坐不能安卧，皆真元不纳之缘故。屡用参芪保固，肺脾既属不济，即用知柏丸，名为滋肾，岂能骤安。仿叶氏镇摄法。处方：青铅三钱，牡蛎（煅研）钱半，茯神三钱，五味子八分，炮姜四分，远志（炒炭）钱半，补骨脂（盐水炒）一钱。三服后气平喘止，饮食大进，弦脉顿减，后用峻补膏方收痊。本案因系肾虚不能纳气，冲脉气逆所致，故前医用参、芪或知、柏不效。林佩琴以补肾纳冲为治，其方中以青铅、牡蛎镇摄肾水，兼能潜阳化痰；补骨脂、五味子补肾敛肺，纳气定喘；炮姜暖脾安中，斡旋上下；远志宁志化痰，茯神养心安神，协交心肾。因药证相符，投之三剂即收显效。(《类证治裁》)

一人患膈满，其证胸胁胃脘饱闷，脐下空虚如饥不可忍，腰腿酸痛，坐立战摇，大便燥结，每日进清粥一二钟，食下即呕酸吐水，服药二年不效。易思兰诊之，左右寸关俱沉大有力，两尺自浮至沉，三候俱紧，按之摇摆之状。此气膈病也。须开导其上，滋补其下，兼而行之。遂与越鞠丸去山栀，加连翘、桔梗、木香，晨服八味丸百粒。服至半月，动履如常。(《续名医类案》)

带脉

带脉起于季胁，回身一周，状如束带，总束诸脉。凡上下纵行过腰腹之经脉无不受其约束，与冲任督三脉更为密切。带脉失约，会导致冲任督病；冲任督不养络于带，也会引起带脉失约。带脉提系胞胎，胞胎虽为任脉所主，但亦靠带脉提系。带脉围腰腹一周，带脉维络腰腹不使腰腹筋脉弛缓下坠。若带脉受邪或脉气不固，就会产生腰腹筋脉弛缓、下坠、痿废的病证，如"带之为病，腹满，腰痛溶溶若坐水中"(肾着之病)。带脉主带下，若邪客带脉或脉气虚损，会导致女阴干枯或病理性带下等腰腹部和生殖疾病，如腰坠胀、腰脊痛、腹胀满、脐腹痛；带下、子宫下垂、不孕、月经不调、失精、无子及足疾不用等。

带脉主药为当归、紫石英、禹余粮、沙苑子、乌贼骨、白芍、熟地黄、枸杞子及升提固摄药，如莲子肉、芡实、金樱子、覆盆子、五味子、桑螵蛸、莲须、龙骨、牡蛎、续断、艾叶、升麻等药。

诊脉部位及病脉

《脉经·手检图》云："前部左右弹者，阳跷也……后部左右弹者，阴跷也……中部左右弹者，带脉也。"即以"前部""中部""后部"(寸、关、尺部)左右两手出现"弹"象来区分阳跷脉、阴跷脉与带脉之病。

带脉诊在关部。带脉是横围于腰，状如束带，所以总束诸脉，正居于天地之中间，故诊于关上。

脉"左右弹"，即弦紧脉之类脉象。如蔡渔琴说："左右弹之脉象，笔者体会左右当为左右两手，而弹当为弦紧之脉。"

张氏，腹胀连带脉，腰围紧掣如束，脉坚而搏指，此病久兼入奇经。宜通其腑，并理带脉。方用枳实、大腹皮、怀牛膝(酒蒸)各钱半，砂仁、木通各八分，当归须、茯苓、郁李仁各二钱，郁金六分。服药四剂胀宽，带脉亦不紧掣矣。后去郁李仁、枳实，加沉香(磨汁三匙)，数服痊愈。此证为带脉气血郁滞所致之腹胀腰紧，选用理气活血，行滞畅络之品而获效。(《类证治裁》)

阴跷脉

阴跷脉分布于人体内侧，为足少阴之别脉，起于足跟内侧，同足少阴经行内踝上循大腿内侧。过阴部。然后沿腹上胸入缺盆，出人迎之前，至咽喉，交贯冲脉，过颧部，达鼻旁，属目内眦，与手足太阳、足阳明、阳跷会于睛明穴。

阴阳跷主交通阴阳、主睡眠；阳跷主一身左右之阳，阴跷主一身左右之阴。跷脉主阴阳之气交通，左右阴阳协调。由于二跷脉"气并相还则为濡目"，所以关系着眼目的开合和睡眠。病理上，阳盛阴虚，阳不入阴，则躁动不安、目张、不寐多阴盛阳虚，阴不主振，则精神不振、目合、嗜睡。癫狂病证也属于二跷阴阳偏颇、不得交通的病理范围。

跷脉又主管下肢运动。阳跷起于外踝申脉穴，行下肢外侧，阴跷起于内踝照海穴，行下肢内侧。二跷正常则下肢轻健跷捷、运动灵活。若经气失常，下肢就会发生缓急不利、步态失调之证。

跷脉之药如熟地黄、山茱萸、当归、白芍、酸枣仁、石菖蒲、远志、瓜蒌、知母、黄柏等养阴降火。

诊脉部位及病脉：尺部，脉左右弹。

阳跷行于气分，阴跷行于血分，气血足而百骸理，且左右交扭，故使机关之跷捷，所以阳跷诊于寸，阴跷诊于尺。

"左右弹" 即弦紧之类脉，病位多沉细。

冯旭先病痫，昼夜俱发，外感全无。黄锦芳诊之，左右尺寸皆弹指，应作二跷俱损治之。盖古人论虚痫之症，昼发责之阳跷虚损，用十全大补汤加益智仁；夜发责之于阴跷虚损，用六味丸加鹿角胶，或用紫河车、当归、人参。盖阳跷之脉，同阳维护背之阳。其脉起于足根中，上合三阳，从足太阳膀胱经足外踝下五寸陷中申脉穴，从肩入颈，纠属目内，而合太阳，主持肌肉以上之表，通贯六腑，而使左右机关敏速不滞。曰阳跷者，谓其所起、所循、所入、所止皆在阳之经也。是病则见跌仆倒地，身软作声而痫，及或脉缓而伸为。卫气不行于阴为不寐，脉则两寸浮细而紧，治当补其左右之阳。阴跷之脉，同阴维护腹之里，其脉亦起于跟中，由足少阴肾别脉然骨穴，上内联踝，从股入胸腹，上至咽喉精明穴，合于太阳。阳跷与阴跷，并荣于目，主持肌肉以下之踝，通贯五脏，而使左右机关敏速不滞。曰阴跷者，谓其所起、所行、所循、所入、所至皆属阴之经也。是病则或语言颠倒，举止错误，及筋急而缩为，脉则两尺沉细而紧，治当补其左右之阴。方用黄芪二钱，人参一钱，当归二钱，地黄二钱，紫河车四钱，益智仁一钱，白术一钱，山药一钱，服之而愈。《脉经》云：（脉）"寸口脉前部左右弹者，阳跷也。动苦腰背痛，又为癫痫，僵仆羊鸣""寸口脉后部左右弹者，阴跷也。动苦癫痫寒热。"张洁古则认为"癫痫昼发者灸阳跷，夜发者灸阴跷。"患者病痫，昼夜俱发和脉左右尺寸弹指，诊为二跷受病，治从大补气血立法。方中重用血肉有情之紫河车，大补气血；黄芪、人参与当归、地黄，益气补血；白术、山药健脾益肾；益智仁，燥脾温胃，行阳退阴。药证吻合，故投之即效。(《续名医类案》)

阳跷脉

阳跷为足太阳之别脉，起于足跟外侧，经外踝上行腓骨后缘，沿股部外侧循胁后上肩，过颈部，上挟口角进入目内眦，与手足太阳、足阳明，阴跷五脉交会于睛明。一支再从外沿足太阳经上额，下耳后与足少阳合于风池，一支从项入脑。

阳跷脉主一身左右之阳气而司运动。实证如目中赤痛、从内眦始，或下肢痉挛、缓急不利等。邪客阳跷为腰背痛，甚则强直；邪客阴跷为少腹痛，腰髋痛连阴股。虚证如烦躁不寐，或萎靡、嗜睡。阳跷虚，多在白天发作的痛证；阴跷虚，多在夜晚发作的痛证。若二跷空虚风动，则痛证频发久不愈。

阳跷之药如白石英、南枣、淮小麦、麻黄、防风、苍术、炙甘草等。

诊脉部位及病脉：寸部，脉左右弹。"脉左右弹"即指弦、紧之类脉。

某，失眠眩晕之症。叶天士诊之，右脉平和，左寸关弦动甚锐，面色带赤，体质清癯，得木火之形，裹多动之性，加以操持烦虑，五志之阳，无有不炽，故见寤多寐少，内风不息，眩晕自生。经云："阳气下入阴中，阴跷满乃得寐。谋虑不决，则火动阴伤，肝阳独行，乏阴和协而魂不藏，则寐不安。"总以益阴和阳为主治，用加味补心丹，兼和肝阳。方药：人参，生地黄，玄参，桔梗，川黄连，茯神，天冬，丹参，酸枣仁，远志，羚羊角，琥珀，麦冬，白芍，柏子仁，石菖蒲，炼蜜丸。不得寐系操持烦虑，内耗阴血，阴虚肝旺，阳失潜藏，不得入阴，阴跷虚而阳跷满，治从扶阴和阳，取补心丹出入。方中以生地黄、玄参、天冬滋肾养阴；麦冬养心阴，白芍养肝阴；川黄连、羚羊角清心肝之热；柏子仁、酸枣仁养心安神；远志、菖蒲协交心肾；人参补气养神，丹参活血调神，琥珀镇心安神，桔梗开郁结。全方滋养心肾，清热和肝，调跷安神，属于滋阴和阳安跷法。(《三家医案合刻》)

阴维脉

阴维脉起于小腿内侧，发于足少阴经，沿下肢内侧上行至腹部，与足太阴脾经同行，到胁部与足厥阴经相合，然后上行至咽喉，与任脉相会。

阴维脉的功能主要是调节诸阴经之气。阴维主营血，主里，维络里之营气运行。"阴维为病苦心痛"，主胸中痛，腰中痛、阴中痛、痹症、癫痫、僵仆、羊鸣、汗出、失音、肌肤失养等，大抵是营血之病。

治阴维病所用方药如桂枝汤、当归建中汤、当归四逆汤、人参养营汤、三甲复脉汤等。以当归为主药，佐之如鹿角霜、小茴香、沙苑子、茯苓等。

诊脉部位及病脉

《脉经·手检图》云："从少阳斜至厥阴，是阴维也。"未言脉之具体脉形。阴维行于肉里，故从左尺肾斜向大指寸部心而沉，且左右交扭，为一身之纲维。

根据《脉经》气口九道脉的说法，"后如内者，足少阴也""前如外者，足太阳也""后如外者，足少阳也""前如内者，足厥阴也"等。阴维从少阳斜至厥阴，是尺外斜向内。也就是《蠢子医》所说，"左右寸向内倒一线。"

也有的医家认为《脉经·手检图》的"内、中央、外"应该理解为"浮、中、沉"三部，阳维脉应是从尺部之沉，到寸部之浮，始沉终浮的弦长之象；阴维脉是从尺部之浮，到寸部之沉，始浮终沉的弦长之象。

阳维脉从两尺内侧斜上至寸部外侧，阴维脉从两尺外侧斜上至两寸内侧，似觉难解。但联系二者主病为肌肉痹痛，僵仆癫痫等疾，似可断其定从尺斜上至寸之脉为弦、长、紧之象。从尺至寸非长脉莫达，非弦脉莫显，且诸中风癫痫及痹痛之证多为气血痰火壅滞，故现弦长紧之脉。

右寸里边倒一线，喉痛喉干不能堪。左寸里边倒一线，心疼心热不能堪。此皆虚火往上炎，上下对治方能安。只用清空药一服，加上桂附引归元。(《蠢子医》)

宋某，患者长夏梅雨天奔走，内踝重坠发斑，下焦痛起，继而筋掣及于腰窝左臂。叶天士诊之，右脉缓，左脉实。经云："伤于湿者，下先受之。"夫下焦奇脉不流行，内踝重著。阴维受邪，久必化热烁血，风动内舍乎肝胆。所谓少阳行身之侧也。湿热混处血络之中，搜逐甚难，此由湿痹之症失治，延为痿废沉病矣。三年病根，非仓促迅攻，姑且先通营络，参之于奇经为治。考古圣治疗痿痹，独取阳明，惟通则留邪可拔耳。药用鹿角霜、生白术、桂枝、茯苓、川芎、归须、白蒺藜、黄菊花等。患者病起于长夏梅雨之季奔走而伤于湿，阴维受邪，而见内踝重坠，下肢挛痹并及腰至肩背。病久失治，湿蕴化热，损伤阴血致肝胆风火内扰，而湿热稽留维络，致络脉痹阻。由痹转痿，虚实兼夹。治从奇经着手，拟和营通络，健脾祛湿法。方中川芎、当归须活血行气，入维通络；白术、茯苓健脾祛湿；桂枝入维温阳通脉；白蒺藜疏肝散热，黄菊花清肝散热；鹿角霜益肾通维。全方的基本思路可概括为活血行气通维，健脾温阳祛湿，资助阳明；兼行凉肝舒郁清热。治疗以通维祛邪为先，健运中焦，兼顾肝肾，旨在拔去留邪为治。(《临证指南医案》)

阳维脉

阳维脉与阴维脉相对，起于足跟外侧，发于足太阳经，向上经过外踝，沿足少阳经上行髋关节部，再循胁肋后侧，从腋后上肩，经颈部耳后，行至后项风池穴，复经头侧到前侧额而终止。

阳维的功能是维护诸经阳气。阳维维于阳，《脉经·卷二》说："阳维为卫，卫为寒热。"阴维主营主里，阳维主卫主表，卫阳在外而为固。营阴在内面为守。营卫本相偕行，阴阳二维脉必须互相维系，从而维护机体内环境的统一。故张洁古说："阴阳相维，则营卫和谐矣"。

"阳维为病苦寒热"，腰痛，肌肉痹痒不仁，癫痫、僵仆、羊鸣、手足相引、失音等，皆是卫气逆乱之病。所用方药有小建中汤、黄芪建中汤、当归桂枝汤等。

诊脉部位及病脉

《脉经》云："从少阴斜至太阳者，阳维也"。

即从尺部内侧斜至寸部外侧（桡侧），《蠢子医》称之为"左右寸倒向外侧。"阳维行于皮肤之表，故从尺部内侧斜向前行而达寸部。

右寸外边倒一线，右膀疼痛不能堪。左寸外边倒一线，左膀疼痛不能堪。皆因阳维受风寒，内外夹治方能安。内用热药透发散，外用炒豆枕藉眠。(《蠢子医》)

春榜赵明远，平时六脉微弱，患中风，经岁不痊。张路玉诊之，左手三部弦大而坚，知为肾脏阴伤，壮火食气之候。且人迎斜内向寸，又为三阳经满溢入阳维之脉，是不能无颠仆不仁之虞。右手三部浮缓，而气口以上微滑，乃痰涌之膈之象。以清阳之位，而为痰气占据，未免侵渍心主，是以神识不清，语言错误也。有医生因其兼口角微流涎，目睛常不易转动，以为是邪在经络，用祛风导痰之药，不知此病本肾气不能上通于心，心脏虚热生风之症，并非风燥药所宜。有医生以其小便清利倍常，为肾气虚，而用八味壮火之剂，不知此症虽虚，而虚阳伏于肝脏，所以阳事易举，饮食易饥，又非益火消阴药所宜。有医生以其向患休息久痢，大便后常有痰红渍沫，而用补中益气丸，不知脾气陷于下焦者，可用升举之药，此阴虚久痢之余，有何清气在下？若用升、柴，升动肝肾，虚阳鼓激膈上痰饮，能保其不为喘胀逆满之患乎？今与河间地黄饮子，助其肾，通其心，一举而两得之。(《续名医类案》)

总之，八种奇脉大体由紧、实、弦、长、牢等脉合浮脉、细脉等组合而成，多属于风、寒、湿、火积滞之证，这与临床上奇经病以虚中夹实的瘕、疝、积、聚瘤疾为多的情况是一致的。纯虚的奇经之脉象多混同于十二正经诸脏腑脉象之中，以诸脏相合为病。八脉之虚，最终都根源于肾元精气的亏虚。奇经病脉中出现概率最高的脉象是紧脉，这跟奇经之病多系元阳不足，寒从内生或寒从外受而发有关。弦、长、紧、牢诸脉都是紧脉一类的脉象。带脉、阴跷脉、阳跷脉的左右弹动，与紧脉脉来绷急绞转、左右弹手是一致的。阴维脉、阳维脉斜向大指侧"斜向小指侧"的斜向弹动。及督、冲脉病脉"直上直下"的脉形，与弦脉、牢脉类似，均是主寒邪的脉象。

　　临床上辨别奇经八脉的方法，在相应诊脉部位辨别出弦、紧、牢、长之脉之后结合奇经症状、病程（久治不愈，奇经循经及功能异常的表现）等，脉与症状相互印证才能作出奇脉病变的诊断，这是辨认奇脉的关键所在。

下篇 诊脉捷要篇

中医辨证关键在于审脉，审脉之先，在于识脉。古今医家对脉象之描述多是仁者见仁，智者见智，很难统一，莫衷一是。古今论脉之书，多侧重于脉象而忽视诊法。下手先求脉，诊法很关键。"切而知之，谓之巧"，诊脉当明诊法之巧，否则，对脉象的描述，大家都靠主观感觉去学习，必然导致只可意会不可言传的地步。

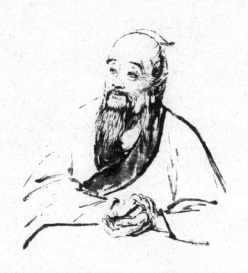

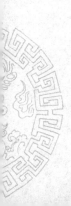

笔记二十二　如水漂木之浮脉

 ## 浮脉轻按乃得

　　浮脉是诸多脉象中最重要的脉象。与沉脉相对，轻触手即得。浮脉的比喻有"如水漂木""似水上浮物""漂木之义""如循榆荚""如风吹毛"等。浮脉的记载最早见于《黄帝内经》，《素问·宣明五气》："肺脉毛"；《素问·玉机真脏论》有"秋脉者，肺也……故其气来轻虚以浮，来急去散故曰浮"之说。《难经》和《濒湖脉学》认为浮脉位于"肉上行"，但《脉经》认为浮脉为："举之有余，按之不足。"从临床实际来看，脉浮分有力无力，而浮脉的"举之有余，按之不足"则与此有矛盾，故不如以《难经》的浮脉定义为准。

　　董某，女，31岁。一周前不明原因出现皮肤瘙痒，瘙痒日重夜轻，经搔抓后躯干、四肢起白色风团。风团时隐时现。自购氯苯那敏（扑尔敏）、氟轻松等药，瘙痒虽得止，但药效过后又复发。诊见：四肢及躯干部片状浅红色区域，见片状不规则白色风团，高出皮肤，表面光滑，有抓痕，无发热、畏寒，稍恶风，无汗，舌苔薄白。此荨麻疹也。学生脉之：脉浮弦而紧。老师脉之，曰："脉浮者，轻触手即得，为风也，右寸尤甚。按之脉拘急有力，紧脉也，风寒与卫气相争。"经曰："诸痒皆由卫气郁滞所致。"卫闭则营郁，营郁则愈欲外发，营卫抟于肌表，故全身隐现散在疹点。卫气郁越重则瘙痒愈甚。卫气夜入于阴，日出于阳。邪在于表，卫气昼醒阳出与邪相集则瘙痒，故瘙痒日重夜轻。病本风寒之邪束表，与卫气相集，玄府不通，卫闭营郁所致。麻黄桂枝各半汤加减：麻黄15g，桂枝15g，白芍15g，荆芥10g，防风15g，川芎10g，葛根15g，白蒺藜15g，生姜10g，大枣15g，甘草5g。水煎服。3剂后风团基本消退，精神好转，继服3剂而愈。

　　浮脉，古称"毛"脉，只反映脉位变化，以"脉位浅在"为构成条件。用"持脉轻重法"辨别浮脉是非常准确的辨别方法（详见《脉诊：从初学到提高》一书）。

　　《脉确》曰："轻手便得。"

　　《医学正传》曰："泛泛于上，轻手即得。"

　　《古今医统大全》曰："浮脉，浮体泛泛，皮毛之位，轻按便得，漂木之义。"

　　《寿世保元》曰："举指轻按而得之曰浮。"

　　《罗氏会约医镜》曰："浮脉：轻手即见，泛泛在上，如水之漂木，全在水面也。"

《医学实在易》曰："浮，轻手一诊，形象彰彰。"

《医门补要》曰："脉浮轻按可得。"

《医学摘粹》曰："浮脉，轻按乃得，重按不见。"

《医学见能》曰："浮脉，轻按即见。"

《濒湖脉学》曰："浮，浮脉惟从肉上行，如循榆荚似毛轻"；"浮如木在水中浮。"

《医学真传》曰："浮者，泛泛于上，轻指即得，如水漂木，故曰浮。"

《脉诀汇辨》曰："浮之为义，如木之浮水面也。其脉应于皮毛，故轻手可得，如水中漂木，虽按之使沉，亦将随手而起。"

《脉诀》曰："浮脉法天，轻手可得，浮浮在上，如水漂木。"

总之，浮脉的指感特征是："浮脉唯从肉上行，轻触手即得。"

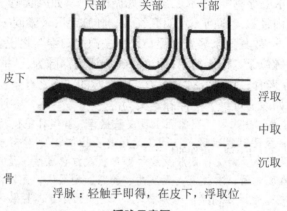

浮脉：轻触手即得，在皮下，浮取位

浮脉示意图

浮脉可为秋季平脉，可见于较瘦、皮下脂肪少的正常人。浮脉主表，主风邪。如《诊脉三十二辨》说："其病在表，主风，有力表实，风邪盛，无力表虚，阴血亏。"《脉诀启悟》说："浮为风象。"《普济方》说："夫脉浮者风邪也……浮主诸风之脉。"《四诊抉微》说："浮脉主表，有力表实，无力表虚，浮迟中风，浮数风热，浮紧风寒，浮缓风湿，浮滑风痰，又主宿食，浮虚伤暑，浮芤失血，浮洪虚热，浮散劳极，浮涩伤血，浮短气病，浮弦痰饮，浮滑痰热，浮数不热，疮疽之征。"

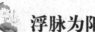 浮脉为阳，其病在表

浮脉主表，脉体内的卫气受到鼓动，浮越鼓于表而致脉浮。不论外感内伤，其反映的都是卫气浮升于表的向外运动。由于外邪初感在表在上，则在脉络之卫气每受鼓之而浮在表，故浮脉多主表证和外感。浮而有力为表实，浮而无力为表虚。浮脉兼见迟缓，多见风为病。浮数并见多主风热。浮紧并见多为风寒。浮脉

搏动有力，多为外感风热。

浮脉与表证之间并非有必然联系，即表证可以有浮脉，但表证不一定都呈浮脉，浮脉也不都见于表证。无论浮缓、浮紧，还是浮数，都应建立在判断出有力和无力、有根和无根的前提下，才能确定是否为表证。有些虚人虽患外感，但未必都出现浮脉，因其气血亏虚，不足以外出以抗御外邪，反见微细，这就要"舍脉从证"，才能施治无错。

表证除常见有脉浮外，还常见"恶风寒"的症状，盖"有一分恶寒就有一分表。"表证发病初起即有恶风寒，一般恶寒与发热并见，如表证不解，则恶风寒不除。在发热恶风寒的同时，常伴有头身痛、鼻塞咳嗽等症。

夏某，男，42岁。患慢性荨麻疹多年，多在吹风或受凉时发作或加重，接触冷水时尤易发作，多在冬春季节发作。今值隆冬，感寒而病，3日前全身反复起风团，瘙痒发作，服氯苯那敏（扑尔敏）之类药效果不显，诊见胸背、四肢散发大小不等的淡白色风团，隆起，部分皮疹连成片，有抓痕，浑身瘙痒，微恶寒，无汗，心中烦热，舌淡胖苔白腻。老师脉之，寸关二部脉浮滑而紧，按之有力。荨麻疹属中医"瘾疹"范畴，以其来无踪、去无影或反复发作为最大特点。风团隆起形似皮肿，类似于风、湿。脉浮紧，恶寒，无汗，寒邪束表，营卫不和。葛根汤加减：麻黄10g，桂枝10g，葛根10g，白芍10g，杏仁10g，桑白皮15g，赤小豆15g，生姜皮10g，茯苓皮10g，连翘10g，防风6g，甘草6g，生姜3片。水煎温服而卧，5剂取汗自愈。

王某，男，28岁。2月前无明显诱因出现背部、胸部和下肢皮肤有十来个小指头大小白斑块片，无痛痒，无渗液及肿胀，边缘清楚，全身无不适。无汗或汗出不多，舌质淡，苔薄白。老师脉之，脉缓，寸脉浮濡。《医宗金鉴》说："肉色忽然变白……并不痒痛，因风邪相搏于皮肤，致令气血失和。"白癜风多由风湿之邪客于皮肤，营卫不和，肌肤失养所致。脉浮曰风。汗少，表之卫气郁闭所致。葛根汤加减：麻黄10g，桂枝10g，葛根30g，荆芥15g，防风15g，白芍10g，白鲜皮15g，桑白皮10g，大枣10g，生姜10g，甘草5g。水煎温服。另用30%补骨脂酊外用涂抹。5剂，皮肤颜色有加深趋势，以上方加减继续用药至月余，皮色恢复正常。

脉浮需辨相兼脉

浮脉只是言其脉搏的深浅部位，单一的浮脉在临床上并不多见，多和其他脉象一起出现，因此，临床上当辨其相兼脉，作为临床辨证的依据。浮主里虚多属兼脉为病，如李士材《脉诀》说："浮脉主表，腑病所居，有力为风，无力虚寒。浮迟表冷，浮数风热，浮紧风寒，浮缓风湿，浮虚伤暑，浮芤失血，浮洪虚火，浮微劳极，浮濡阴虚，浮散虚剧，浮弦痰饮，浮滑痰食。"

浮脉主表证的时候，我们在确定治疗的时候，一定要参照它的相兼脉，如脉浮为风，数为热。诊断：风热感冒，可以采用银翘散加减；脉浮为风，紧为寒。诊断：风寒感冒，可以采用麻黄汤加减；脉浮为风，濡为夹湿。诊断：感冒夹湿，可以采用羌活胜湿汤加减。

尤悔之侄儿，患阴茎作痛，痛甚而激愤，遂昏迷不醒，已经有几个月了。马元仪诊之，其两脉浮虚而涩。脉浮为气虚，脉涩为精伤，故令作痛。阴阳两虚之候，得之忧思劳郁而伤中也。经云"润宗筋者，阳气，精则养神，柔则养筋。"今恼郁劳倦，气血两伤，故令作痛。马以当归补血汤加人参、炙甘草调养气血，桂心、秦艽、红花宣通血脉，一剂而痛止。复诊两脉沉微，连进大剂参、附，诸症已平。惟彻夜不寐，用归脾汤调理而安。(《续名医类案》)

一人年45岁，正月间，路途跋涉劳倦，发热，身体略痛而头不痛。自以为是外感，而用九味羌活汤三剂，汗出热不退。前后又服小柴胡汤五六剂，发热愈甚。已经迁延八天了，延请虞抟诊治。虞至卧榻前，见已煎成汤饮一盏在案边，问之，乃大承气汤，将欲饮。虞切其脉，右三部浮洪，略弦而无力，左三部略小，亦浮软不足。虞说："你几欲自杀了。这是内伤虚证，服此药大下，必然会死。"病人说："我平生元气颇实，素无虚损证，确是外感无疑。"虞说："你是看作阳明内实来治疗而想下之吧？脉既不沉实，又无舌干、潮热、谵语等症。想看作太阳表实来治疗而汗之吗？脉虽浮洪而且虚，又无头痛脊强等症。病已经有八天了，非表非里，你准备作何经治疗？"病人无以回答。虞乃用补中益气汤加附子，大剂之，是夜连进二服。天明往诊，脉略平和。病人犹怀疑是前面服药的效果，想换成外感退热之药。虞说："我的药再服一次，没效再责罪于我不迟。"于是又如前二服，脉证俱减半。病人方才醒悟。后去附子，再煎二剂予之，热退气和而愈。但体犹困倦如前，服前药20余剂，始得强健。(《续名医类案》)

 ## 浮脉当辨虚实

浮脉主表，凡属外邪侵袭肌表，脉象一般总要出现或多或少的浮象，再挟有其他原因，则出现兼脉。因人体卫气有捍卫肌表的功能，邪犯肌表，正邪相争于肌表，所以脉搏的反应是浮象。浮脉当以按之有力无力分虚实。浮而有力，说明表实，浮而无力是为表虚，必须印证临床见证。张介宾说："浮而有力有神者为阳有余，阳有余，则火必随之、或痰见于中、或气壅于上，可类推也。若浮而无力空豁者，为阴不足，阴不足，则水亏之候；或血不营心、或精不化气，中虚可知也。"在临床上如贫血、肝硬化腹水、癌肿等病，有时出现浮脉，即属于此类。

江银仙女，年15岁，体瘦，住金华清渠。目风生翳。初由风热侵目，失治而内陷生翳。两目微红不痛，但见白翳侵晴，目多羞涩难开，视物不清。范琴若诊之，脉浮弦涩。浮弦属风，涩属瘀热。此由风热盘踞目白，目白属肺，肺热络瘀而生翳也。外用搐鼻散，以宣肺窍。内服汤药，以白及、木贼、蝉蜕、蛇蜕去翳为君，归、地、荷、芍、枯芩活血解热为臣，佐以桔、甘宣肺气以达膜，使以砂仁、车前运气化以泄余热也。处方：白及二钱，木贼草钱半，净蝉蜕七个，蛇蜕五寸，归尾一钱，细生地黄三钱，苏薄荷八分，川芎七分，枯黄芩一钱(酒炒)，苦桔梗一钱，甘草梢五分，砂仁三粒，车前子八钱。初诊二剂，眼转红肿略痛。末诊二剂，日渐翳去肿退，目光回复而痊。(《全国名医验案类编》)

张氏之子患周身掣痛，头不可转，手不能握，足不能运，如是者有半月了。马元仪诊之，两脉浮虚。脉浮虽是风象，而内痛者，脉亦浮而无力。以脉参证，当是劳倦伤中，阳明不治之候也。阳明者，五脏六腑之海，束筋骨而利机关，不治则气血不荣，十二经脉无所禀受而不用矣。卫中空虚，荣行不利，故相搏而痛也。治法当大补阳明气血，不与风寒湿成痹者同。方用人参二钱，黄芪、当归各三钱，炙甘草、桂枝、红花各五分，秦艽一钱。两剂脉和而能转侧，去桂枝、加白术、肉桂、杞子、熟地黄等，调理半月而安。(《续名医类案》)

秋脉为浮

浮为阳脉，在时应秋，在脏应肺。四季中，秋脉当浮。

人与自然界是一个有机的整体，自然界季节气候的变化，时时影响着人体的生命活动，人体为适应自然而进行的生理性调节，可以反映在脉象上。《素问·脉要精微论》中指出："万物之外，六合之内，天地之变，阴阳之应，彼春之暖，为夏之暑，彼秋之忿，为冬之怒，四变之动，脉与之上下。"春天是个万物生长的季节，才刚刚开始生，刚刚开始长，"春脉之浮，如鱼之游在波。"春脉为弦，从冬沉逐渐发展到浮弦，再由春弦到夏洪，随之转到秋毛、冬沉。从春天到秋天，阳气在表，故其脉之浮如鱼之游在波。

夏天气候炎热，皮肤松弛，转入秋令，天气变凉爽，皮肤紧缩，接近脉管，故秋浮。秋属金，与肺相应。秋季，阳气由隆盛而初敛，人亦应之。脉虽浮，已由夏季浮大转见短涩敛降之象，故脉浮而短涩，此为平脉。故《内经》说："春弦、夏洪、秋毛、冬石"；"秋脉如浮，故其气来，轻虚以浮，来急去散，故曰浮。"浮脉在初秋气候明显变化时明显，久而适应，浮象也就不明显了。秋天气候比较干燥，空气中的湿度较低，在节气上属于"燥。"从中医的角度来看，在这个时候患感冒，比较容易出现所谓"秋燥"的病理征型。在早秋主要是温燥，脉浮数，晚秋主要是凉燥，脉渐由浮转为沉。

王某，男，51岁。进入深秋的广州天气转凉，早晚温差加大，气候开始干燥，《内经·生气通天论》曰："秋伤于燥，上逆而咳"，因秋燥而引起的咳嗽愈发常见。患者3日前出现发热咳嗽，喉痒而咳，痰少而黏，微恶寒，头痛头胀，鼻干且燥，口干咽燥，小便微黄，大便干，舌尖边红，苔薄白且干。老师脉之，寸脉浮数，关弦细数。《医醇賸义·秋燥》称"立秋之后，湿气去而燥气来，初秋尚热，则燥而热。"外感温燥之邪，肺经受灼。桑杏汤加减：桑叶6g，杏仁10g，沙参12g，麦冬10g，生石膏(先煎)30g，知母10g，连翘10g，炙杷叶10g，炒栀子10g，前胡10g，玉竹10g，芦根30g，生甘草6g，鲜梨一个(连皮去核切片入煎)，水煎服。5剂，咳嗽，口鼻干燥皆缓，恶寒退，去石膏、知母续服五剂而痊。

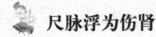

尺脉浮为伤肾

尺部候肾及命门。尺脉应沉取有力、按之不绝。故《诊家枢要》说："肾脉沉而软滑"，尺脉以沉而软滑为平，与之不符即为肾病。若尺部见浮，一般是肾脏有病，故《金匮要略》说"尺脉浮为伤肾。"

尺脉浮当分虚实，有力为实，无力为虚。

刘某，女，68岁。患有慢性支气管炎，肺气肿病史多年。平素体弱，经常感冒。一周前因受寒致咳喘又发，咳喘痰多，夜卧不能，咳嗽，唾白色泡沫，神疲乏力，咳则遗尿，不能自控，口淡纳差，小便清长，舌淡嫩苔白多津边有齿痕。老师脉之，脉沉弱，尺脉浮细。《内经》云："膀胱咳状，咳而遗溺。"《内经》又曰："中气不足，溲便为之变。"尺浮伤肾，肾主固摄。脉证合之，肾虚则失约于膀胱，故咳而遗溺。附子理中汤合补中益气汤汤加减：附片10g（先煎30分钟），党参30g，黄芪30g，白术10g，茯苓10g，五味子10g，升麻6g，柴胡6g，杏仁10g，干姜10g，细辛6g，桔梗6g，炙甘草10g，水煎服。服5剂后，小溲即不随咳嗽而出。

一春元下第归，得寒热病，每日申酉二时，初微寒，继而大热，而烦躁甚如狂，过此二时，平复无恙，只有小便赤黄而涩。如一有心事，夜即梦遗，每日空心用盐饮烧酒数杯。医者以为是疟疾，用清脾饮、柴苓汤，并截药均无效。易思兰诊之，六脉惟左尺浮，中沉取之皆洪数有力，余部皆平。易说："此潮热病也。"用加减补中益气治之，日进一服，三日病渐退。复用六味地黄丸兼前药，调理一月而安。有人问病寒热为何不按疟疾治疗？易答曰："此病非疟，乃是潮热。潮者，如水之潮，按期而至。《八法流注》云：'申酉二时属膀胱与肾，此病专属二经，水衰火旺，当申酉时火动于中，故发热而躁，躁属肾。'如果是疟疾，则肝部必弦，今不然，惟左尺独现火象。此病系因平日斫丧太过，肾水亏损，阴火旺炽，加之盐饮烧酒，引入肾经，故小便赤黄而涩也。"又问："难道不是阴虚火动吗？"易答道："阴虚之热，自午至亥，发热不间停歇。现在只有在申酉时发热，热止便身凉，与阴虚不同。"又问："以前也曾经用补中益气丸也无效，是什么原因？"易答道："加减之法，或未同而已。今去升、柴，加牡丹皮、泽泻、黄柏者，牡丹皮泻膀胱，泽泻泻肾火，黄柏为君，以生肾水，水旺则火衰，而寒热退矣。用六味丸者，亦取有丹皮、泽泻耳。如不知此，仍用升、柴，乃以肝脾之药来治肾，所以不效。"（《续名医类案》）

笔记二十三 如石投水之沉脉

沉脉重按乃得

沉脉是一个临床常用脉象，既可为常脉，也可为病脉。沉脉与浮脉又与临床上最基本的取脉法——"浮取法""沉取法"密切相关。因此是十分重要而基本的脉象。

张某，男，45岁。一个月前因为睡觉没注意盖衣被受凉，早上起来后一直肚子咕噜噜响，吃饭没啥胃口，结果晚上就开始腹泻，去社区医院打了点滴，吃了药就没有腹泻。过了4、5天后肚子仍然有一点点不适，咕噜噜的气响，去医院检查，大便检查没见到出血及痢疾杆菌。诊断为"急性肠炎。"开了颠茄片、盐酸小檗碱（黄连素片）等药，吃了药症状就缓解，一不吃药又不好了。老师询问了病人的症状情况，看了一下病人以往看病的病历，然后让病人躺在检查床上进行按诊，触摸了患者的下肢，量了一下体温。患者症状是无明显发热，腹泻，拉黏液便（白色），腹痛在脐上下，喜按，四肢清冷，小便清白。老师摸左脉，学生摸右脉，左右交替摸，良久，老师说，"这个脉是典型的沉脉，弦脉。"接着老师边摸脉边问患者："腹中咕咕叫，从什么时候开始的？"病人说"开始就有的。"老师说，"这个脉寸关二部偏弦，偏沉。左关脉沉弦，右寸、关脉细软，舌苔白腻。这脉两关都不调，肝脾不和。一般痢疾的话会有发热，且腹中并无响声。""肠鸣者，风也"。患者大粪中有白脓（俗谓"鼻涕黏液便"），里急后重，病虽在肠，但肠属于胃，内关于脾。所以在关部可显见其脉象。其症状皆由肝郁乘脾，风木犯土所致。老师给开的方子是小建中汤合痛泻要方加减：川桂枝12g，炒白芍20g，炒白术15g，白芷12g，煨姜10g，煨防风12g，新会皮12g，茯苓12g，炙甘草6g，红枣10g，饴糖15g。小建中汤和痛泻要方都是补脾抑肝的代表方。桂枝疏肝平肝，白术苦甘而温，补脾燥湿以治土虚。白芍酸寒，柔肝缓急止痛，与白术相配，于土中泻木。陈皮辛苦而温，理气燥湿，醒脾和胃，为佐药。配伍少量防风，具升散之性，与术、芍相伍，辛能散肝郁，香能舒脾气，且有燥湿以助止泻之功，陈皮、白芷行气理湿去脓。诸药配伍，可以补脾胜湿而止泻，柔肝理气而止痛，使脾健肝柔，痛泻自止。病人服药3剂后再来复诊。腹痛腹泻大减，基本无不适。原方加炒生谷芽，党参善后。

沉脉，古称"石"脉，浮中部皆无，只能在沉部出现，沉取始得之，故古人形容"如石投水，必沉于底。"沉脉与浮脉正相反，以脉位"深"为构成条件，除此之外，不含其他因素。

对于沉脉的指法上，现在的教科书都大多以《脉经》和《濒湖脉学》为准："沉脉，举之不足，按之有余。"这是以"举、按、寻"来确定脉位的。这种指力的"不足"和"有余"是一种主观的指感，实际中是很难把握的。何况临床的病症哪有单纯的沉脉，往往是相兼脉并存的。同时，我们并不能仅凭沉脉就可以诊断出疾病的病因病性，还必须靠沉脉的相兼脉来诊断。

因此后世很多医学著作以"轻手、重按"来确定脉位，以"轻手不见，重取乃得"表述沉脉。强调"重按乃得"，至少有二十几家脉诊著作是强调这个的。比如：

《伤寒直格》："沉脉轻手不见，重切之乃得，动在肌肉之下。"

《诊家枢要》："沉，不浮也、轻手不见，重手乃得。"

《古今医统大全》："沉脉，沉轻按无，重乃应指，深按有力，犹石沉水。"

《古今医鉴》："沉脉轻手不见，重手乃得曰沉。"

《寿世保元》："举指重按而得之曰沉。"

《医学真传》："沉者，沉伏于下，重指始得，如石下沉，故曰沉。"

《医门补要》："沉脉重按始得。"

《脉诀刊误集解》："轻取于皮肤间不可得，徐按至肌肉中部间应指，又按至筋骨下部乃有力，此沉脉也。"

《四海同春》："沉谓沉着，见于诸脉之下，重按方有，如物沉水下之义"；"不止沉于肌骨之下者，方为沉脉："凡沉入于各部界限之下者，皆以沉脉断各脏腑不足之病证而治之，若肺脉沉入于六菽之下，心脉沉入于九菽之下，脾脉沉入于十二菽之下，肝脉沉入于十五菽之下，肾脉沉入于骨之下，隐而不见者，具以各经不足断治，若再下入于各经两部三部之下名，则以各经太不足断治矣。"

《景岳全书》："轻手不见，重取乃得。"

《四明心法》："轻按之则无，重按之则有。"

这种用"持脉轻重法"辨别沉脉很简单，可参照浮脉的辨别方法。主要取材于《难经·五难》："脉有轻重何谓也?然：初持脉，如三菽之重，与皮毛相得者，肺部也。如六菽之重，与血脉相得者，心部也。如九菽之重，与肌肉相得者，脾部也。如十二菽之重，与筋平者，肝部也。按之至骨，举指来疾者，肾部也。故曰轻重也。"

凡寸口脉在"十至十五菽之间"，都是沉脉。其中，第"十五菽"相当于"按之至骨"的程度，这是沉脉的最大限度。若超过这种限度，则是伏脉。但这种"重按"需要多大的指力？是个模糊的概念。除了心肺浮取的六菽指力外，应该说都是属于重按的范畴。对于沉脉位置，《脉诀》有"按之至骨"，《脉诀刊误》有"在肌肉之下"之说。也有的说"沉脉行于筋间"或"近于筋骨。"甚至《濒湖脉学》认为"重手按之筋骨方得"，这与伏脉又相混了。实践表明，沉脉不一定非沉行筋骨间。它应该在肌肉及筋骨间，指力力度在九菽到十五菽之间，凡在此力度间摸到的不同层次上的最强脉动，皆可称为沉脉。按之至骨是沉脉的最"沉"的程度，过之就是伏脉了。至于脉力、脉体，应根据病情的不同，而有不同的体现。

因此，沉脉的指法要点在于："重按始得，轻取不应。"

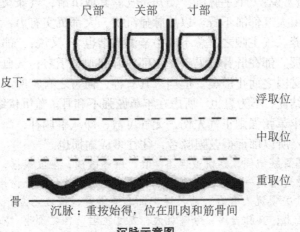

沉脉示意图

刘员外患伤寒六七日，昼夜不得眠，刚躺下即起，起来即倒，坐卧不安，没有一刻消停，身上不时发冷，出汗。孙兆诊之，尺寸脉皆沉，关中亦沉，重按之，鼓击于指上。孙认为此寒痰积聚于胸中也。遂用陈皮、半夏、干姜三物各一两为饮，生姜半两捣碎，以水两碗，煎七分去渣，分二次服。服药后经过很长时间可以睡下，经过一昼夜没有醒。醒来之后，吐痰一块，如鸡子大，其病遂愈。凡见寒痰积聚一般都会出冷汗，所以病症诊断也就明了。（《续名医类案》）

在脉诊实践中可以发现，体瘦之人脉位通常较为表浅，但不一定是浮脉，体胖之人脉位通常较为深沉，但不一定是沉脉。因此《平脉法》说："师曰：脉肥人责浮，瘦人责沉。肥人当沉，今反浮，瘦人当浮，今反沉，故责之。"肥胖之人血管受脂肪挤压的影响，其常态脉为沉，故病态脉当从浮象推寻。瘦弱之人则恰好相反，当从脉浮之象中分别脉沉。仲景以此提示脉象既有相对性，又有绝对性。

下手脉沉，便知是气

沉脉轻手不见，重取乃得。沉脉为阴，其病在里。凡细小、隐伏、反关之属，皆其类也，为阳郁之候。故《脉诀》云："沉脉为气，沉极则伏。"《医学入门》说："下手脉沉，便知是气，沉极则伏，涩弱难治，其或沉滑，气兼痰饮。"

吴某，女，32岁，月经不调，先后不定期。经前下腹胀闷不舒，乳房胀痛，情绪易激动，善怒。色较淡，质偏稀。面色正常，营养中等，舌淡苔白，边有齿痕。老师脉之，寸脉浮而细涩，左关脉沉细而弦，右脉沉细弱。寸脉浮涩，主心肺气虚，脉沉细而弦，肝体虚而用偏郁，肝气郁，故见乳房胀痛，性急好怒。右脉沉细弱者，舌淡苔白，边有齿痕，肺脾肾三脏阳气俱弱，故现经血色淡，经前腹胀。现有补肾养肝调脾，故予逍遥散合暖肝煎加减：当归10g，柴胡6g，酒白芍12g，吴茱萸5g，巴戟天

12g，淫羊藿 12g，茯苓 12g，桂枝 12g，党参 12g，小茴香 6g，肉桂 6g，乌药 6g，木香 12g，炙甘草 5g。加减 10 余剂而愈。

《张氏医通》说："下手脉沉，便知是气。其或沉滑，气兼痰饮。沉极则伏，涩弱难治，皆由大气郁滞不舒。以故脉显沉伏，大都沉实有力，则宜辛散。沉弱少力，则宜温养。气主煦之，总不离乎辛温散结也。"又说："郁脉多沉伏，或结或促，或沉或涩。郁在肝肾则见于左；郁在心脾则见于右；气血食积痰饮一有留滞于其间，脉必因之而止涩矣。但当求其有神，何害之有？所谓神者，胃气也。郁脉虽多沉伏结促，不为患也。所虑在牢革弦强不和耳。盖沉伏结促，有气可散，气通则和。若牢革弦强则正气先伤，无气可散，即从事调补，尚难克效，况复误行耗气之药乎？所以郁证得弦强脉者，往往多成虚损也。"

一人患胸膈胃脘饱闷，感饥饿但不能食，腰腿酸痛，坐立战摇，日夜卧榻，大便燥结，每日虽然进清粥一二盏，食下即呕吐酸水。众医皆作膈证论治，不效。易思兰诊之，脉左右寸关俱沉大有力，两尺浮中沉二候俱紧，按之无力，乃曰："此属于气膈病。两寸居上，其脉当浮，今却沉大，左寸沉者，神之郁也。右寸沉者，气之郁也。大者，火也，气有余即是火，火郁在上，故胸膈饱闷。凡汤水入咽，逆而不下，停于胃口，为火熏蒸，而成酸水矣。两尺俱紧者，此又寒邪从虚而入，主腰腿酸疼，坐立战摇而不能起矣。法当开导其上，滋补其下。"乃以越鞠丸，加苏梗、桔梗、木香、沙参、贝母作汤服，以畅卫舒中，火郁发之之义。另用八味丸，以补下焦，又塞因塞用之法也。服数日，上则嗳气，下转失气，可以纳谷而自立。(《续名医类案》)

沉 则 为 水

痰饮、湿浊、瘀血、食滞、水蓄、积聚、肺实、火郁等诸有形之邪，皆可阻滞脉络和营卫气机，气血不畅、脉道不利而脉沉，甚至脉伏、脉厥。寒邪和水气、痰饮最易致脉沉。如《金匮要略》说："少阴脉紧而沉，紧则为痛，沉则为水，小便即难，脉得诸沉者，当责有水，身体肿重。"寒性收敛，性沉下，内寒凝结者每见脉沉紧。脉得诸沉，沉为气郁，以水蓄于里，故脉沉。

临床上每见大便秘结，腹胀或腹痛者，苔薄白而脉沉弦或紧或缓者。沉者气郁滞于里，弦者为寒，缓者为湿，系寒湿郁结气滞。

朱某，男，48 岁。3 年前无明显诱因出现颜面浮肿，腰痛入院治疗，诊断有急性肾炎、高血压病，经住院治疗后诸症缓解。此后，浮肿时轻时重。月前因劳累受风引起浮肿又发，服药无好转。诊见：全身浮肿，下肢尤甚，头晕，心悸，胸闷气短、纳差、恶心欲吐，四肢不温，面白唇淡，腰膝酸软，大便溏泻，小便短少，舌质胖嫩，苔白而微腻。老师脉之，寸关沉滑无力，尺脉沉微而细。《金匮要略·痰饮咳嗽病脉证并治》第 16 条："心下有痰饮，胸胁支满，目眩，苓桂术甘汤主之。"脉沉主水，按之无力，寒也，虚也。水性为患，"盛者则悸，微者短气""脉得诸沉，当责有水。"脉沉肿满，周身浮肿，头眩心悸，小便不利，皆是阳虚水泛之症。症属脾肾阳虚，水饮内停所致。真武汤合苓桂术甘汤加减：茯苓 30g，桂枝 10g，白术 10g，杏仁 10g，熟附片 15g，红参 10g，黄芪 20g，法夏 10g，陈皮 6g，炮姜 10g，泽泻 10g，车前仁 10g，炙甘草 6g。一剂小便通利，三剂肿消大半。后以上方合附子汤、肾气丸加减治疗月余而痊。

一人妻，自腰以下肿，面目亦肿，喘急欲死，不能伏枕，大便溏滞，小便短少，服药均无效。李时珍诊之，其脉沉而大，沉主水，大主虚，乃病后冒风所致，是为风水。用《千金》神秘汤加麻黄，一服喘定十之五。再以胃苓汤吞深师薷术丸，二日小便长，肿消十分之七，调理数日痊安。(《本草纲目》)

表 证 见 沉

脉沉为在里，脉浮为在表。沉脉主里证似乎不应与表证挂钩。但脉浮沉与否跟体内阳气（卫气）是否受遏有关系。临床所见，表证初起，脉竟多不浮。如果是正虚外感之人，脉可不浮而见沉。如果素体健壮而暴受外寒，邪气闭郁，初起亦可见脉沉。如《四诊抉微》云："表寒重者，阳气不能外达，脉必先见沉紧。"又云："岂有寒闭腠理，营卫两郁，脉有不见沉者乎？"

刘某，男，56 岁。素有哮喘、高血压病史。一周前受寒感冒，头痛，恶寒重，低热，体倦欲睡，时鼻流清涕，咳嗽胸闷，吃过康泰克，中药小柴胡冲剂等药无效。诊时老师将双手六脉部位切了一遍，问病人："是不是夜间咳嗽较多？"病人答是。而且口不太渴，脖子缰缰的，好像抬不起头，很没劲。舌淡苔白腻。老师说，"患者素有哮喘，高血压的病史，寸脉本浮，脉位比较浅，但这次尺部脉极为沉弦紧细。这是《伤寒论》麻黄附子细辛汤证。'少阴病，始得之，反发热，脉沉者，麻黄附子细辛汤主之。'"这是一个阳虚外感风寒，表里俱寒的表现。少阴病，就是心肾阳虚。'阳气者，精则神藏'，阳气温养心神，肾为命门之火，所以肾阳虚则见畏寒恶寒。外受风寒，少阴心肾阳虚，则见恶寒，所以张仲景说：'少阴病，反发热'，恶寒发热同时并见，说明是表证，表证脉应当浮的，同时脉又沉，又反证了阳气虚了，不能鼓动血脉。老师说，"患者正气还算比较强，患者素体正气不足，并非正气大亏，虽然阳气不足，但是一般寒邪侵入少阴之表，机体尚能鼓动正气与之抗争，所以其脉沉取多不现虚弱之象。"嘱咐患者不要再吃康泰克。开了麻黄细辛附子汤、葛根汤、小青龙汤三方合剂。3 剂之后恶寒发热头痛诸症皆缓解，咳嗽减轻，继服 3 剂而痊。

廖某，女，65 岁。患哮喘十余年，每受寒热引发。病起于近日台风天气候异常闷热，着衣不慎而引发。恶寒怕风，无发热，咳嗽，痰多，咳则胸闷难受，痰少而咯不出，吐出为清稀泡沫痰，晚上较白天咳嗽多发。喘急胸闷，口不渴，喜热饮。形寒怕冷，舌质淡暗，舌苔薄白。老师脉之：双寸浮细，关尺沉弦细。辨证为外寒引动内寒，寒饮内停，肺失宣降。治以温化寒饮为法，处方用小青龙汤合三子养亲汤温化寒饮法。3 剂，咳减喘平。后以前方加减调治十余剂解除症状。本例符合"伤寒表不解，心下有水气"为小青龙汤证之病机。外寒引发，主要是寒冷空调之气外袭。素有寒饮内蕴"心下"胸胁。晚上咳甚属肺寒，胸闷为胸阳不展，口不渴，喜热饮为肺不布津。脉沉主里，细弦主饮停、饮郁。小青龙汤证脉象当浮或偏浮，而不应沉。但此例患者素本阳虚，且内有寒饮蕴伏遏阻阳气，阳气不得鼓动而抗邪于外。故虽有寒邪外束而不见脉浮。

汪某，男，8岁。3月前因紫癜性肾炎收治入院，经激素及中西医综合治疗，水肿、两下肢出血、关节肿痛等症状好转，但停激素容易反复，水肿用利水消肿药不能完全消肿。诊见：面浮肿、下肢凹陷性水肿，见淡色瘀斑，咽红，尿常规蛋白（++），小便不利，发热口渴，舌苔薄白。老师脉之，脉象沉滑有力，寸脉重按得始。症为风水，初起表邪未解，水湿内蕴化热，三焦气道闭塞，决渎无权，湿热蕴于膀胱所致。《金匮要略》说："寸口脉沉滑者，中有水气，面目肿大有热，名曰风水；视人之目窠上微拥如蚕新卧起状，其颈脉动，时时，按其手足上，陷而不起者，风水。"《内经》说："脉沉曰水""脉滑曰风""面肿曰风""目肿如新卧起之状曰水，颈脉动，喘曰水。"又肾风者，"面胕庞然，少气时热，其有胕肿者，亦曰本于肾，名风水。"风水脉本浮，然水肿，以手按其肿处成凹，皆不能随手而起。水病之剧者，脉之部位皆肿，必重按之成凹其脉方见，原难辨其浮沉。脉沉而滑而有力，里有蕴热，发其汗，清其热，表里分消。麻杏石甘汤合五皮饮加减：麻黄6g，石膏30g，杏仁10g，生姜皮10g，大腹皮，车前草各10g，生地黄15g，茯苓皮10g，桑白皮10g，大青叶15g，赤小豆20g，白茅根10g，大小蓟各10g，5剂，汗出尿多，水肿消退大半，上方加减半月余症平，后以六君子汤善后。

总之，表证亦可见脉沉，但只有阳气虚弱或者受郁遏的情况下才会出现。如外感属寒湿之邪袭于肌表者，以阴邪其性凝泣收引，腠理闭郁，经脉不畅，营卫不能外达，故脉不仅不浮，反而见沉。或如新感温病初起邪袭肺卫，脉本当浮。亦有因肺气债郁，气机不畅，卫阳受遏而恶寒，气血不得外达而脉沉。

沉脉需辨相兼脉

单纯的沉脉在临床上并不多见，沉脉与浮脉一样，单纯的脉沉与浮是不能进行临床辨证的，只能是辨别病位的深浅而已。

凡沉而有力为里实，多因水、寒、积滞所致。寒主收缩，水性沉潜，积滞则气血缓而阳气郁伏之故。凡沉而无力为里虚，多因阳气衰微，无力统运营气于外，故脉来沉而无力。如张景岳所说："沉虽属里，然必察其有力无力，以辨虚实；沉而实者为滞，为气……沉而虚者因阳气不达，因气不舒。"《四言脉诀》说："有力痰食，无力气郁。"

沉而有力为实，主病在里；沉而无力为虚，阳气虚弱。

沉迟有力为里寒实证，沉迟无力为里虚寒证。

沉数有力为里实热证，沉数无力为里虚热

沉细而数为阴虚，沉微为阳虚寒盛，沉细而软为阴阳两虚。

沉而兼滑多为痰饮。若妇人经闭而无他证者，多为孕子之象。

沉而细涩多为血瘀，沉而兼缓为脾湿。

沉而兼弦为肝郁气滞，或为痰饮；沉而兼紧主寒主痛，沉而细弦为阴虚阳亢或为虚寒，沉兼濡或兼软，是气分不足且有湿郁。沉紧而两关独滑者，必有寒冷积滞阻于中焦。若舌苔黄厚糙老，身热面赤，腹满便结者，急当攻泄里实热结。

姚又曾病感症，外凉内热，肢冷口渴，痞闷昏沉，语言谵妄，不食不便。诸医作肝经郁火治疗，用逍遥散加生地黄、薄荷，2剂后反更加烦躁不安。杨乘六诊之，脉沉伏，按之至骨，则细数有加，面黑滞，舌黄燥。脉沉数，此郁火也。病系火遏阳明，胃阴不能充拓，所以脉与症皆内显阳征，外反呈阴象也。有人问："症既火遏，法宜疏散，为什么服前药病反转剧？"杨答道："逍遥散中的柴胡、薄荷，是风药也，单走肝胆，若阳明病用之，则火得风而益炽。故用左归饮去茯苓，以滋胃阴，加生地黄、当归，以清胃火，症自然平缓。"后果如其言所说，数剂而痊愈。后数年，病复发作如前。医见身凉脉细，用左归饮加附子，则神乱气昏，狂扰不宁。杨即与前方去附子，加天花粉，一剂而安。再去天花粉，服数剂而愈。(《续名医类案》)

马氏妇，年20余岁，产后9日，患腹痛，筋挛抽掣不可忍，恶露不绝。来天培诊之，脉沉细而紧，视其面色，青黄不泽，此肝经血少而兼寒也。与归芍六君子汤加炮姜，服药一剂后，腹痛虽未止，而筋挛稍缓。患者另延专科，以陈皮、半夏、钩藤、木香、威灵仙等，腹痛益甚，且血崩不止，更加发热神昏。再求来治，以人参、白术、当归、生地黄、山药、茯苓、草、艾叶、阿胶、生姜、附子、黄芪、地黄，量均至两外，服药一剂，腹痛抽掣止，再剂而崩亦痊愈，用归脾丸调理而愈。(《续名医类案》)

 ## 沉脉当分虚实

脉沉则有虚实两因：一是脏腑虚衰，气血无力外达，营卫不盛致脉沉于内；二是邪气阻遏脉络，营卫受遏窒塞不畅而不能浮升致脉沉。沉脉主里，脉以沉为本，以沉为根。故沉脉以沉取有力无力辨虚实：沉而有力主里实，为邪结于里而正不虚；沉而无力主里虚证，多为脏腑内损，气血虚弱之候。故《景岳全书》说："沉虽属里，然必察其有力无力，以辨虚实。"沉而实者，为滞为气，故曰："手下脉沉，便知是气停积滞者，宜消宜攻，沉虚者，因阳不达，因气不舒，阳虚气陷者，宜温宜补，其有寒邪外感，阳为阴蔽，脉见沉紧而数及有头痛、身热等证者，且属表邪，不得以沉为里也。"而王孟英更强调"切脉以沉脉为要……切脉病者正坐，尽前两手肘置案上，重按久按，方切得出沉脉脉情。"

临床上碰到浮、中、沉三候脉不同时，以沉候有力无力辨证之寒热虚实更为重要。

李某，女，45岁。患慢性肾小球肾炎、高血压病、糖尿病多年。水肿时重时轻，服利尿药、激素等药效果不显，且易反复。诊见：头面浮肿，下肢水肿，按之凹陷不起，少尿，头晕，面色无华，纳差、恶心，神情倦怠，蛋白尿(++)，尿少、便溏稀，四肢不温，舌淡少苔，舌体微胖大。老师脉之，六脉沉细，重按无力，尺脉沉微。本病日久不愈，脾主水湿运化，肾主水，脾肾虚寒，体内水液潴留，故形成水肿。李士材说："辨证之法，首重于脉，辨脉之法，以沉候为主脉。"关尺脉沉细无力，脾肾之气虚弱。真武汤加减：熟地黄15g，山茱萸12g，怀山药15g，茯苓30g，牡丹皮6g，泽泻9g，肉桂6g，熟附片12g，黄芪30g，防己12g，水煎服。3剂后，肿势大消，下肢仍肿，以上方加减治疗半月余，诸症乃平。

丁卯二月，里中一仆妇，患伤寒，已服发表药，汗出热退。次日复发热，热亦不甚，遂服清热药数剂，无效。渐至烦躁，胸膈胀闷，浑身壮热，而手尖独冷。更一医，说是阴证，欲用附子理中汤，不敢骤用而请教于吴天士。吴天士诊其脉极沉，然沉而数，数而有力。视其舌有黄苔，有芒刺。问其大便，有八九日未解。吴天士说："此热证，非阴证也，脉沉者，热结在里。以通身发热，手尖独冷，辨为阴证可以理解，但阳证也有手冷，且冷过腕者，怎么辨别呢？所以又当辨之于舌色，辨之于脉。阴证身热手冷，脉必浮大而空，以通身之热是假热，内有真寒，故外发假热。热是假热，则脉亦现假象而反浮大，但按之甚空，此假不掩真，而知其为阴证也。若阳脉反沉者，以表邪去而里邪急也，热邪在里，故脉反沉。人皆说阴证脉当沉，阳证又怎么会脉沉呢？殊不知阴证不发热之脉则沉，沉而无力，阳证热在里之脉亦沉，沉而且数且有力也。阴证虽热，而舌色必白或灰黑，或有滑润黑苔；阳证虽手尖冷，而舌苔必黄，或焦紫有芒刺。盖手尖冷者，阳极似阴。其脉沉者，热极反伏也。此证脉沉数有力，而舌有黄苔，故断为热结在里。当予三承气汤酌而用之。若徒用清润之味，不能救车薪之火。倘误以为阴而误用参附则立危矣。"吴天士于是用大黄五钱，黄连五分，厚朴、枳壳各一钱，陈皮八分，木香五分。前医还在力阻病家勿服，吴则力劝其服。服后连下三次，热遂退，手温，胸宽，胃知饥能进食，安眠，不复服药矣。(《吴天士医话医案集》)

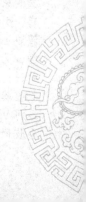

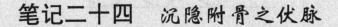

笔记二十四　沉隐附骨之伏脉

伏脉推筋着骨始得

浮、中、沉三部均无脉可寻，必重按推筋至骨始得之者为伏脉。伏者，潜藏伏匿之意。伏脉乃言其脉位沉潜，故需下指重按，推筋着骨，方能摸到脉管在深处隐约地跳动。伏脉除脉位的特点外，对脉体、脉率、脉力等无特异限定。

伏脉最早记载于《难经》："伏者，脉行筋下也。"《脉经·脉形状指下秘诀》则规范了伏脉的脉形特点："极重指按之，着骨乃得。"

沈某，男，56岁。慢性糜烂性胃炎史十年，嗜酒不嗜烟。3日前因与人喝酒生气致胃脘及两胁疼痛，在社区医院治疗疼痛有所缓解。诊见胃脘痛牵及两胁，时痛时胀，头晕，纳差，恶心呕吐，口干欲饮，饮水即吐，吐后痛缓，面色苍白，四肢发凉。心律齐，心率72次/分。胃脘部痞满，按之舒。肠鸣、便稀，尿白。舌淡胖嫩。学生脉之：脉沉伏，寸尺俱微。老师脉之，曰："脉位极沉，手指按压直至最深的底部筋骨处才得，伏脉也。细寻脉迹，细如丝线搏指。寸短尺微。伏脉亦属阴脉，乃阴遏阳状之象，经曰：'病者脉伏，其人欲自利，利反快，虽利心下续坚满……先渴后呕，为水停心下，此属饮家，小半夏加茯苓汤主之'。此饮停心下之水逆症。方用小半夏加茯苓汤合甘遂半夏汤加减。茯苓30g，半夏10g，桂枝15g，白术20g，泽泻20g，党参30g，陈皮6g，砂仁6g（后下），柴胡10g，生姜10g，吴茱萸10g，甘草10g，甘遂3g，水煎服，另纳蜜50ml，分2次早晚服。6剂，胃脘疼痛大减，脉沉细缓，上方去甘遂加干姜10g，续服7剂，诸症皆缓。

伏脉出现的部位比沉脉更深，必须"推筋着骨"才能诊得。伏脉仅仅是脉位深浅的表示，具体脉体大小和虚实常通过其兼脉体现。如《难经·十八难》说："伏者，脉行筋下也。"

《诊家正眼》说："伏为隐伏，更下于沉，推筋着骨，始得其形。按伏之为义，隐然而不见之细也，浮中二候，绝无影响，虽至沉候，亦不可见，必推筋着骨，方始得见耳。"《脉诀》说："沉脉法地，近于筋骨，深深在下，沉极为伏。"《诊家正眼》说："推筋至骨，始得其形。"《濒湖脉学》说："伏脉推筋着骨寻，指间裁动隐然深。伤寒欲汗阳将解，厥逆脐疼症属阴。"

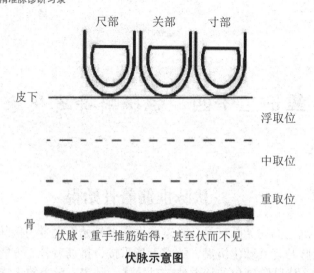

伏脉：重手推筋始得，甚至伏而不见

伏脉示意图

故伏脉的指感特征是"沉极为伏，重手推筋按骨始得，甚则伏而不见。"

伏脉主病，一主虚极，一主实极。如《景岳全书》说："伏脉，此阴阳潜伏阻隔闭塞之候。或火闭而伏，或寒闭而伏，或气闭而伏。"《诊家枢要》说："伏，不见也，为阴阳潜伏，阻隔闭塞之候，为荣卫气闭而厥逆。"《诊宗三昧》说："凡气郁血结久病，乃病痰、留饮、水气宿食、霍乱吐利等脉，每多沉伏，皆经脉阻滞，营卫不通之故。"《脉经》说："心衰则伏。"《脉诊》说："若久病正虚，心阳不足，阳气欲绝者，症见吐利、霍乱、寒厥、四逆，多见六脉沉伏无力，急投姜附宜阳温里，再灸关元为宜。"

许省南，忽得暴疾，如中风状，口不能言，目不识人，四肢不举，服苏合、牛黄丸不效。与小续命汤，反增喘急壮热，手足厥逆。有医家以六脉沉微，拟用附子理中汤。陆养愚诊之，两寸似有似无，两关尺难以求索。此由气壅所致，并不是气脱症。按其胸，即眉为之皱；按其腹，即体为之举。询其由，因日间烦冗，无暇吃饭，到晚上陪客完毕，病即发作。陆说："饥极过饱，此食中也。昏愦不语，脉伏，皆饮食填塞清道所致。四肢不举，经谓土太过之病也。初时一吐即已，今已过三日，上中下俱受病，当吐下消导并行，以分杀其势。"乃先以生姜淡盐汤探之，涌痰涎汤水数碗，少顷，神思少清。诊之，寸关逼逼而来，又以棱、莪、槟、枳、橘、曲、木香、白豆蔻、莱菔子煎送润字丸五钱，下三四行，病势大减。再诊，关尺俱见，且沉实有力，但胸腹按之犹痛，再以前方煎送润字丸二钱。四日后，方予稀粥，改用二陈汤，少佐归、芍以养荣血，参、术以扶胃气，木香、蔻仁以消未尽之痞，旬日而安。(《续名医类案》)

🦐 闭 极 即 伏

伏脉是体内气血闭阻于内而不能外达所形成，主实证、闭证。热邪、寒邪、气闭是形成伏脉的常见原因。

气郁、寒甚、剧痛可形成伏脉。如《诊宗三昧》说："凡气郁血结久痛，及疝瘕留饮，水气宿食，霍乱吐利等证，每多沉伏，皆经脉阻滞，营卫不通之故。"

实热内结、阳明腑实可形成伏脉，如《瘟疫论》说："以为阳证得阴脉为不治，委而弃之，以此误人甚众。若更用人参生脉散剂，祸不旋踵，宜承气缓缓下之，六脉自复。"

寒痰水饮宿食遏阻脉管可形成伏脉，如《金匮要略》说："夫水病人，目下有卧蚕，面目鲜泽，脉伏，其人消渴，病水。""病者脉伏，其人欲自利，利反快，虽利，心下续坚满，此为留饮欲去故也，甘遂半夏汤主之。"《濒湖脉学》说："伏为霍乱吐频频，腹痛多缘宿食停，蓄饮老痰成积聚，散寒温里莫因循。"又说："食郁胸中双寸伏，欲吐不吐常兀兀，当关腹痛困沉沉，关后疝痛疼还破腹。"

曹姓儿，年10余岁，黄锦芳诊之，脉伏不见，牙关紧急，口不能言，手足俱厥，口红而燥，大便数日不解，手足牵引不伸，并有痛楚不可触碰之象。知其素有内热，被暴风寒邪束其筋骨。如果不急为之表里双解，则不能救其卒暴之厄。黄即用吹药以开其关举，方用麻黄、防风各一钱，细辛三分，牙皂一钱，桂枝二钱，以解其外；杏仁十粒，乌药一钱，枳实八分，川厚朴二钱，黄连五分，大黄三钱，以通其内。服二剂，手足颇活，大便未行，口有臭气，舌有燥苔，脉微见，身有潮热。原方加干葛、黄芩，服之厥退，手足皆热，大便顿解而愈。(《续名医类案》)

沈振宇的外家，患痰火郁症，医皆说不能医治了。陆祖愚诊之，形容枯槁，咳咯涎沫，六脉沉滞，隐隐似有似无，重按至骨，或有力，或无根，或迟或数，已饮食不进，似胃气将绝者。但自能坐起，声音响亮，知为痰涎壅隔，血气凝塞，故脉亦不流通耳。用二陈加蔻仁、紫苏子、黄连、白芥子、贝母、石菖蒲等药服一剂，未效。再诊，病人说喜闻爆竹、硝黄之气（怪证多痰），遂于前方加姜汁、竹沥，每剂入牛黄半分调服，症脉渐起，再与加减。六日后进苏合丸一丸，能饮粥。再与六君子加减，调理月余而安。(《续名医类案》)

🌸 心 衰 则 伏

《脉经》说："心衰则伏。"心气衰弱，无力推动血脉的扩张，或心脏排血量不足而形成伏脉。阴阳格拒亦可致伏，《脉简补义》所说："久伏致脱"，是说伏脉很可能是处于虚脱前的阶段。因此，在虚脱时，可能是发生此种脉象的主要原因。如张景岳说："伏脉，如有如无，附骨乃见。此阴阳潜伏，阳隔闭塞之候。或火闭而伏，或寒闭而发，或气闭而发，为痛极，为霍乱，为瘕痕，为闭结，为气逆，为食滞，为忿怒，为厥逆水气。凡伏之见，虽与沉微细脱者相类，而实有不同也，盖脉之伏者，以其本有如无，而一时隐蔽不见耳；此有胸腹剧痛而伏者，有气逆于经，脉道不通而伏者，有偶因气脱不相接续而伏者，然此必暴病暴逆者乃有之，调其气而脉自复矣。若此数种之外，其有积困延绵，脉体细微而渐至隐伏者，此是残烬将绝之兆，安得尚有所伏?常见庸人诊此，无论久暂虚实，动称伏脉，而破气导痰等剂，犹然任意，此恐其就道稽迟而复行催籍耳，闻见略具，谅不至此。"

　　胡某，女，38岁。经闭4年，经治疗其效不显，发至形寒、肢冷、颤抖、全身水肿，行动须人搀扶。范中林诊见：全身皆水肿，下肢尤甚，按之凹陷，遍体肌肉轻微颤抖。头昏、畏寒、不欲食、神疲倦卧、四肢清冷、声低气短。面色青暗无泽，舌淡，体胖，有齿痕，苔薄白，脉伏。此为少阴证经闭，阳虚水肿，法宜通阳渗湿，暖肾温中，以茯苓四逆汤加味主之：茯苓30g，潞党参15g，炙甘草30g，干姜60g，制附片120克（久煎），桂枝12g，炒白术12g。二诊：服完第一剂，小便清长，肿胀略有减轻，每餐可进食米饭一两。继服二剂后，肿胀明显好转，颤抖停止。嘱其原方再进三剂，并以炮姜易干姜，加血余炭30g，返家后续服。月余病愈。本病久病精气衰惫，加之前服中药大多破瘀攻下之品，挫伤脾肾之阳，以致肾水泛滥，脾不制水，全身肿胀。经云："诸寒收引，皆属于肾""诸湿肿满，皆属于脾。"故此证属脾肾阳虚，阴寒内积，而以少阴虚衰为主。畏寒、肢冷、神疲倦卧、声低气短、面色青暗、舌淡脉伏，皆一派少阴寒化之明症。（《范中林医案》）

　　陈克元，年28岁，元气虚寒，面青白，肢体频冷，呕痰饱胀，小便清利，患大便下血，数月不出。萧万舆诊之，脉沉伏如无，重按着骨，方见蠕动。萧说："脉证相符，此脏气虚寒血脱也。"以十全大补汤去川芎、白芍，加熟附子、炮姜，少佐升麻，服四剂，便血顿止。若以此属热，妄投寒剂，必无生矣。（《续名医类案》）

伏脉当辨虚实

　　伏脉有虚实之分，其辨以有力无力而论。有力为实，为火闭、寒闭或为气闭。火闭而伏脉兼数；寒闭而伏脉兼迟；痰闭而伏脉兼滑；气闭而伏脉兼涩。无力属虚为阳气衰败，癥积后期气血损耗，元气衰弱，脉多沉伏细微。吐泻后，津伤气郁等均可见伏。属虚者，其必伏而无力。

　　因邪气阻遏，正邪交争而作战汗者亦可见脉伏。战汗欲作，先凛凛寒战，唇甲青紫，肢冷脉伏，继而身热汗出。故《伤寒论》说："必太阳病未解，脉阴阳俱停，必先振凛汗出而解，此即邪郁，正邪交争，战汗而解。"

　　因于虚者，多系阳气虚衰而生内寒，无力推荡营卫气血外达，血脉壅闭致脉伏。此伏，当细而无力，伴肢厥、倦卧、腰脐冷痛等，此属虚寒证。如霍乱吐泻暴急，阴液大伤，每致阴竭阳脱而脉伏。

　　一人伤寒，身寒、四肢逆冷，时或战栗，神气昏昏，大便秘，小便赤。吴孚先诊之，六脉沉伏。有的医生凭外象认为是阴证，主张投热剂；有的医生认为脉沉伏，也作阴治。吴说：脉沉伏，但重按之则滑数有力，愈按愈甚，其舌干燥，探其足则暖。此阳证似阴之症，如果投热药的话，必火上添油。于是用苦寒峻剂，寒因热用，煎成乘热顿饮而痊愈。（《续名医类案》）

　　一老妇人，年过花甲，患神经性皮炎多年，用西药久治未效。近来日趋加重，肤痒难忍，出现紫红丘疹，水湿渗溢，尤以面及颈部为重，烦躁不安，辗转反侧。尹燕鸿诊其脉不见，舌红苔黄腻。脉证相悖，病系久治不愈，脾湿胃热郁久化火生风，邪毒内生，充斥三焦，气血蟠灼，风热湿毒不得外达而成里实热证。热者火之现，痒者，风之象，水者湿之微，肿者毒之兆。如果认为其年迈，久病必虚，其脉不见，给予益气补血，或扶正兼祛邪则大错。书云："痈疽伏脉理当明，毒闭于经六脉停，审证无凶宜穿发，气通脉道自然行。"此症乃邪实之象，热毒闭塞经脉所致，故其脉伏而不见。经云："寒者热之，热者寒之"；"实者散而泻之。"张志聪云："阳实者宜散之，阴实者宜泻之。"是故，宜清其热，散其风，泻其毒，利其湿。以釜底抽薪之法，破瘀凉血散热之方，外以三妙散扑之。荆芥、防风、蝉蜕清阳散风；丹皮、赤芍、桃仁、地骨皮凉血破瘀泻血中之伏火；黄芩、山栀子、黄柏泻火养阴退阳，泻湿热之毒气；青皮行其气破其郁，金银花、连翘清热解毒消肿，花粉、寸冬之类甘寒生津，大黄、芒硝抑阳而扶阴，泻其元盛之火。药中肯綮，如鼓应桴，其脉自现、诸症渐退，月余而痊愈。（医疡心得.中医药学报，1987，6：25）

迟脉一息三至

迟脉只是脉率的变化，与数脉正相反。《脉经》明确了迟脉的脉象特点："迟脉，呼吸三至，去来极迟。"对迟脉的定义和认识相对比较统一。至数的变化有相对比较客观的计算方法，因此掌握起来并不困难。如《濒湖脉学》说："迟来一息至为三""脉来三至号为迟。"《医学入门》说："迟脉一息则三至。"《脉语》说："医者之一呼一吸，病者脉来三至曰迟。二至、一至则又迟也。若二呼二吸一至者，迟之极矣。"《四诊抉微》说："迟脉一息三至，去来极至""三至为迟，二至为败，一息一止，阳气将绝，不可救也。"

黄某，女，56岁，患高血压、冠心病、窦性心动过缓等病史。一直服用卡托普利等药。一月前不明诱因引起心慌气短而入院治疗，心电图检查：窦性心动过缓，心率45～58次/分钟。曾服阿托品药物治疗，作用不明显。诊见：心悸心慌、头晕、胸闷、气短乏力，纳食减少，四肢不温，唇略紫，舌淡胖、苔薄白。学生脉之，六脉沉迟而缓，按之无力。老师脉之曰：双寸沉细而涩，脉来迟缓，来去极难，兼涩也。心阳不振，心脉瘀阻。麻黄附子细辛汤合瓜蒌薤白半夏汤治疗。丹参 30g，当归 10g，川芎 10g，红花 6g，桂枝 15g，党参 10g，炙黄芪 15g，薤白 10g，瓜蒌 30g，石菖蒲 15g，半夏 10g，制附子 15g（先煎 30 分钟），炙麻黄 10g，细辛 10g，炙甘草 6g。服 5 剂后病情好转，心率 50 次/分钟。继以上方合生脉散加减治疗月余，诸症平缓。

正常的脉是一息五六至，迟脉是一息三至，缓慢是一息四至。而一息不足三至的脉，中医也有相应的说法，比如《难经·十四难》中有说："一呼一至曰离经，再呼一至曰夺精，三呼一至曰死，四呼一至曰命绝。"这里，一呼一至相当于一息二至称为离经；再呼一至称为夺精脉；三呼一至称为死脉；四呼一至称为命绝脉。这些脉基本上是生命最后阶段的脉象。这几种脉象在临床上很难出现，也没太多实际的意义。一息三至的脉率相当于 40 次/分钟左右，低于这个脉率的时候，大多会出现阿斯综合征，如果心跳小于 40 次/分钟持续几分钟的话，生命基本上就终止了。因此，人的脉率再细分三至以下基本上没必要，心率小于 40 次/分钟出现机会很少。"一息三至仅仅是迟脉的基础，凡不足三至者，皆为迟脉。

迟脉除了"一息不足三至"这个特征外，还需要注意"去来极慢"的特征，《脉说》说："迟，医者一呼一吸，病者脉来三至，去来极慢者是也。"《景岳全书》

说："迟脉，不及四至者皆是也。迟为阴脉，凡代缓结涩之属皆其相类。"这个"极"字显示迟脉指下脉势有一种"往来难"的感觉，也就是往来蹇涩，流利不畅，因此，临证指下出现迟脉，需注意是否兼有涩脉及血脉瘀阻，适当的时候应该配伍活血化瘀的方药。

故迟脉指下的感觉是："一息不足三至(每分钟脉搏在 50 次以下)，去来极慢。"

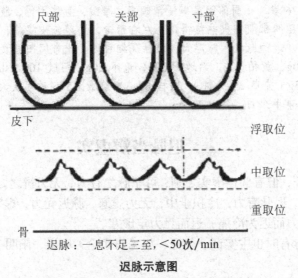

迟脉示意图

迟脉病性属阴，主脏主寒，主里。《诊宗三昧》说："迟为阳气失职，胸中大气不能敷布之候，故昔人皆以隶之虚寒。浮迟为表寒，沉迟为里寒，迟涩为血病，迟滑为气病。"《脉诀启悟》说："阳气虚衰，不能健运营气于脉，故脉来迟慢。"《难经·九难》说："迟者藏也"；"迟则为寒。"《诊家枢要》说："迟，为阴胜阳亏之候，为寒、为不足……气寒则缩，血寒则凝也。"

迟脉多见于冠心病、高血压性心脏病（高心病）、病态窦房结综合征（病窦综合征）等心血管疾病中。

迟 则 为 寒

迟脉属阴，主藏、主寒，主阴盛阳衰，为寒证的主脉。迟而有力，多为冷痛，迟而无力为虚寒。如《景岳全书》说："迟脉……为寒为虚。"

《诊宗三昧》说："迟为阳气失职，胸中大气不能敷布之候。"崔氏《脉诀》认为："迟脉主藏，阳气伏潜，有力为痛，无力虚寒。"

《难经·九难》载："迟者藏也""迟则为寒。"

《濒湖脉学》说："迟司脏病或多疾，沉病癥瘕仔细看，有力而迟为冷痛，迟而无力定虚寒。"

《诊家正眼》说："迟脉主脏，其病为寒，寸迟上寒，心痛停凝，关迟中寒，癥结挛筋；尺迟火衰，溲便不禁，或病腰足，病痛牵引。"

《脉诀启悟》说："阳气虚衰，不能健运营气于脉，故脉来迟慢。"

需要指出的是迟脉主寒，虽然有内寒有外寒，但临床外寒大多出现"麻黄汤"证，脉象为浮、为紧；而心脾肾的阳虚所生之内寒临床多见迟脉。如《四言举要》说："迟脉主脏，阳气伏潜，有力为痛，无力虚寒。"

陆某，男，36岁。一周前因房事泄精颇多，腰酸，身体困倦，肢体疲乏，工作无精打采，出现大腿胯部肌肉火热热得疼，左右窜走，阴茎包皮瘙痒，易勃起，伴见头晕，耳鸣，夜寐。老师脉之，脉浮大，尺脉沉细且迟。此命门阳气衰微，命门虚火妄动。因用知母10g，黄柏10g，熟地黄30g，龟甲20g，阿胶10g，山茱萸10g，龙牡各30g，附子15g（先煎30分钟）、肉桂6g，水煎服。5剂后症状大减，守方继服5剂，并嘱其忌房事半个月。

迟脉当辨虚实

迟脉主寒证，但有邪正虚实之别，可于脉之有力、无力辨之。如《脉诀启悟》说："有力积冷，迟脉有力，冷积于中，无力虚寒，脉迟无力，虚寒伤脏。"《濒湖脉学》说："有力而迟为冷痛，迟而无力定虚寒。"

此外，迟脉有时也主实证、热证，如《伤寒论》中说，阳明病里实就出现脉迟，这是其变。

一颅部外伤患者，因其从汽车上摔下，右侧头部受伤，出血不止，昏不知人。经在某医院抢救而血止神清。继之头部偏右抽痛，日夜不止，并隔2～3天定期发作昏厥，口吐涎沫，约两小时后才苏醒。经常诉头目眩晕，右耳听觉不灵，不能工作。瞿岳云诊其脉沉迟而实，舌红边紫，苔黄，形体消瘦，便结尿赤。后用桃仁、赤芍、川芎、大黄、桂枝等活血祛瘀药而治愈（中医理论辨.长沙：湖南科技出版社，1990）。

脉迟实有力，迟脉一息不足三四至，兼具涩脉往来难之义，具有瘀血内阻，经脉不通，血行不畅之象，故《诊宗三昧》说："迟涩为血病。"《金匮要略》在论及胸满一症时说："病人胸满，……脉微大来迟，腹不满，其人言我满，为有瘀血。"

沈望亭，年近古稀，常患胁痛，用行气药及当归龙荟丸即愈。后患便秘，服润肠丸，便虽通而饮食减，胸膈不舒，有时温温作痛，若数日不服，又秘结矣。有医生认为系高年血不足所致，投以四物汤数剂，导致小便也不通了，三日腹胀更急，蜜导熨脐，百计无用。陆养愚诊之，脉沉迟而弱。询其平日，大便有欲解之状，所下之物湿润而不燥。陆说："此非血秘，乃气虚不能传送所致也。"用补中益气汤，少以木香、白豆蔻佐之，服药二剂则两便俱通。此后常服一剂，不惟无秘结之患，且饮食倍增，胁痛亦不作矣。（《续名医类案》）

寸关尺三部迟数不等

寸关尺本一脉贯之，一气而动，三部脉率应是相等的，似不可能出现各部至数不一的情况。但《金匮要略·胸痹》有说："胸痹之病，喘息咳唾，胸背痛，短气，寸口脉沉而迟，关上小紧数，瓜蒌薤白白酒汤主之"。"寸口脉沉而迟"为寸口脉整体出现沉迟的脉象，沉迟主寒主虚，为瓜蒌薤白白酒汤方证病机。"关上小紧数"，小者，稍有也，数是与迟相对而言，整体脉迟的情况下，关部的脉稍快，这"稍快"的脉率是建立在整体脉象较慢的基础上的，其速率必然达不到真正数脉"一息六至"的标准，至多是"关脉稍紧不迟"。关脉小紧数是中焦饮停，阴寒内盛之证。"在心脏疾病中常出现一些间歇脉，脉率快慢不一，常发生于心脏冲动发生异常或传导障碍等。脉搏或出现有规律的间歇现象，如各种期前收缩、二联律或三联律，以及Ⅱ度房室传导阻滞或者无规律的间歇脉、脉搏快慢不一，间歇无一定规律，见于心房纤颤等。或如冠心病阵发性室上性心动过速一类的病症。《金匮要略》胸痹病的首条明确指出："责其极也"。因虚极而致脉之阴阳同体，其"阳虚知在上焦"一语中的。胸痹之脉数，大部分属于心气衰而脉数疾，主虚证，寒证，并非一般的数脉主热证的病理。如此之理解，脉沉迟为虚寒，而关上小紧数亦主虚主寒，两者在寸关尺三部同见，原因和机制上都是一致的。

因此寸关尺三部见迟数不等，大多见于虚寒之病，心气虚极所致。

王某，男，58岁。素有肺源性心脏病史多年。3天前复感风寒引发咳喘复作，咳嗽气喘，心悸气急，不能平卧，端坐呼吸，喉有痰鸣，下肢轻度浮肿，手足不温，纳差恶心欲吐小便短少，大便时干时溏，舌淡暗胖苔薄，肺底有少许湿音。老师脉之，寸浮细，关尺沉迟而紧带数。病为心水，胸痹"阳微阴弦""责其极虚矣。"胸阳不振，水气凌心。方用肾气丸合苓桂甘汤加减：制附片20g，黄芪30g，党参20g，干姜10g，茯苓30g，丹参30g，白术30g，五味子10g，白芍15g，麻黄10g，桂枝10g，细辛3g，葶苈子15g，炙甘草6g。水煎服。配合强心利水剂。共治疗两周，咳喘平，可半卧入睡，浮肿消退，生活基本自理。

一乡人邱生，病伤寒，许叔微诊之，发热，头痛，烦渴，脉虽浮数而无力，尺以下迟而弱。许说："虽见麻黄证，而尺脉迟弱"，仲景云："尺中迟者，荣气不足，血气微少，未可发汗。"用建中汤，加当归，黄芪令饮。第二日脉尚可。其病家心急，日夜要求许用发汗药。许未受病家影响，但只用建中调荣而已，至五日，尺部方应，遂投麻黄汤，二服，发狂，须臾稍定，略睡，已得汗矣。仲景虽云：不避晨夜，即宜便治，医者须察其表里虚实，待其时日，若不寻次第，暂时得按，亏损五脏，则必促其寿限。（《续名医类案》）

笔记二十六　应指甚速之数脉

 ## 数脉一息六至

数脉与迟脉相对，主要是提示脉率的变化的脉象。数脉的脉象辨识相对容易一些。正常人一息四五至，大约是 72～90 次/分。《脉经》说"数脉去来促急，一息六七至。"按现代医学的标准，成年人 90 次/分以上则为数脉。

叶某，男，50 岁。素有哮喘、高血压病史。半月前因"发热、咳喘"入院治疗，5 天前因寒潮来袭，天气骤变而不适引发咳喘复作，咳嗽、咳痰，为黄色黏痰，恶寒、发热 T38.5℃，胸透：右下肺肺炎。先后予抗生素等治疗，喘促平，发热除。咳痰不除。诊时见咳嗽、咳黄色黏痰，量不多，咳声沉闷，体温正常 37.8℃，脉搏 96 次/分，血压 140/95mmHg，口干，饮水不多，纳少，大便不畅。舌红，苔白腻。学生脉之，脉浮滑而数。老师脉之，右寸脉沉数有力。病属肺有伏热，痰黏滞气。泻白散加减：黄芩 20g，地骨皮 15g，桑白皮 20g，桔梗 10g，川贝母 10g，橘红 15g，生石膏 30g（碎，包，先煎），杏仁 10g，茯苓 15g，瓜蒌皮 15g，苏子 9g，甘草 6g。服药三剂，咳痰大减。上方加减治疗半月余，诸症平。

中医认为：一息六至之数脉，一息七至之疾脉，一息八至之极脉，一息九至之脱脉，一息十至以上之浮合脉。现代医学用钟表时间计算脉象跳动次数，认为脉搏 60～90 次/分皆属正常。中医使用呼吸的至数来表示脉搏的搏动次数，两者计算出来的脉搏之间有差异。数脉与疾脉之间脉率的区别应该有上下限的区别，有认为数脉上限为 130 次/分，有认为在 140 次/分。正常脉率可高达 100 次/分，如小儿正常脉搏的标准是：初生儿 120～140 次/分，1 岁 110～120 次/分，4 岁 110 次/分，8 岁 90 次/分，14 岁 75～80 次/分，15 岁 72 次/分。根据临床实际，数脉的上限数可在 140 次/分。

《脉经》认为数脉是"一息六七至"，有的医书认为数脉为"一息六至"，如《诊家枢要》《濒湖脉学》《医学入门》《脉语》《诊家正眼》《诊宗三昧》《顾松园医镜》《疡医大全》《医门补要》《医学见能》等。有认为"一息五至以上"的，如《景岳全书》《诊脉三十二辨》。有认为"一息五至或六至"的，如《医学摘粹》。有认为"一息六至以上"的，如《医学真传》。有认为是"一息七至"的，如《重订太素脉秘诀》。《中医诊断学》教材综合各家的意见认为数脉为"五至（以上）或六至，不满七至"。

故数脉的指感特征是"脉来数急，一息五至以上，不满七至（90～140 次/分）。"

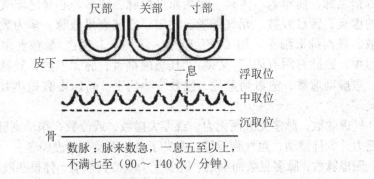

数脉：脉来数急，一息五至以上，
不满七至（90～140 次/分钟）

数脉示意图

数则为热在腑

数脉主热，主火，主阳盛。故《难经·九难》说："数则为热。"《伤寒论》说："数为在腑。"《诊家正眼》说："数脉主腑，其病为热。"《脉经》说："数者，腑也。数即有热。"《活人书》中说："气血热则脉数。数者腑也，数则为热。"

邪热亢盛而脉数者，可见于六气化火、五志化火，以及痰饮、湿浊、瘀血、食积等蕴而化火，致阳热亢盛。热盛，则搏击气血，气血行速而脉来疾迫致脉数。由于引起阳热亢盛的原因不同，所以数的兼脉也不同，气郁化火者，脉多沉数，或沉弦而躁数。外感六淫化热者，脉多洪数，或沉实而数。痰、食蕴久化热，脉多滑数。湿邪蕴而化热，脉多濡数。这类数脉，皆属实热，当数而有力。

康某，男，9 岁。因受凉感冒发热 3 天入院，诊断为肺炎。曾用头孢、柴胡注射液等药，发热反复发作不退，诊见微恶寒，发热，T39℃，上午热一阵，夜晚热一阵，微汗，咳嗽少痰。咽红充血，扁桃体 I 度肿大。口干欲饮，小便黄，大便干，脉率 100 次/分。舌淡红，苔薄白。老师脉之，脉弦数有力，两寸浮弦。据脉证，为少阳阳明之为病。小柴胡汤加减：柴胡 30g，黄芩 10g，知母 15g，西洋参 10g，生石膏 30g，杏仁 10g，麻黄 6g，金银花 10g，生姜 5 片，大枣 5 枚，生甘草 6g。水煎服，4 剂，日服二剂，分 5～6 次频服。当晚未见发热，次日发热一次，体温 38.5℃，4 剂尽热已退，未见复发。

数按不鼓，虚寒相搏

数脉主热证。有力为实热，无力为虚热。数脉有热有寒，并非尽为热象，如《脉如》说："夫数按不鼓，则为虚寒相搏之脉"；《千金方》说："弦数有寒饮"；《景岳全书》说："涩数、细数者多寒。"数脉也主寒，弦数也主寒饮。《脉学辑要》引薛慎斋言："人知数为热，不知沉细中见数为寒甚。真阴寒证，脉常有一息七八至者，但按之无力而数耳，宜深察之。"

凡年轻、体盛、病浅而见数脉之像，多实热，转归伤阴耗液后多见虚数阴津亏损之脉，而年老、体衰、病久而见数脉，则多为心肾之阳气虚衰。阴阳气血的虚衰，皆可致数。元气外脱、亡阳、心气衰见数脉，多为数而无根，数而浮散，数而脉形细小。如《景岳全书·脉神章》说："暴数者多外邪，久数者必虚损。数脉有阴有阳。"又说："凡患虚损者，脉无不数，数脉主病，唯损最多，愈虚则愈数，愈数则愈危，岂数皆热病乎。若以虚数做热数，则万无不败者矣。"

气虚脉数，脉多见数而无力，或浮大虚数，或涩数，稍动则脉数甚，证见头晕乏力、少神懒动、短气胸闷等，多见于老年人及久病虚弱者。

阳虚脉数，脉多见数而细沉、沉弱无力或数大软弱，伴畏寒肢冷，胸闷心悸，腰酸腿困，小便清长等症，如《诊宗三昧》中说："虚劳多有数脉，但以数大软弱者为阳虚。"《伤寒论》第122条："病人脉数，数为热，当消谷引食，而反吐者，此以发汗，令阳气微，膈气虚，脉乃数也。"

血虚阳浮而脉数，轻者可见脉细数、沉细而数，血虚重者，可见数大而虚，多伴见心悸、失眠、健忘、面色萎黄等症，如《四诊正法》中说："数大而虚，则为精血消竭之脉。"《诊宗三昧》中说："大抵虚劳失血，喘嗽上气，多有数脉。"

在病情危重，阴竭阳亡的脱证阶段，亦多现数脉，或数而浮大无根，或数而沉伏无力，或数而散乱不清，证见大汗淋漓，四肢厥冷，神志昏昧等。总之，数脉主热为常，主寒、主虚为变。

邵某，女，30岁。因头晕乏力求治。体型肥胖，其身高1.56m，体重86kg。夏天怕热，冬天怕冷，腰酸、痛经，经期每每延长7天左右，头部时常眩晕，食欲佳，易疲倦，肢体困重，不喜运动，面色红润，口渴，喜饮温水，小便短赤，大便时干时溏，舌质淡红，舌体胖大，苔白。老师脉之，六脉弦滑，右关尺部沉大数，重按无力。李东垣《脾胃论》所云："脾胃俱旺，则能食而肥，脾胃俱虚，则不能食而瘦或少食而肥，虽肥而四肢不举。"又云："胃中元气盛，多食不伤，过时不饥；胃火盛，则多食而饥，能食而大便溏，此胃热善消，脾病不化也。"脉证合之，脾虚阳浮，胃强脾弱。胃强则多食，脾弱不能运化，痰湿积聚，而为肥胖。大黄附子汤合白虎汤加减。大黄10g，干姜10g，白术15g，党参10g，附子15g（先煎30分钟），肉桂6g，石膏30g，知母10g，黄芩10g，白芍20g，麦冬10g，甘草6g。5剂，头晕减轻，精神变好。以上方加减治疗月余，体重减轻8kg，诸症好转。

冯氏之子，年16岁，病伤寒，目赤而烦渴，脉七八至。医欲以承气汤下之，已经煮药，刚好李东垣从外面回来，冯告之故，李切脉，大惊说：几乎杀了此儿。《内经》有言：在脉诸数为热，诸迟为寒，今脉八九至，是热极也。殊不知《素问·至真要大论》有说："病有脉从而病反者，何也?岐伯曰：脉至而从，按之不鼓，诸阳皆然。"王冰注云："言病热而脉数，按之不动，乃寒盛格阳而致之，非热也，此传而为阴症矣。"东垣遂用姜附，采用热因寒用之法，药还未煎成而病者爪甲已青，立即顿服姜附八两，汗渐出而愈。(《续名医类案》)

数脉当辨虚实

数脉以有力无力为辨，数而有力为实热，数而无力为虚热。如《脉诀启悟》说："有力实火，火邪内实，脉必然而有力；无力虚火，阴虚有火，脉必数而虚衰。"

凡寒邪外感，脉必暴见紧数。内热伏火等证，有时脉反不数，而惟洪滑有力。阴盛阳衰，虚阳外浮，脉数大而无力，属阴证、虚证。故张介宾说："暴数者，多外邪，久数者，必虚损。"一些长期患慢性病及身体衰弱的病人，都可以出现数脉，或虚弱细小而数，或浮大而数。

滑伯仁治一人，暑月病身冷自汗，口干烦躁，坐卧欲于泥水中，脉浮而数，按之豁然空散。滑说："脉至而从，按之不鼓，诸证皆然。此为阴甚格阳，得之饮食生冷，坐卧当风所致。真热之脉，必有力有神而有根。惟假热之脉，沉微欲绝，间或有浮大且数之象，重按之亦必全无。此即阴盛格阳之实据也，非用大热大补之药，决无生理。"以真武汤（附、术、苓、芍）一进汗止，再进躁去，三饮而安。（《续名医类案》）

一酒客，夏月患痰喘症，夜不得卧，服凉药及开气药不效。有人议用《金匮要略》麦冬汤者。张友樵诊之，脉右寸数实，此肺实非肺虚也，如投以人参则立毙矣。张于是用葶苈子五钱，焙研，滑石五钱，煎服立愈。第二年病人复感客邪，壅塞肺气，喘咳复作，医以葶苈子进而不效，反增烦闷汗泄。张诊其右寸浮数，口渴恶热，冷汗自出，喘急烦闷，说："此热邪内壅肺气郁极，是以逼汗外越，非气虚自汗也。服葶苈反烦闷者，肺热极盛，与苦寒相格拒也。夫肺苦气上逆，本宜苦以泄之，而肺欲散，又当急食辛以散之。"于是予麻杏甘石汤，一剂肺气得通，喘止汗敛，诸症悉平。（《续名医类案》）

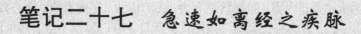

笔记二十七　急速如离经之疾脉

疾脉一息七至以上

疾脉，是脉往来疾速，一息七至以上，即成人脉率在 140 次/分以上。由于脉率快，因此给人指下的感觉是无神、摇晃、不稳定等。疾脉的至数，文献中有言八至以上者，有言八至或七至者，有言七至、八至者，但以言八至者为多。

沈某，男，67 岁。患者素有哮喘，肺心病史。1 周前因劳倦复感寒邪，喘急气促发作入院治疗。经各种对症治疗，喘作得以缓解，心悸胸闷诸症仍未得舒。诊见咳喘昼轻夜重，倚息不能平卧但坐，神志清楚，心烦气急，额面汗出如珠，口干不欲饮，咯白色黏痰而不利，两肺可闻及湿性音伴哮鸣音，喉中痰声吼鸣，四肢不温，唇舌青紫，尿少，大便干，T37.8℃，脉率：145 次/分，舌苔厚腻满布。曾服真武汤、小青龙汤、三子养亲汤之类方药。学生脉之，六脉细数疾，不任重按。老师脉之，曰："脉来九至以上近乎驰，疾脉也。身无发热，是疾脉非热极，心气衰惫之征。病已处喘脱。两寸浮微，右尺疾驰动数。痰湿壅肺为标，心肾阴阳衰惫于下为本。宜补气生津、敛阳止汗。"以生脉散急煎先服：西洋参 20g，黄芪 30g，麦冬 20g，五味子 20g，山茱萸 30g，生龙牡各 30g（碎，先煎）。频频呷服。后服方：瓜蒌 15g，桑白皮 10g，太子参 15g，附片 15g（先煎），葶苈子 30g，桂枝 10g，云茯苓 20g，黄芪 30g，紫丹参 20g，阿胶 10g（烊化，冲），龟甲 20g，生熟地黄各 15g，五味子 10g，白芥子 10g，甘草 6g。3 剂之后，汗出已收，咳喘减，夜卧已能平躺。以后方加减治疗半月余。

疾脉属数脉类，但和数脉不同。它和发热无直接关系。疾脉是属于偏正气不足（虚证）的一种脉，但有时是虚中夹热，或虚中夹痰。所以古人说它是"阳极阴竭，元气将脱。"一般都是由各种原因的心脏病引起，常见的中医诊断有真心痛、支饮、热痹、心痹、眩晕、心悸等。西医诊断有冠心病、肺心病、高血压性心脏病、风湿性心脏病、甲状腺功能亢进等。如果是新病而见疾脉，则多是热极而伤心气导致心气暴脱，如各种中毒性菌痢等。

故疾脉的指感特征是："脉来急疾，一息七至以上（每分钟 140 次以上）。"

疾脉的主病，《濒湖脉学》说："疾脉是阳极阴竭，元气将脱。"阳气极亢、热极盛，阴液枯涸是形成疾脉的主要原因。

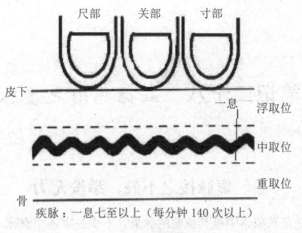

疾脉：一息七至以上（每分钟140次以上）

疾脉示意图

 ## 疾为阳极，阴气欲竭

疾脉主病为阳极，包括各种热毒、疮疡、火结等阳盛热极，导致阴气欲竭。

疾脉主病亦分虚实两端：因实者主阳邪盛。气有余便是火，邪火迫血急速运行形成疾脉，与数脉一理。多见于外感热病邪盛正虚之时，如临床上中毒性菌痢、大叶性肺炎、流脑、脓毒败血症等感染性或传染性疾病，发热在39℃或40℃时，其脉多疾而有力；因虚者或因虚热证，见于阴虚火旺之甚者，由于虚火迫血运行加速所致，如肺结核病人多见，或是虚阳外驰，欲脱之证。此类证候多见于心力衰竭患者。或因元气欲脱，心气衰败而现疾脉。严重者心气衰败，是真阴竭于下，孤阳亢于上而见疾脉，即《濒湖脉学》所说："疾脉是阳极阴竭，元气将脱。"疾脉因虚者多疾而无力。

王野溪患伤寒病六七日，已用了发表剂。忽然身热烦躁，口渴咽干，大小便利而不任风寒。有医生用凉膈散，反见胸前发斑数十点，色微红。再投以消斑青黛饮，又发谵语，手足厥逆。有的说是热深之故，打算用承气汤下之。陆养愚脉之，浮数六七至，按之而空，说："此阴盛格阳症，用下法必然立毙。《内经·至真要论》说：'病有脉从而病反者，何也？岐伯曰：脉至而从，按之不散，诸阳皆然。'现在脉浮之而数疾，按之而空，是阳虚为阴所拒，不能内入而与阴交。身热烦躁，口渴咽干，是浮阳外越的原因。恶风畏寒，阳气不足。发斑，系寒药激之，导致无根之火聚于胸中，上熏于肺，传之皮肤。谵语，系神不守舍的缘故。厥逆，是阳气将竭。如果冷至肘膝，就很严重了。"此病与东垣治冯内翰之侄目赤烦渴，王海藏之治候辅之发斑谵语类似。一个用真武汤，一个用理中汤，这是先哲的经验，后学不知道取法而已。急用大料参、术、姜、附峻补回阳，麦冬、五味子、甘草、白芍敛而和之，浓煎俟冷，徐徐服之，日夜令药不断。(《续名医类案》)

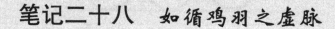

笔记二十八　如循鸡羽之虚脉

虚脉按之不鼓，举按无力

　　虚、实二脉是脉象学中极其重要的脉象，不少医家还把虚脉、实脉作为脉象的纲领脉。但在虚脉的脉象认识上却有很多混乱的认识。虚脉有所谓广义和狭义概念之分。即《内经》《伤寒论》与《脉经》对虚脉的认识是有相当大的区别的。《脉经》对虚脉的解释是："迟大而软，按之不足，隐指豁然空。"后世基本上延续了这种说法，认为虚脉是迟、大、空、软等脉的复合脉，而《内经》却是把虚脉和脉浮大对应而言的，如《素问·示从容论》："脉浮大虚者，是脾气之外绝"，可见《脉经》之前认为虚脉就是举按无力的脉象。

　　刘某，女，58岁，某国企退休职工。患者有哮喘病史、糖尿病、高血压病史。半年来小便每晚十余次，白天也有尿频尿急，老想上厕所，一有尿就憋不住，约5～6次。入院检查尿常规正常，肝肾功能亦在正常波动范围之内。头晕，精神疲惫，饮食正常，气略短，平素不耐寒热，失眠烦热。血糖、高血压服药都能有效控制。舌体胖嫩，苔白。学生持脉之后，认为病人脉象虚弱，重按之下脉细如丝，似有似无。老师提醒寸部腕横纹至鱼际部需重点揣摩。学生复按之，左寸仍虚，右寸似搏动有力，有上冲之势。老师脉之，谓六脉缓，左寸犹虚，右寸大而有力，尺部沉微。患者除尿频之外，并无明显肾虚症状。《诸病源候论·小便病诸候》说："小便不禁者，肾气虚，下焦受冷也。"据脉而论系肾虚于下，心火有亢上之势，心肾不交，下元不固，膀胱约摄无力所致。缩泉丸合交泰丸加减。桑螵蛸30g，远志10g，丹参10g，牡丹皮10g，人参10g，山茱萸15g，益智仁15g，芡实20g，黄柏10g，知母10g，肉桂6g。水煎日服1剂，分2次服。服5剂后，夜尿减至2～3次，以上方加减续服完二周，夜尿每晚1～2次，尿频向安。

　　虚脉是指脉无力的总称，脉力弱，是单因素的脉象。《灵枢·终始》曰："虚者，脉大如其故，而不坚也。"这一定义一直影响着后世，故《古今医统大全》说："举按无力，不能搏指。"

　　《景岳全书》《医学心悟》《脉诀乳海》《难经正义》《医学摘粹》《医学见能》等皆认为虚脉的表现在于其"软""弱"。现代《中医诊断学》教材也认为虚脉仅仅是脉力搏动弱的单一因素特征。如《景岳全书》说："虚脉，正气虚也，无力也，无神也，有阴有阳……虽曰微濡迟涩之属，皆为虚类，然而无论诸脉，但见指下无神，便是虚脉，内经曰：'按之不鼓，诸阳皆然，即此谓也'。"《脉诀汇辨》说：

"虚之为义，中空不足之象，专以软而无力得名者也。"《古今医统大全》说："虚乃空虚，举按无力。"《脉学辑要》说："虚乃无力总称。"《脉学辑要》说："无力之统名。"《医学摘粹》说："无力"。《脉诀乳海》说："指下寻之不足，举之亦然，曰虚"。

《脉经》认为虚脉具有迟、大、软、弱、芤的复合条件。《金匮要略·虚劳》说"夫男子平人，脉大为劳，脉极虚亦为劳。"将虚与大对举并论，则知虚未必大。则虚脉剩下的特点就是虚软，按之指下隐隐有空虚感。虚脉更无"芤"之象。芤脉为"浮大中空，如按葱管。"而虚脉是按之无力，隐动于指下，而不乏根，岂可现空象？《诊宗三昧》明确指出："芤脉，按之减少中空，不似虚脉，瞥瞥虚大，按之豁然无力也。"虚脉更无至数之别，"如果迟而无力"言虚，那么"数而无力"亦可言虚。在《金匮·肺痿肺痈咳嗽上气病脉证并治第七》中这样提到："脉数虚者为肺痿，数实者为肺痈。"如虚兼具л迟象，岂能与数脉相兼？

所以说，虚脉无论是浮、中、沉按取其虚软无力是其唯一特点。

虚脉的指感特征是："举或按无力，搏动不能应指。"

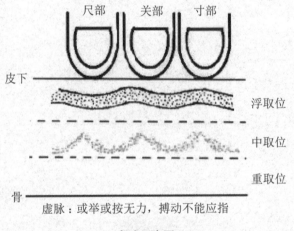

虚脉示意图

虚为气血空虚之候

虚脉总为血脉空虚，营卫不足之象。如《脉理求真》中说："虚为气血空虚之候，故浮而虚者为气衰，沉而虚者为火微，虚而迟者为虚寒，虚而数者为水洞，虚而涩者为血亏，虚而弦者为土衰木盛，虚而尺中微细小为亡血失精，虚而大者为气虚不敛。"

《景岳全书》说："虚脉，正气虚也……有阴有阳，浮而无力为血虚，沉而无力为气虚，数而无力为阴虚，迟而无力为阳虚"；"故凡洪大无神者即阴虚，细小无神者即阳虚。"

虚脉属阴脉，为不足之象，故每与兼弱、迟等不足脉象。

王某，女，31岁。久婚未孕。平素月经正常，半年前因琐事与家人争吵愤怒至极，当月停经，无不适。次月经来量多，无血块、色鲜红，经期延长，入院诊为功能性子宫出血，给予输血止血等措施，血减，但仍不净；后又崩漏时作时止。诊见时头晕心悸，腰酸、神疲无力，动则汗出，面唇色白，舌淡苔白。血红蛋白60g/L，心率65次/分。老师脉之，六脉迟缓，寸短涩而虚，重按无力。《甲乙经》说："血脱者，色白，夭然不泽；脉脱者，其脉空虚。"寸短虚无力，心之气血不足。迟缓而涩，血流不畅。当归补血汤加减治之。红参15g，黄芪30g，怀山药20g，当归15g，升麻10g，炒白芍15g，阿胶10g（烊化，冲服），血余炭6g，艾叶12g，生地炭12g，焦白术12g，炒地榆10g，白芍10g，炙甘草6g。水煎服。5剂后，服上方后出血之势减。心悸、怔忡、头晕之症消失，脉力增强。以上方加减治疗月余得缓。

许叔微治一人，头痛身热，心烦躁渴。诊其脉，大而虚，给予白虎汤数服而愈。仲景云："脉虚身热，得之伤暑。又云：其脉弦细芤迟何也？"《素问》曰："寒伤形，热伤气。盖伤气不伤形，则气消而脉虚弱，所谓弦细芤迟者，皆虚脉也。仲景以弦为阴，朱肱等亦云中暑脉微细，则虚可知。"（《续名医类案》）

笔记二十九　应指幅幅然之实脉

实脉举按有力

　　实脉在《内经》的定义很小，到了《脉经》的概念就放大了，貌似定义高、大、全，实际上的作用却是适得其反。《素问·调经论》曰："其脉坚大，故曰实"，《素问·玉机真脏论》曰："脉实以坚，谓之益甚。"可见，脉坚即实脉，指举按均有力的脉象。《脉经·脉形状指下秘诀》曰："实脉，大而长，微强，按之隐指幅幅然。"指下感觉为脉体宽大通长、脉体应指刚硬、搏动有力。"微强""大""长"，与牢脉的"大""弦""长""坚""强"脉形没有多大区别，仅仅有程度的差别。

　　杨某，男，41岁。体壮坚实，嗜好烟酒海鲜等膏粱厚味，素有十二指肠球部溃疡史，病愈后虽有节制但每因交际应酬而旧态故萌。一周前应酬饮酒颇多，一宿酩醉，晨起即感胃脘部疼痛难忍，即感恶心欲吐，随之呕出鲜血约二三百毫升，夹有瘀块和未消化食物，即送医救治。经相应的住院治疗，病情得到控制，但胃脘隐痛难解。诊见：胃脘部胀痛，按之不舒，恶心欲吐，大便难，口干不欲饮，舌尖红，苔黄腻。老师脉之，六脉滑数而实，辨为胃中积热，腑气不行。治当下导，清胃泻热、化瘀理气。桃仁承气汤合大黄黄连泻心汤加减。生大黄12g，桃仁12g，芒硝12g（冲服）、黄芩9g，黄连12g，生地黄12g，生甘草9g，上药二包一煎，一天二次煎服。药后胃脘痛消失。续服3剂以清余邪。病本嗜食膏粱厚味，饮醇酒，皆积热所致。方中大黄为主，直入阳明胃肠，导热下行，活血止血。大黄甘草汤治胃热呕吐，桃仁承气汤荡涤腑中瘀血，陈修园注《十药神书》谓："余治吐血，诸药不止者，用《金匮要略》泻心汤百试百效，其效在生大黄之多，以行瘀也。"诸药相合荡涤胃肠积热积瘀，故能效如桴鼓。

　　实脉是指举按寻均有力的脉象。《金匮要略·血痹虚劳病脉证并治第六》说："脉数虚者，为肺痿……脉数实者，为肺痈。"所谓"脉数虚"，即数而无力。所谓"脉数实"，即数而有力。这说明，《脉经》以前的实脉和虚脉，都是概念性的，主要是指脉的有力无力。历代医家都有相类似的论述，如《脉诀精要》说："浮中沉皆有力。"《济世全生指迷方》说："实脉之状，举按有力，重按隐指幅幅然。"《古今医统大全》说："实乃充实，举按有力。"《脉语》说："中取之，沉取之，脉来皆有力曰实。"《景岳全书》说："邪气实也，举按皆强，鼓动有力。实脉有阴有阳，凡弦洪紧滑之属皆相类也。"《罗氏会约医镜》说："实脉，浮中沉三候，皆有力，更甚于牢脉也。"《医学摘粹》说："实脉，有力。"《诊脉三十二辨》说："实，中取之，沉取之，脉皆愊愊有力曰实。"《医学见能》说："实脉，三部有力。"

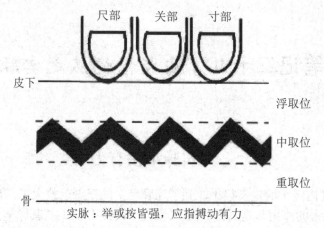

实脉：举或按皆强，应指搏动有力

实脉示意图

故实脉的指感特征是"举或按皆强，应指搏动有力。"脉搏动时力度大，来去均有力，脉道充实满指。

 # 实主邪气有余

实脉属阳脉，主火热有余之证。如《脉诀汇辨》中说："实主邪气有余。"《诊家正眼》说："脉实，必伏有火邪、大热，大积、大聚，故经曰血实脉实，又曰气来实强，是谓太过。由是测之，皆主实热。其所主病，大约与数脉同类，而实则过之，以其蕴蓄之深也。"《濒湖脉学》中说："热蕴三焦成壮火。通肠发汗始安康。"

余某，男，35岁。无明显诱因出现牙龈肿痛，可能与近期熬夜较多，饮食无规律有关。自购牛黄解毒丸和黄连解毒丸，疼痛有所缓解。诊见左侧后上槽牙牙龈红肿，牙齿松动，伴见咽痛，咽部充血，两侧扁桃体Ⅰ度肿大，头昏，烦渴喜冷饮，纳少，小便色黄，大便干结，二日一行。夜因牙痛不得眠。体温37.6℃，脉率90次/分。舌质红、苔黄厚。老师脉之，脉滑实，寸关尤甚，尺脉沉实有力。《素问·太阴阳明论》曰："地气通于胃""咽主地气"，盖咽乃胃之门户也。牙龈属胃，手阳明经入下齿，足阳明经入上齿。"大小肠皆属于胃"，阳明胃肠腑实燥热结聚，则致牙龈、咽痛而肿，吞咽不利。脉证合之，热结阳明、风火牙痛。大承气汤加减：生大黄10g（后下），厚朴、枳实各10g，芒硝10g（冲服），石膏30g（碎，先煎）。3剂，水煎服。1剂后续之泻下恶臭大便，周身舒服，牙痛得舒，继续服用，告愈。

大宗伯董元宰有小妾，吐血蒸嗽。医生先用清火，继用补中法，俱不见效。李士材诊之，脉两尺沉实。说："少腹按之必痛。"询问患者果然。此系蓄血经年不去，发为蒸热，热甚而吐血，阴伤之甚也。以四物汤加郁金、桃仁、穿山甲、大黄少许，下黑血升余，少腹痛仍在。更以前药加大黄二钱煎服，又下血黑块如桃胶、蚬肉者三四升，腹痛才止，但虚倦异常，复与独参汤饮之，三日之后热减十分之六七。服十全大补汤，百余日而康。根据脉两尺沉实，断其少腹有瘀，因瘀而蒸热，因蒸热而吐血，均从脉象认得病根，所以大下而病根去。去后峻补，不用养阴，更妙。（《续名医类案》）

 ## 实脉当辨真假

实脉有真假之辨，必参之以症，如见真实热脉，必久按不衰，症必见声音洪亮、面赤、舌红苔黄而燥，口渴饮冷；反之，假实脉则声、色、舌症不相应。实脉真假全在重按沉部而辨别：重按不减为真实证；浮取实大，重按有空虚感者为假实证。

张介宾说："实脉有真假，真实者易知，假实者易误，故必问其所因，而兼察形症。"《脉义简摩》中载："久病脉实者凶，其可疗以消伐之剂乎，更有沉寒内病，脉道壅滞，而坚劳如实，不得概用凉剂，但温以姜桂之属可也。"这样的实脉不是火热有余，而是阴寒痼冷。

可见大抵假虚之证，只此二条，若有是实脉，而无是实证，即假实脉也；有是实证，而无是实脉，即假实证也，知假知真，即知所从舍矣。

庄敛之外家患疟，寒少热甚，汗少头痛，不嗜饮食。缪仲淳诊之，脉洪数而实，用麦冬五钱，知母三钱五分，石膏一两五钱，竹叶六十片，粳米一撮，橘红二钱，牛膝一两，干葛、茯苓、扁豆各三钱，三剂不应。忽一日，又发寒热，昏迷沉困，不省人事，势甚危急。敛之说："恐怕是虚疟，前方石膏、知母、竹叶，似近寒凉，非其治也。缪亦心疑，故去石膏等，而加人参二钱，已经离开病家了，复追想前脉，的确不是虚症，急令人往视，令其将参煎好，不要予服，待按脉后再斟酌。"次早往视，见其脉洪数如初，急止人参勿服，惟仍用前方而加石膏至二两，何首乌五钱，令其进二剂，疟遂止。（《续名医类案》）

笔记三十　如珠走盘之滑脉

滑脉往来流利，应指圆滑

流利为滑，滑脉是反映脉的流利程度的一种脉象，与涩脉相对。

《黄帝内经》中很多篇载有滑脉，但无脉象的描述，如《素问·五脏生成》曰："夫脉之小大滑涩浮沉，可以指别……五色微诊，可以目察，能合脉色，可以万全。"《素问·脉要精微论》曰："诸过者切之，涩者阳气有余也，滑者阴气有余也。"

《伤寒论·平脉法》描述了滑脉的脉象："翕奄沉，名曰滑，滑者，紧之浮名也。"

《诊家正眼》解释为"盖翕翕者，浮也，奄者，忽也，谓忽焉而浮、忽焉而沉，摩写往来流利之状。"

《脉经·脉形状指下秘诀》最早明确滑脉脉形："滑脉往来前却流利展转，替替然，与数相似。一曰浮中如有力。一曰辘辘如欲脱。"滑脉的特点是来去流利、圆滑，如珠般的旋转滚动，应于指下，是气血充盛的一种表现，故滑而有柔和之象的脉属于平脉，即《素问·玉机真脏论》所说："脉弱以滑，是有胃气。"

金某，男，56岁，干部。多年前体检提示尿酸高，去年患右足痛，诊为痛风，据言工作会议多，聚餐多，酒量很少。近年已戒烟酒。有高脂血症，糖尿病。反复发作，服用降尿酸药物等药。此次发作不明原因引起，或与近日天气寒冷有关，且引发疼痛游走肩背，双手关节亦有刺痛，入院对症治疗止痛效果不显，尿酸检查：455μmol/L。诊见：肢体倦怠，神情苦楚，纳差，食后有恶心感，右脚趾关节肿大，色白，疼痛不能行，体瘦，脉率：95次/分，舌红苔黄腻。学生脉之，六脉滑数有力。老师脉之曰："关脉来数急应指有力，脉形大而长，滑脉也。寸浮大，尺脉沉取细弱。"且患者昔肥今瘦，痰也；关脉滑亦痰。肾主骨，过食肥甘，嗜酒悠饮，滋生湿热，湿热之邪浸伤阳气，流注关节，血气瘀滞，痰瘀痹阻于肢体络脉关节，则发为关节肿痛。桂枝芍药知母汤加减：川牛膝15g，薏苡仁30g，苍术15g，黄柏10g，稀莶草10g，羌活15g，车前子30g，泽泻15g，独活10g，知母10g，木瓜、防风各10g，附子15g（先煎30分钟），桂枝10g，地龙、威灵仙各15g，炙甘草6g。6剂，水煎服。6剂疼痛大减，上方加减治疗半月余，痛肿皆消。嘱患者戒酒、禁食高嘌呤食物及多饮水，避风寒，以防复发。

滑脉脉率较快，脉形圆滑，充盈滑利。《脉经》说："滑脉往来前却，流利展转，替替然与数相似。"《医学入门》认为其"滑似累珠往来疾"，《医学实在易》

认为其"数而流利",《医门补要》说:"数而流动为滑。"故滑脉之往来流利必似数或兼数,且其脉形必近于洪大而长,方称之为充盈滑利。故《疡医大全》说:"滑脉之诊,实大相兼,往来流利如珠,按之则累累然,滑也。"《脉理求真》说:"滑则往来流利,举之浮紧,按之滑石,凡洪大兇实皆属滑类。不似实脉之愊愊应指,紧脉之往来劲急,动脉之见于一部,疾脉之过于急疾也。"

滑脉之指感为流利感,古籍中的比喻方式有"替替然""累累然""如按珠子""如水之流""如珠""应指圆滑如珠""如珠之斡旋""荷露之义""如珠走盘而圆转""盘珠之""如珠之转旋""如泥鳅在手。"滑脉的比喻方式很多,但不外乎"圆""滚"的形象,都可以帮助说明滑脉的性质和指下的感觉。如《类证活人书》说:"滑,往来前却流利,替替然,与数相似。"《脉学心悟》说:"滑脉之象,往来流利,如贯珠转动,往来前却……滑脉的主要特征是往来前却。前是前进,却是后退。进而复却,如珠之滚动。"

滑脉的如珠走盘,其指下脉动如豆如圆珠,则滑脉之象,其搏指如珠之应为脉来搏指时,指目下脉跳如二三个串珠先后连续滚过指目的感觉。可视为长脉和数脉的兼合脉。

故滑脉的指下感觉是:"往来流利似数替替然,应指圆滑如珠转动翕翕奄沉,不弹手。"

滑脉主气血充盛之候,主阳热,主痰饮宿食等。如《脉诀》说:"滑脉主痰或伤于食,下为蓄血,上为吐逆。"《景岳全书》说:"滑脉……乃气实血壅之候,为痰逆,为食滞,为呕吐,为满闷。"《脉理求真》说:"滑为痰逆食滞,呕吐上逆,痞满壅肿满闷之象。然亦以有力无力分辨,若系滑大似数,其脉当作有余;若止轻浮和缓不甚有力,当不仅作有余治也。或以气虚不能统摄阴火,脉必滑利者有之,或以痰湿内积,而见脉滑者有之。"

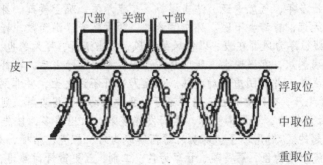

滑脉:往来流利似数或数,应指充盈、圆滑如珠

滑脉示意图

一人初得病,四肢逆冷,脐下筑痛,身痛如被杖,属阴证也。许叔微诊之,急服金液、破阴、来复丹等,其脉遂沉而滑。沉者,阴也;滑者,阳也。阴病得阳脉者生。仍灸气海、丹田百壮,手足俱温,阳回得微汗而解。有人问"滑沉之脉,如何便有生

理？"许说："仲景云，翕奄沉名曰滑。何谓也？沉为纯阴，翕为正阳，阴阳和合，故名曰滑。古人论脉滑，虽曰往来前却，流利旋转，替替然与数相似，仲景三语而足也。此三字极难晓。翕，合也，言张而复合也，故曰翕为正阳。沉，言忽降而下也，故曰沉为正阴。奄为忽忽间之义。刚翕而合，随即降而沉。仲景论滑脉，可谓谛当矣。其言皆有法，故读者难晓，宜细思之。"（《续名医类案》）

滑 为 痰 盛

滑脉为阳，多主痰液。滑脉是判断痰邪存在的主要依据，是痰邪的代名词，可不依赖其他指征而起独立诊断作用。

滑脉主痰，当根据其相兼脉及寸关尺分部辨其寒热虚实表里。如果滑脉寸关尺皆有力，则为实滑脉，主实证。如果滑脉寸关尺皆无力，则为虚滑脉，乃虚中夹实之证。浮滑有力，或兼有表邪，或为痰热内蕴。浮滑而紧，兼有风寒表邪；浮滑而数，兼有风热表邪。寸关尺沉滑有力，为痰邪弥漫三焦，脉滑数有力者为痰热内蕴证；弦滑有力脉象多因情志怫逆，气机郁结。

邹某，女，28岁。患鼻窦炎5年。反复感冒，鼻塞流涕。CT检查示有：双侧上颌窦炎和左侧额窦炎，双侧上颌窦肥厚。诊见微咳嗽，吐黄痰，头晕，咽干，尿黄，大便干，舌质红、苔薄黄。老师脉之，脉沉滑而数，按之有力，右寸浮弦。风火壅塞鼻窍，白虎汤合苇茎汤加减：石膏30g（先煎30分钟），知母10g，苇茎30g，茯苓30g，枳实10g，半夏10g，白花蛇舌草30g，牡丹皮10g，赤芍10g，黄芩10g，粳米50g，甘草6g。水煎服。5剂，鼻塞流涕减少，神情清爽。效不更方，以上方加减服用5剂，诸症皆瘥。慎起居防感冒，戒油炸热食发物。

胡镜阳尊堂，年72岁，患脾泄15年不愈。近增吐红咳嗽，痰多不易出，申酉时潮热，胸膈壅塞，不能就枕，饮食大减，且恶风，终日坐幔中。诸医皆说发热吐红，法当寒凉；脾泄多年，气虚老迈，法当温补。二症矛盾，难于投剂。身热脉大，又血家所忌。束于无策，皆辞去不医。孙文恒诊之，两手脉皆浮洪而数，皆带滑。据脉洪数为热，滑为痰，浮为风邪在表，以伤风故恶风，法当清解，可无恙也。夫脾泄已久，未尝为害，新病热炽，宜当速去，所谓急则治标，等邪祛除之后，再补脾不晚。且潮热为风邪所致之热，并非阴虚火动之热。吐血乃当汗不汗之血，并非阴虚火动之血。经云："夺血者无汗，夺汗者无血。当汗不汗，邪鼓血动，但得表解，则热退血止矣。"胡说："昔老母过钱塘，遇风涛受惊，因而发热咳嗽，血出痰多，按先生所言，确实是由风邪所引起的。"孙用苏子、麻黄、薄荷解表为君，枳壳、桔梗、桑白皮、瓜蒌、紫菀、贝母消痰治嗽为臣，酒黄芩、甘草为佐。二剂，五更微汗而热退，胸膈不壅塞，咳嗽亦少减，血止大半，始进粥。次日减麻黄，加茯苓，夜服七制化痰丸，嗽亦减半，自是不恶风而去幔矣。前方减枳壳加薏苡仁，调理而安。（《续名医类案》）

滑为气实血壅之候

滑为阳脉，为邪盛有余之脉。邪气壅实于内，致阴阳气血有余之象，气血充盛，脉来流利而脉滑。如《脉简补义》说："夫滑者，阳气之盛也，其为病本多主热，而有余。"《景岳全书》说："滑脉乃气实血壅之候，为痰逆，为食滞，为呕吐，为满闷。"可以导致滑脉的邪气很广，热盛、水蓄、血结、气壅、痰饮、食积等皆可致滑。滑脉之主病不但要衡之以浮沉，辨之以尺寸，而且要观其以相兼之脉，参之以舌、证，以定其寒热虚实之候。然就一般而言，滑脉多见于实证，主痰热、食积之证。但滑脉主热证多与数脉相兼，滑数有力同见，辨证以痰热为主。滑脉主宿食、燥屎多见滑数有力相兼，一般同时伴见腹胀、纳呆、恶心、嗳腐吞酸、大便干结等痰热腑结症状。

何某，男，63岁。患有慢性支气管炎、慢性阻塞性肺炎多年。咳喘反复发作，二周前因肺部感染入院，经各种综合治疗，发热退，肺部感染得到控制，但仍咳嗽咯痰不止，诊见：咳嗽多痰，黏稠黄中带黑，呼吸气粗，胸闷，口干，纳差，乏力，大便不成形。T37.8℃，脉率88次/分，脉律均匀，舌淡红体胖，苔黄腻。老师脉之，脉沉滑数，右寸濡细，按之无力。《景岳全书》说："滑脉，往来流利，如盘走珠。凡洪大芤实之属，皆其类也。乃气实血壅之候，为痰逆，为食滞，为呕吐，为满闷。"舌苔黄腻，脉滑数，湿热之脉象；寸濡，上焦气阴不足。属虚中夹实，生脉散合温胆汤加减：西洋参30g，麦冬20g，五味子15g，半夏10g，茯苓30g，竹茹10g，枳实10g，葶苈子10g，滑石10g，白术10g，苇茎30g，薏苡仁30g，甘草6g。水煎服。3剂，咳嗽减，痰少，呼吸通畅。效不更方，以上方加减治疗5剂。

方东野，患两胁疼痛，上壅至胸，发热，饮食不进。孙文恒诊之，脉左手沉而弦数，乃积气也。右手脉滑，痰饮也。关脉濡弱，脾气不充也。据症或触于怒，故痛之暴耳。《素问·脉要精微论》中载："滑者阴气有余也。"张介宾说："滑乃气实血壅之候。"治当先去积热，消痰气，然后用补。瓜蒌仁六钱，枳壳、姜黄连、半夏各一钱半，白芥子一钱，牡蛎二钱，炙甘草五分，柴胡一钱五分，二帖，诸症尽去，饮食进矣。然恐其复发也。与当归龙荟丸使行之，以刈其根。(《孙文恒医案》)

滑脉主孕

滑脉常是青少年、孕妇所见的一种正常脉，其气血足，血管弹性好，男得此无病，女得此有胎。故《脉理求真》说："妇人经断而见滑数，则为有孕，临产而见滑疾则为离经。"《四海同春》说："若妇人尺脉滑利则主有孕无病。"

孕妇聚血以养胎，故血盛而滑。已婚妇女经停，出现早妊反应，脉来沉滑、和滑、滑大等脉象，可判断为早妊。有的怀孕2个月就现滑脉，3个月以上更为显著，到分娩后数天仍然见滑脉，仅少数人体弱不见滑脉。若怀孕见沉而涩结的脉象是精血不足，如有腹冷如冰则很可能是死胎。正如《脉经》所说："寸口脉洪而涩，洪则为气，涩则为血，气动丹田，其形即温，涩在于下，胎冷若冰。"怀孕早期滑脉多在寸部，随着怀孕月份的增加，逐渐向关、尺脉发展。

妊娠女子气血充盛，妊娠后，由于新生命的存在，人体循环中的气血盛于常时，故脉形饱满柔和，妊娠的机体气血的消耗与纳入都增多，心率增快，才能适应，故脉率必增快；妊娠女子，皆为年少之人，血管弹性良好，其脉率增快，脉形圆滑、饱满，形成了滑脉的基本特点，故《景岳全书》说："妇人脉滑数而断经者为有孕。"

汪石山治一妇人，形质瘦小，面色近紫，产后年余，经水不通。首夏忽病呕吐，手指麻痹挛拳，不能伸展，声音哑小，哕不出声。医皆视为风病，危症。汪诊之，脉皆细微近滑，曰："此妊娠恶阻病也。"众人皆说"是经水不通，怎么会是妊娠呢？"汪说："天下之事，有常有变，此乃事之变也。脉虽细微，似近于滑。又尺脉不绝，乃妊娠也。"遂以四君子汤加二陈汤治之，诸证俱减，尚畏粥惟饮汤，后食干糕香燥之物而有生意。尺脉虽小，按之滑而不绝，故病系妊娠而恶阻也。（《续名医类案》）

朱宅之内眷，孕已八月，因送殡受惊，胸膈胀闷，呕逆不欲食。城中时医认为是外感，为之发散，呕恶愈剧。举家恐胎有动，请孙文恒诊治。两寸脉皆洪滑，两尺弱，此亢上不下之候，胸膈胀者，盖由子悬而然，此一剂可瘳也。其夫问道："胎妇难任峻剂，看其呕恶之状，胀闷之势，一剂能愈吗？"孙说："请试之。"予温胆汤加姜汁炒黄连、大腹皮，水煎成送下姜汁益元丸，果然一剂而呕止膈宽，即能进食，午后酣寝，好像没有病一样。其夫很惊讶："温胆汤怎么能神效如此，望听其义。"孙说："胎孕之症，重在足少阳，足少阳者，胆也。病起于惊，气逆痰随，胎气上逼，故脉亢上不下，在《难经》为溢脉，由木火之性上而不下。经曰：上部有脉，下部无脉，其人当吐，不吐者死。故用一剂可愈也。方名温胆者，此温字非温暖之温，乃温存之温。黄连、竹茹清其肝胆之火，同白茯苓而安心神，益元丸压其痰火下行，火下行而胎因之亦安矣。"（《孙文恒医案》）

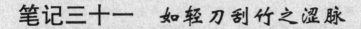

笔记三十一　如轻刀刮竹之涩脉

涩脉往来迟难，参伍不调

涩脉是描述脉管里的血液流利度的一种脉象，与滑脉相对，以脉来艰涩为基本特征。涩脉是诸多脉中最重要的脉象，不仅在于涩脉主病明确，直接反映了脉管中血流的瘀滞状况，而且血流瘀滞的病机在诸多疾病中广泛存在。因此，掌握和辨认涩脉是脉诊学习的重要内容。

涩脉最早见于《素问·三部九候论》，但仅有脉形描述，即"参伍不调者病，谓其凝滞而至数不和匀也"，并没有明确的涩脉命名。涩脉最早见于《脉经》："涩脉，细而迟，往来难，且散，或一止复来。一曰浮而短。一曰短而止，或曰散也。"而《濒湖脉学》则将《素问》的"参伍不调"明确为涩脉，"参伍不调名曰涩。"至此，涩脉的脉形方具全貌。

涩脉的特征就是以脉象的不流利程度而言，"往来难"是对涩脉脉形高度抽象的概况，而历代医家对此形象的描述有"如刮竹皮""轻刀刮竹然""刮竹相似""如散""如水不流""绵绵如泻漆""参伍不调""如雨沾沙""病蚕食叶""往来艰涩"等比喻，可以帮助理解涩脉的性质和指下的感觉。

何某，男，66岁。素有慢性支气管炎，肺源性心脏病（肺心病）史。一周前因发热、咳嗽、喘促入院治疗，诊为"肺心病急性感染""慢性支气管继发感染""心力衰竭""心律失常""心房纤维颤动。"经治疗发热症状解除，咳嗽、喘促有所缓解。有人扶持，走动几米上下台阶仍见气急。诊见形体丰胖，不时咳嗽，痰多色白质黏，动则气急、头晕、气短、胸闷心慌，四肢不温，下肢脚踝肿胀，白天较明显，按之有凹陷。恶心，纳差，小便少，舌胖大色紫黯，苔白腻满布。心率：58次/分，心律失常。学生脉之，脉细迟而弱，寸脉沉微，脉律不整，忽小忽大，乍疏乍数。老师脉之，曰此"沉微涩脉"也。脉来弱而迟，正是"往来难"的表现，脉律不整，即《内经》"参伍不调者病，谓其凝滞而至数不和匀也"之谓也。此心肾阳虚，水停血滞。真武汤合血府逐瘀汤加减。熟附块30g（先煎1小时），桂枝30g，肉桂5g，白术20g，白芍20g，葶苈子30g，木防己12g，猪茯苓各20g，泽泻15g，党参30g，丹参10g，当归20g，川芎12g，桃仁12g，红花12g，甘草6g。水煎服，5剂，诸症即减。后以上方为基础加减治疗两周，诸症平缓。

皖城玉山王学师的偏室，产后因早服参、芪而导致恶露不尽，兼因过于患怒，发展成臌胀，症见青筋环腹，神阙穴鼓出。请李修之诊治。脉之而见左手脉皆弦劲，重按则涩，右手洪滑。涩为瘀滞，左弦右洪滑显系肝气郁热，结合症状，病在下焦，故断为下焦积瘀，怒气伤肝导致。蓄血在内故小腹必硬而手按畏痛，且小便清长，是脾虚之症状，大腹柔软而重按之不痛，必水道涩滞，以此辨之则属虚属实判若显然。故本病为积瘀不行无疑。以前医生的治疗皆对脉理模糊不清，乱投药石导致病情不减，反增胀痛。李疏方为：当归梢、赤芍、香附、青皮、泽兰、厚朴、枳实、肉桂、延胡索等加生姜，间投花椒仁丸三服，数日后胀痛均痊愈。（《旧德堂医案》）

涩脉的脉形只提示流利度的变化，即"往来难"，但血流的不流利度的程度大小各异，导致其表现形式千变万化，有多种表现形式。故《脉经》言涩脉有细脉、迟脉、散脉，参伍不调，短脉，促脉，结脉，代脉等。这些脉相互之间有着明显的差别，竟然都混同在涩脉之中，导致历代医家都为涩脉的定义纠缠不清。《内经》《脉经》《濒湖脉学》等书中对涩脉看似矛盾的描述，实质是万元归一。

"往来难"是涩脉的必备条件。涩脉的表现形式有两种，一种是迟细而短，这是脉来不流畅的轻度表现，不带明显的节律失常。另外一种就是参伍不调或者时一止的明显节律失常脉象，这是脉来蹇涩不前的严重而且明显的表现。这两种表现都属于涩脉，仅表示血流瘀滞程度轻重大小，与心脏气血阴阳虚衰程度大小成正比的。历代医家都有类似的描述，比如：《素问·三部九候论》说："参伍不调者病，谓其凝滞而至数不和匀也。"《脉经》曰："涩脉，细而迟，往来难，且散，或一止复来。"《类证活人书》说："涩，细而迟，往来难，时一止。"《诊家枢要》说："涩，不滑也。虚细而迟，往来难，三五不调，如雨沾沙，如轻刀刮竹然。"《濒湖脉学》说："细迟短涩往来难，散止依稀应指间，如雨沾沙容易散，病蚕食叶慢而艰"；"参伍不调名曰涩，轻刀刮竹短而难，微似渺茫微软甚，浮沉不别有无间。"《目经大成》说："脉来三五不调，如病蚕食叶，如轻刀刮竹皮，既短而难曰涩。"《脉说》说："涩，似短似迟，若止若来，往来不利，蹇滞不前，如刀刮竹，如雨沾沙者是也。"《三因极一病证方论》说："涩者，参伍不调，如雨沾沙。"《察病指南》说："涩脉，细而迟，往来难，时一止，轻手乃得，按之数浮，如轻刀刮竹皮。或云三五不调，如雨沾沙。"

就《脉经》所载："涩脉细而迟，往来难且散，或一止复来。"王冰说："涩者，往来时不利而蹇滞也。""蹇滞"，即滑伯仁所说的"往来难""如轻刀刮竹"，也即张璐所指的"涩滞不前。""蹇滞""往来难""三五不调""涩滞不前"都是指脉律"蹇滞""蹇滞"是指脉律不均匀，"往来难"和"涩滞不前"是指脉率迟缓和脉有止歇。李中梓说："盖涩脉往来迟难，有类乎止，而实非止也。"

"迟细而短"，涩脉的脉率为迟缓脉率。涩脉有"如雨沾沙""轻刀刮竹""往来艰难""涩滞不前"等脉感，这些比喻都是对迟细而短的"往来难"的脉流利度的解释，应属于血流瘀滞较轻者。临证凡见脉或迟或短或散者，均是血流"往来难"的表现，需结合症状辨别是否有兼瘀的情况。

"参伍不调"就是脉搏不匀，可能表现为来三下停一下，也有可能是来五下停一下，或之中兼有歇止。参伍不调即是节律异常的表现，它可见于散脉，短脉，促脉，结脉，代脉之中。涩脉与结脉、代脉、散脉，其形成的原因及机制也十分类似，其主病也大多相同，可以说涩脉是反映寒湿、瘀阻、亏损病变的病情轻浅的脉象，而结脉则为病情较重，代脉则为病情危重的脉象，三者相同而只是所反映的病情轻重不同而已。"参伍不调"属于脉流利"?往来难"程度的较重者，多见于现代医学各种心律失常病症，如期前收缩、房颤、窦性心动过缓、心力衰竭等。散脉，短脉，促脉，结脉，代脉中兼具涩脉，故察病时当审是否有血流瘀滞的病况。

因此涩脉的指感特征就是："轻者，或迟或短或散，往来艰难，如刀刮竹；甚者参伍不调或时一止。"

涩脉的主病是血瘀，至于血流瘀滞轻重程度，气血阴阳的虚实则由其所相兼的脉象而定。故《四海同春》说："涩多不足"；"涩主气血不足"；"凡涩脉主气虚血滞不能通利，以致诸血欲行而不能，即行似止不至终止。"《重订诊家直诀》说："滑涩者，以诊形之枯润也，血有余则脉滑，血不足则脉涩，血出气行，故亦可征气之盛衰。"《濒湖脉学》说："涩缘血少或伤精，反胃亡阳汗雨淋。寒湿入营为血痹，女人非孕即无经。"《医学心悟》说："为血少气滞。"

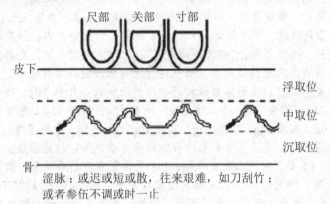

涩脉：或迟或短或散，往来艰难，如刀刮竹；
或者参伍不调或时一止

涩脉示意图

吴肖峰之妻室，患咳嗽体倦，多汗腹痛，呻吟不绝口，病已有半月，越治越厉害，孙文垣脉之，左手三五不调，而右手沉弦，面色青，息甚微，腹中漉漉有声。问去年夏日曾病否？回答曰："曾经头痛、体倦多汗，但不咳嗽，不腹痛，今五月初，病如去年。医谓伤风，用参苏饮发之，开始咳嗽，治嗽则加腹痛。又谓通则不痛，以沉香滚痰丸下之，遂疲惫不可支。"孙说："此乃疰夏病，仲景谓春月剧，秋冬瘥者是也。"问"疰夏为什么会咳嗽？"孙答道："原不咳嗽，由参苏饮重发其汗，肺金受伤，故致肺燥而咳。"又问"为什么会腹痛？"孙答道："因为治咳，寒伤其中气导致的。况又服滚痰丸之剂，又重伤之。盖五月六阳之气，布散于外，汗而又汗，汗多则亡阳。夏至一阴将萌，腹中尚虚，虚而复下，下多则亡阴。阴阳俱亡，人不疲惫才怪？"孙乃用酒炒白芍五钱，甘草、黄芪各三钱，桂枝二钱，大枣二枚，水煎临卧服，加饴糖一合，饮讫而睡，自巳时至申时不醒。有人说夏天不应用桂，伐天和也，诸痛不应用补，助邪气也，不可为矣。其夫以其言告之孙。孙说："既已得睡，则阴气生，汗可敛，痛可止也。"又问"所投剂何名？"孙答道："此系仲景小建中汤也。三五不调，涩脉也，腹痛如缚，带脉急缩也；面青脉弦，肝木盛而脾土受克也。故以白芍和之，桂枝伐之，甘草缓之，黄芪、大枣、饴糖以补之，则虚回汗敛而痛止矣。"语未说完，病者已醒而索粥，粥后又睡至天明，腹全不痛。惟稍咳嗽，加五味子、麦冬、兼治注夏而痊愈矣。(《孙文恒医案》)

涩脉主瘀阻

涩脉往来多艰涩，主气滞血瘀证。脉道涩滞、血流不畅而引起的疼痛、肌肤甲错、两目黯黑，腹痛有块，痛处不移。肢体末端疼痛、变色，最后溃烂脱落之脱骨疽，亦属经络不通之病变，在该病变之肢体局部也可见此脉。脉道的涩滞不畅，发生在不同部位可表现为不同部位的疼痛，所以涩脉有一定的局部诊断意义。如各种癥瘕积聚、痛经、闭经。

曹某，男，57岁。患有高血压病史，风湿性心脏病史。半月前因不明诱因心悸，胸痛复发入院。偶发期前收缩，一分钟内可有2~3次。诊见心胸闷痛不舒，心悸时发时止，面色晦暗，唇甲青紫，四肢不温，怕冷，失眠多梦，血压150/100mmHg，脉率62次/分，舌色淡暗。老师脉之，六脉迟缓而涩，寸细短无力。脉来迟缓无力，往来难。寸短而涩，心气不足，"参伍不调曰涩"，脉律有微微止歇，是典型的涩脉。四肢不温，脉迟缓均为阳虚推动无力，心气运行不畅的表现。病位在心，病性为阳虚。治以温阳活血复脉。方以瓜蒌薤白桂枝汤合四逆汤加减：丹参30g，延胡索15g，桂枝15g，川芎15g，郁金10g，全瓜蒌30g，干姜15g，附子15g（先煎30分钟），党参15g，肉桂6g，白术15g，茯苓15g，薤白10g，甘草5g，水煎温服。5剂胸闷胸痛有所缓解，效不更方，后以上方合生脉散加减治疗半月余，诸症得缓。

马某，男，65岁。有冠心病史多年，2个月前因家务琐事所累，胸闷心慌复发入院治疗，冠心病，伴发心律失常（频发性室性期前收缩），Bp：120/75mmHg，心率96次/分，心肌呈缺血型改变。诊见胸闷、心悸、气短乏力，活动则加重，胸闷，口干，纳可，眠欠安，大便干，舌质暗红苔少。老师脉之，六脉细涩而数，寸脉细数无力。脉来歇止，脉势不流畅，有瘀滞之象。凡是窦性心动过速、室上性心动过速，基础心率偏快的各种早搏及快速房颤，其脉象数疾，多呈现疾、极、脱、促、涩、散诸脉，属于心气阴不足之象。这些心律失常属于歇止脉，脉来至数不齐，属于"参伍不调"涩脉，血流瘀滞之症。综合脉证属心阴血虚，血脉瘀阻，瘀而化热。方以生脉散合血府逐瘀汤加减。人参30g，麦冬20g，五味子20g，红花20g，赤白芍各15g，生地黄30g，丹参30g，川芎15g，香附10g，桂枝10g，桃仁15g，牡丹皮15g，甘草5g，水煎服，日1剂。服药1周后，心悸、气短、乏力诸症减轻，睡眠安。期前收缩已停止，以上方加减继续服用2周后，诸症得平。

涩脉非孕即无经

妊娠脉（孕脉）一般表现为滑脉，如《中医诊断学》曰"孕脉必滑"，《中医妇科学》说："妊娠脉，脉多滑利。"且滑脉与涩脉往往被当作脉滑利流畅相对的脉象。滑脉往来流利，为有余之象；涩脉往来艰涩，为不足之象。因此从理论上来讲滑涩脉不会同时相兼。

但是，《濒湖脉学·涩脉》之主病诗云："涩缘血少或伤精……女人非孕即无经"，提及了涩脉可见于妊娠期间。《濒湖脉学》认为"三五不调谓之涩"，这是心脉节律不齐的脉象，跟脉滑数是两类不同的脉象，也就是说在妊娠孕妇中，脉象可能会出现涩脉，甚至是滑涩相兼的脉象。

怀孕期间可出现窦性心律不齐，表现为心慌、胸闷，病属轻者，大多数属于生理性的。因为胎儿的不断增大，难免会加重心脏的负荷，所以出现这种症状不需要过于担心，合理调整心态，均衡饮食就好。有些妊娠期间造成心脏功能负荷过重，基础代谢率明显增大，形成心肌相对缺血，自主神经功能紊乱，从而影响心脏电生理不稳定，使 P-R 间期缩短。出现窦性心动过速、期前收缩或 ST 段及 T 波改变等一系列心电图变化，引发心脏疾患出现各种心律不齐病症，则应该及时救治。孕妇之所以现涩脉，就是因为营阴亏损，血不足以养胎，故而搏动迟滞不利，三五不调。

汪济认为孕脉可现涩象，在临床上，绝大多数的孕妇脉现滑象，这是毋庸置疑的，但也有少数孕妇的脉现涩象，亦属正常。这恐为许多人所忽略。一已婚青年妇女，云经期素准，近来忽已 2 个多月经水未至，而身体无有不适，自疑为闭经。余诊其脉三五不调，搏动不流利。问之亦不见呕恶喜酸，遂诊为闭经。正欲处以活血通经之方药，猛思得《濒湖脉学·涩脉》之主病诗云："涩缘血少或伤精……女人非孕即无经。"暗想，虽见涩脉，是不是怀孕呢?万一有孕，岂不坏了大事?便坦诚相告，嘱其去妇产科详查确诊。经查果为有孕。余暗自庆幸得一真知。（安徽中医临床杂志，1999，11（2）：137）

涩脉当辨虚实

涩脉往来难，血流蹇涩不畅，其因有虚有实。

涩脉因实者，如《内经》云："涩者，阳气有余也。"《脉经》云："脉涩者少血多气。"《千金方》说："脉涩者，少血多气。"《诊家枢要》说："涩为气多血少之候。"《脉确》说："涩脉血少气有余。"阳气有余即气滞，"脉涩则气涩也。"《脉学阐微》亦云："涩脉多见于情志不遂，血运郁涩所致。邪阻气血不畅，气血不能畅达以鼓搏血脉，致脉幅小而形成涩脉。起到阻滞作用的邪气，主要为外邪所客、气滞、血瘀、寒盛、热邪、食积等。如《伤寒论》48 条："何以知汗出不彻?以脉涩故知也。"此涩，即表邪郁遏使营卫不畅，阳气怫郁不得发越而致涩。

涩脉因虚者，血虚精少或气虚，李时珍说："涩缘血少或伤精，反胃亡阳汗雨淋，寒湿入营为血痹，女人非孕即无经。"《景岳全书》云："涩为阴脉，为气血俱虚之候。"《脉理求真》曰："涩为气血俱虚之候。"精亏血少，无以充盈血脉，血黏稠度增加，流动迟缓，发生涩脉。

涩脉之辨虚实，以沉按无力有力来分辨。沉涩有力多主气滞血瘀，沉细涩无力多为阳气不足、气血虚弱。

孙某，女，58岁。患冠心病5年余，胸闷疼痛时有发作，每因劳累与寒冷、情绪波动引发。近1月胸闷气短发作多次，每日2～3次，舌下含服消心痛（硝酸异山梨酯）等药可以缓解。诊见形体肥硕，胸闷时有刺痛，心悸气短，神疲倦怠，烦躁失眠，舌质淡暗体胖大，心电图显示心肌缺血，心律齐，脉率65次/分。舌苔黄腻。老师脉之，六脉迟缓而涩，寸关弦滑有力。脉率迟缓，脉来有往来难瘀滞之象，脉来有力为实证之脉，脉率弦迟为寒凝气滞。形体肥胖，丰体多痰。胸闷苔腻，脉滑均是痰浊壅于胸府。瓜蒌薤白桂枝汤合血府逐瘀汤加减：瓜蒌30g，薤白15g，茯苓30g，石菖蒲15g，丹参15g，郁金15g，枳壳15g，桃仁15g，红花15g，桂枝12g，五灵脂12g。水煎，分2次温服，服药5剂后，胸闷疼痛消失，余症减轻，效不更方，以上方加减合生脉散、四逆汤加减治疗20余剂后病情稳定，诸症悉除。

朱翰文偶患风寒小疾，有医生以麻黄大发其汗，汗出不止，遂导致语言短怯，神气不收，面色枯白，时有寒热，病已濒危。林观子诊之，其两脉微涩而虚，虚则气少，涩则阴伤，此元气津液两伤之候也。伤风小症，何遽至此？盖以麻黄辛甘气温，为伤寒发汗重剂，今不当用而用之，不仅劫其津液外亡，而且元气亦因之而脱。治法宜阴阳两补，用人参、制何首乌、茯苓、白芍、牡丹皮、甘草、广陈皮、半夏等。三剂，脉象有神，诸症渐已。渐加芪、术而安。（《续名医类案》）

笔记三十二　形如索绷之紧脉

 ## 紧脉如转索无常，数而绷急

紧脉是脉体"紧张"或"拘急"的表现。紧脉的脉象最早记载于《黄帝内经》。《素问·平人气象论》曰："盛而紧曰胀"，《灵枢·禁服》曰："紧为寒痹"，说明紧脉是寒症的表现。《伤寒论》对紧脉的脉形有了较明确的论述，如《伤寒论·辨脉法》说："脉紧者，如转索无常也。"

《脉经》则说："紧脉，数如切绳状。"其中，紧脉的数与单纯的数脉的区别，《医宗必读》说："数与紧皆急也，脉数以六至得名，而紧则不必六至，惟弦急而左右弹状如切绳也。"

卢某，男，35岁。素好运动，曾经是学校里的羽毛球队的队员。运动之后常在汗未干时冲凉，臂膀也曾因用力过度、跌扑等受伤过。臂膀在受凉后容易酸痛已有年余。一周前打羽毛球，很长时间没这么长运动了，运动过后右肩膀位置有酸痛感，没在意。当晚冲凉后觉臂膀仍僵硬不舒，晨起感觉右手臂有时候朝某个方向一动，就感觉肩膀像有一根筋抽着似的疼痛。后去针灸按摩，右肩及臂膀僵硬有所缓解。近日气候有点湿冷，整个右肩及右手臂肌肉又酸痛难忍。诊见项强不属，转侧牵引右肩背疼痛，右侧手臂亦牵扯疼痛，恶寒，神疲委顿，无发热汗出，二便可，纳一般，舌淡苔白。学生脉之，六脉浮弦，搏动有力，脉率95次/分。老师脉之，左右手寸关浮紧而急似数，细循寸口腕部横纹以上，上溢出寸。两尺沉缓有力。脉浮紧，浮则主风，紧则主寒，浮紧兼见，则为风寒无疑。《内经·痹论》曰："风、寒、湿三气杂至，合而为痹也。其风气胜者为行痹，寒气胜者为痛痹，湿气胜者为着痹。"此病乃风寒湿三气合之为病。治以葛根汤加减治疗。麻黄20g，桂枝30g，葛根60g，羌活20g，防风20g，川芎10g，桑枝20g，苍白术各10g，生姜10g，大枣10g，甘草6g。水煎服，3剂，未见出汗，项背拘急疼痛大缓，精神好转。以上方加减，6剂善后。

紧脉之脉体有似于弦，但较弦脉有左右弹指的绷急动感，紧脉紧张度高的客观形象有"如转索无常""数如切绳状""如按绳缴指""如纫单线""形如索绷""如切绳而转动""若牵绳转索之状""形似线索""左右弹人""切绳极似"等。紧脉的脉形多以"索""绳""线"来形容，只是程度的不同，这些形容对于理解和掌握脉形是很重要的。

紧脉的绷急感常表现为脉率快，如《脉经·脉形状指下秘诀》所说："紧脉数如切绳状。"《察病指南》说："紧脉，按之实，数似切绳状，来疾而有力。"《濒湖脉学》说："（紧脉）数如切绳""紧乃热为寒束之脉，故急数如此""紧来如数似弹绳""数而弦急为紧。"《顾松园医镜》说："数而弦急为紧，紧脉有力，左右弹人，如绞转索，如切紧绳。"

紧脉的脉形与弦长脉的脉体相似。而脉状绷紧的表现往往是脉数急，脉率快。脉率快的表现可能是脉率在四五至之间，超过平脉但未到数脉的脉率之间，比如90～100次/分。也有可能达到数脉的脉率范围，主要跟寒气郁遏的程度有关系。临床上风寒病人的脉象大多是数快的。如果有发热的话，则风寒导致发热的病人更会出现数脉。因此，太阳风寒的病人浮紧脉象更像是脉浮弦而数，而风热患者的浮数，脉体比较松散，无弦意。

故紧脉的指感特征为"脉来弦急似数或数，如绷绳转索之状，按之来往有力，左右弹指。"

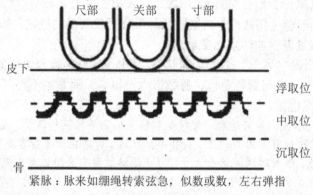

紧脉：脉来如绷绳转索弦急，似数或数，左右弹指

紧脉示意图

紧脉主病为寒。《诊家枢要》说："紧，为邪风激搏伏于荣卫之间，为寒、为痛。浮紧为伤寒身疼，沉紧为腹中有寒。"《金匮要略·腹满寒病宿食病脉证治》说："脉紧，头痛风寒，腹中有宿食不化也。"

《伤寒论·太阳》第52条说："脉浮而数者，可发汗，宜麻黄汤。"《金匮要略》曰："紧数者，可发其汗。"柯韵伯认为，"数者，急也，即紧也。"脉数而见浮者，需结合症状来看是否为表寒证。如曹颖甫认为见无汗身疼痛之证，无论脉浮及浮数者，皆可用麻黄汤以发之。

诸 紧 为 寒

紧脉为诸寒收引之象。张机及《脉经》上皆说："诸紧为寒。"戴启宗说："假令咳者，坐饮冷水。假令下利，以胃中虚冷，皆因寒而脉紧。"若脉浮而紧，多为外感伤寒之表证。若脉沉而紧，多为里寒证。一些剧痛之症，导致脉体紧张或拘急，也可见紧脉。

紧脉的脉体"紧张"或"拘急"，寒邪是形成紧脉的主要原因，而紧脉的脉率较快，如同数脉，故张景岳说："紧脉阴多阳少，乃阴邪激搏之候主为痛为寒。紧数在表伤寒发热，为浑身筋骨疼痛，为头痛项强，为咳嗽鼻塞，为瘴为疟；沉紧在里，为心胁疼痛，为胸腹胀满，为中寒逆冷，为吐逆出食，为风痫反张，为痃癖，为泻痢，为阴疝。在妇人为气逆经滞，在小儿为惊风抽搐。"紧脉为脉气为寒所激所迫，正气盛能与邪相搏。

寒邪之生，除了寒邪外袭，还有阳虚寒生之内邪，如寒饮、寒食，同时常有内外寒相合为病的。如《金匮要略》说："脉紧如转索无常者，宿食也。"又曰："脉紧，头痛风寒，腹中有宿食不化""膈间有支饮，其人喘满，心下痞坚，面色黧黑，其脉沉紧。"

刘某，女，26岁。春夏之交，南方台风天，气温逐渐升高，雨水较多，天气潮湿，闷热易出汗，来往出入于空调房间而发感冒。诊见发冷，发热，头跳痛，气粗，无汗，咽喉疼痛，流清涕。开始体温39℃，服柴胡冲剂，微汗出，热退至38.5℃，微恶寒，喉咙仍很痛。舌苔薄白，舌质红。脉率90次/分。老师脉之，脉浮有力似数，脉形紧束、有力，有弹指之感。此为风寒束表之症。麻黄汤加减治疗：麻黄10g，桂枝15g，羌活、防风各10g，菊花15g，石膏30g（先煎），柴胡15g，黄芩10g，甘草6g。水煎30分钟。3剂痊愈。

诸 紧 为 痛

若因寒冷，或因疼痛，使血管收缩而出现紧脉，乃紧脉类型之一。紧脉为诸寒收引之象。寒性凝涩收引，气血不通，脉细急而紧，不通则痛。各种原因引起疼痛时可因疼痛而脉收引紧束，故痛见紧脉。在表则头身痛，在里则脏痛、腹痛。多见于阴寒实证，如恶寒畏寒，身冷肢凉，面色苍白、脘腹冷痛、口不渴或渴喜热饮，便溏尿清，舌淡苔白滑。

一同堂家婶，于甲子年十一月六十寿。正于寿日早起梳洗时，忽然感觉右手自肩膊至指尖疼痛异常，不仅不能撑高垂低，也不能屈伸，肌肉上指弹不着，号呼哭泣，几不欲生。诸医都说老人是血虚痛，吴天士考虑血虚痛不应该发病如此之突然，即便是痛亦不会像这样的厉害。诊其脉，浮数而紧。张景岳说："紧脉……，主为痛为寒。"断为风寒无疑。吴用羌活、防风、秦艽、川芎、五加皮、桂枝、桑白皮、当归，服药二剂，痛减十分之三。再服二剂，痛减十分之七，手能运动，再去羌活加黄芪，倍当归，服四剂痊愈。（《吴天士医话医案集》）

笔记三十三 状若弓弦之弦脉

弦脉端直而长，如按弓弦

　　弦脉是脉体张力增强的一种脉象。在《内经》早已对其有明确的论述，《素问·至真要大论》说春脉："端直以长，故曰弦。"后世医家多遵从这种说法。《医碥》对弦脉与长脉之间的关系作了区分："古人有时以长为弦，如谓春脉弦，而言其软弱直长，是弦即长也。今分为二，脉则弦自有急劲之意，不仅长而已。"也就是说长脉乃微弦脉（弦之兼软弱），而弦脉是绷紧的长脉。

　　荣某，男，45岁，工人。患有胃溃疡，经常胃痛，年轻时嗜饮酒，近几年已戒。一周前因工作上的事与工友闹矛盾后情绪急怒，胃口不开，又因烈日下劳作汗多，大饮凉水，后食餐饭后胃觉不适，胀闷疼痛难忍，大便两日一行。曾去医院开了相关的中西成药，胃痛已缓。刻下诊见：胃脘下有压痛，喜按，连及两肋区胀痛，纳少，恶心，头晕乏力，望其面色青黄，舌质淡苔薄黄。学生脉之：脉虽较细，但挺然指下，搏动有力，应指的那一下，绷得直直的，像根绷直的琴弦，有抬举性搏动之感，是比较典型的弦脉。老师提醒把脉时三指举按用力均匀，同时落指于寸关尺三部。并注意运用循法，仔细搜寻左右二手关部的虚实之脉。对于有较明确病位的疾患，需重点探寻相关脏腑的虚实寒热之象。老师脉之，六脉弦细，右关弦长，无力耐指，左关弦紧，两尺沉细。此肝乘其土。肝郁气滞，劳累过甚，加之饮食失节，中气不足，脾胃虚弱，寒邪乘虚而入，土虚寒而木其横逆。治以培土温中，泻木疏肝。予补中益气汤合四逆散加减：生黄芪30g，党参20g，茯苓20g，柴胡10g，木香10g，白术10g，香附10g，升麻10g，白芍15g，生麦芽30g，陈皮10g，半夏10g，高良姜10g，甘草6g。取三剂，水煎服，服后胃痛明显减轻，精神好转，唯稍有酸胀，胃口开。后以上方加减续服一周，善后。

　　弦脉为具有独立意义之单因素脉象，不含有其他因素。弦脉的指感是脉管绷直、挺然指下、按之不移、端直以长。弦脉一般形容为"如琴瑟弦""状若弓弦""如张弓弩弦""如始按弓弦状""如琴弦""似丝弦""若张弓弦劲急""如弦隐指""状若筝弦"等，后世多以"琴弦""弓弦""丝弦""筝弦"比喻。《伤寒论·辨脉法》明确提出弦脉的脉形："脉浮而紧，名曰弦也。弦者，状如弓弦，按之不移也。"其他后世对其描述基本趋于一致，如《外科精义》："按之则紧而弦，其似紧者，谓弦如按弦而不移，紧如切绳而转动，以此为异。"

　　《濒湖脉学》："弦脉迢迢端直长，弦来端直似丝弦"；"弦脉，端直以长，如张弓弦，按之不移，绰绰如按琴瑟弦，状若筝弦，从中直过，挺然指下""紧言其力弦言象。"

《诊宗三昧》："弦脉者，端直以长，举之应指，按之不移。"

《医学真传》："弦如弓弦，按之不移也。"

《难经正义》："弦者，状如弓弦，按之不移也。"

《医碥》："似深略逊，但稍见抗指即是，不若紧而搏手。"

弦脉只是表示脉紧张度的变化。弦脉的脉形即在长脉的基础上增加了脉的紧张感。古人用新张的弓弦或琴弦来比喻弦脉之直，用拉紧的绳索来比喻紧脉之直。

不少医家把弦脉看成有紧脉的要素成分，认为其有"左右弹的感觉"，这是不妥的。弦脉因为脉体绷直，硬而极不柔软，所以按之不移，挺于指下，但并无弹指感。正如《医碥》所说："似深略逊，但稍见抗指即是，不若紧而搏手。"《濒湖脉学》亦言"弦来端直似丝弦，紧则如绳左右弹，紧言其力弦言象。"两者当需区分清楚。

故弦脉的指感特征是"脉体绷直以长，挺然指下，应指有抬举性搏动之感，状如绷紧的弓弦。"

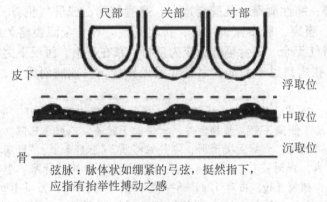

弦脉：脉体状如绷紧的弓弦，挺然指下，
应指有抬举性搏动之感

弦脉示意图

弦脉对脉位、至数没有特定的要求。亦可以分别表现在浮、中、沉任一候中。当某部按之至指腹正中刚好无脉感时，手指左右两侧或者单侧出现的脉仍感觉到挺于指下，即为"弦"。

弦脉的形成与血管的硬化、与动脉压力增高、外周阻力增强，致使血管紧张直接有关。弦脉特点是脉本身的硬度大。它是肝胆病的主脉，肝为刚脏，胆主疏泄，病则经脉拘急，故脉象弦长或弦紧。弦脉主病见于《四言举要》说："弦脉主饮，病属肝胆，弦数多热，弦迟多寒，浮弦支饮，沉弦悬痛，阳弦头痛，阴弦腹痛。"《诊家正眼》说："弦为肝风，主痛主疟，主痰主饮。"

🌿 弦主肝急

弦脉又称肝脉，体现了其与肝胆的密切关系。故春季在时应弦，春气通肝也。

弦而无胃气的纯弦脉是肝的真脏脉，其如"刀刃""新张弓弦"的弦硬程度毫无胃气之象，故"纯弦脉者死"。若弦劲有力，如按琴弦之太过有余则为病脉。故《脉诀刊误》指出："弦而软，其病轻。弦而硬，其病重。"

弦主肝郁：临床常见肝炎病人，关脉见弦，若弦见于右关，则知是肝气犯胃，兼症则见纳少，乏力等；若兼数象，必见口苦胁痛，则知是肝有郁火。胃溃疡右关多见弦大。浮中沉三部，随着这种脉形的出现，可以定其上中下胃脘的病变。胃溃疡的脉，常兼有芤和弦象。寸弦主头痛，关弦主胃寒，尺中弦主阴病。右关沉弦而数主肝病。

弦主肝火：凡肝阳亢逆，症见头痛目赤，眩晕仆倒，手足拘急者，多见弦长而硬的脉象。高血压及中风病人早期病机在于肝火，所以脉来多见弦如琴弦，或见弦长之象；若弦而有力是火邪甚，兼见滑象是痰邪，可大胆应用清肝凉肝泻肝之品。如脉来多见浮大，尤以右寸为甚，尺脉小弱，这是"上实下虚"的反应。

小儿若见弦直的脉，多半会抽搐。弦的程度与风动的程度有关，脉弦硬（兼数），则多发硬直性的抽搐。

弦主虚寒：寒性凝滞，凡脾胃虚弱，寒凝气结，或肝气犯胃，症见反胃、呕吐、脘痛、腹痛，脉多弦长端直，按之则减。如《金匮要略》载有："脉弦者，虚也，胃气无余，朝食暮吐，变为反胃。寒在于上，医反下之，令脉反弦，故名曰虚。"弦濡只见于关部，而且寸尺无异状，关独濡而无力，常为胃病，胃纳差。

邓某，男，25岁。有慢性乙肝史多年。曾间断服用中西药治疗。平素胃口不佳，体态略瘦，左胁下胀满不舒，精神困倦，大便时干时溏，乙肝小三阳。舌淡舌苔白滑边有齿痕。老师脉之，六脉沉缓而弱，左关弦略紧。《脉经》载："肝病其色青，手足拘急，胁下苦满，或时眩冒，其脉弦长。"脉证相合，为脾弱肝寒。小建中汤合小柴胡汤加减治疗：桂枝12g，白芍12g，清半夏10g，枳实10g，当归10g，党参12g，柴胡10g，北细辛3g，黄芩6g，木香10g，砂仁6g，茯苓30g，黄芪30g，炙甘草6g，生姜5片，大枣12枚。5剂，饮食及少腹胀满得缓，上方续服5剂，并配合抗乙肝病毒药物治疗乙肝。

弦 主 痰 饮

弦脉在病理状态下多和肝、少阳、厥阴有关。"咳家其脉弦，为有水，十枣汤主之"，此处的弦脉与病理性产物水饮内停有关。《金匮要略》云："脉弦而大，弦则为减，大则为芤，减则为寒，芤则为虚，虚寒相搏，此名曰革"，此处脉弦大主虚寒；"男子脉虚沉弦，无寒热，短气里急……少腹满，此为劳使之然。"此处的脉虚沉弦主阴阳不足。"胁下偏痛，发热，其脉紧弦，此寒也，以温药下之，宜大黄附子汤"，此弦紧脉主实寒。《三因极一病证方论·七表病脉》详尽描述了可能出现弦脉的疾病和病因："弦为寒，为痛，为饮，为疟，为水气，为中虚，为厥逆，为拘急，为寒疝。弦紧为恶寒，为病瘤，为癖，为瘀血。弦而钩为胁下刺痛；弦长为积，随左右上下。"

凡水饮，痰邪内停，积瘀不散，脾胃阳虚，症见喘满、胁痛、短气、咳逆、心悸者，多见弦脉。临床常见肺气肿、支气管喘息，多见弦数之脉。另有停食，症瘕积聚，脉亦多弦。

周某，男，60岁。患支气管哮喘多年，每因受凉等诱发，春冬两季发作频繁。平时服用氨茶碱片等药。3日前无明显诱因出现喉间痰鸣、气喘，服用止喘药稍缓不舒服。诊见气喘痰鸣、咳嗽、痰少色白有泡沫，恶寒，不能平卧，卧则咳，纳呆神疲，恶心欲吐、不喜冷饮，头晕，四肢不温，大便黄软，舌苔白薄腻。老师脉之，六脉沉缓，左关沉弦而滑，右寸浮弦有力。《伤寒论》说："脉弦者，必两胁拘急。"《金匮要略》说："脉沉而弦者，悬饮内痛。"脉证合参，系风寒夹饮伏于胸胁，水气射肺而致此喘嗽。小青龙汤合苓桂术甘汤加减：麻黄10g，桂枝10g，干姜10g，细辛10g，茯苓20g，射干10g，半夏10g，五味子10g，炒白术12g，制半夏10g，陈皮10g，旋覆花（包）12g，生姜3片，大枣10g，炙甘草6g。水煎服，6剂，咳喘大减，以上方加减治疗半月余，诸症得缓。

一妇女，患眩晕腰痛，寅卯二时一过，则发昼夜昏迷，不省人事，身如在浮云中。陈三农诊之，脉细数弦滑。脉细为湿，脉数为热，脉弦为饮。湿热痰饮，留滞胸膈，随气升降，上涌则为眩晕，下坠则为腰痛，痰饮沃心包，导致心窍不通，故昏迷不省人事。至巳午时，心火助其湿热，鼓击痰涎，故昏痴更严重了。病起必因痰饮所致，问之果然。遂以稀涎散涌酸臭痰数升，仍以舟车丸泄如漏屋水者五六次，诸症均愈。（《续名医类案》）

🐷 弦主诸痛

痛者，气血不和，经脉拘急。《伤寒论》中说："脉弦者，必两胁拘急。"《金匮·痰饮咳嗽病脉证并治》中说："脉沉而弦者，悬饮内痛。"另外，头痛、身痛、腹痛等，也可见弦脉。

剧痛可形成数脉、动脉、紧脉，也可以形成弦脉。动脉硬化者，或肝病者合并剧痛则可形成弦脉。疼痛时由于交感神经兴奋而心血管、皮肤、血管收缩，血管变细，血管内压力增大，脉波升起受限，形成端直以长，按之有力的弦脉。但这种弦脉仅见于疼痛发作时，随着疼痛的消失而不复存在。

莫某，男，45岁。患有慢性腰痛多年，诉有腰椎增生、坐骨神经痛诸病。一周前无明显诱因出现腰膝酸痛，腰痛向左下肢放射，牵引疼痛，有刺感。内服止痛药物及针灸按摩治疗，疼痛虽缓而不止，时轻时重。诊见疼痛喜温喜按，面色苍白，表情痛楚，语声低微，神疲倦怠，舌淡苔薄黄。老师脉之，六脉沉缓而细，左关尺沉弦而紧，搏动有力。《素问·举痛论》说："寒气客于脉外，则脉寒，脉寒则缩蜷，缩蜷则脉细急，则外引小络，故卒然而痛。"陈无择说："弦为寒。脉证合之，为寒凝肝络所致。"当归四逆汤加减：当归30g，川芎15g，桂枝10g，细辛6g，肉桂6g，丹参30g，杜仲15g，白芍30g，附子15g（先煎），木瓜10g，延胡索10g，赤芍10g，牛膝10g，甘草6g。

水煎服，服药5剂后腰腿疼痛程度减半，以上方加减治疗半月，症状完全消失。

谢四府的如夫人，分娩旬余，忽然臂下微微作痛。有医生认为是血虚，用大料芎、归，十剂而痛不减。又说是血当补气，阳生则阴长，加参、芪，五六剂而痛更厉害。请陆肖愚诊治。脉之，六部沉弦，而左关尺更紧。询问患者，只有左边近肛门处有一点痛而已。问"痛处发热吗？"答道："很热。"陆说："这是气血不足而痛，系产后败血凝滞于肝经，臀部乃肝经所络之地，凝而注之，如果不及时治疗，久必成毒，应当行血海之瘀滞，解经络之蕴结，庶可消尔。"不信，更医，仍以八物汤投之。一日，痛处顿肿，又与寒凉解毒之品，致疮口不收，大便作滞，饮食不进，肌肉半削。再请陆诊之，脉微细如蛛丝，按之犹觉有神。陆说："今宜大补矣。"乃用四君子加芪、桂、附，数剂泻止食进。又加当归、熟地黄，约10剂，疮处结痂而愈。（《续名医类案》）

双　弦　脉

双弦脉，顾名思义，就是在寸口脉中见到两个弦脉，其出现的位置可以在单手，也可以在双手上。

梅某，男，43岁。患者素有慢性胃炎和十二指肠球炎史。诊见胃脘疼痛，胃脘痞满不舒，按之软，喜温喜按。口淡，口水多，频吐，色淡清。恶寒怕冷，虽在炎夏，亦披厚之外套。纳差，恶心欲呕，大便溏，尿白，面色淡白，神疲声微，舌淡苔白微滑。老师脉之，沉细而弱，左右两手关部沉弦。《金匮要略·痰饮咳嗽病脉证并治第十》曰："夫病人饮水多，必暴喘满。凡食少饮多，水停心下，甚者则悸，微者短气。脉双弦者寒也，皆大下后善虚，脉偏弦者饮也。"脉沉亦为水，寒饮在中。遂以附子理中汤合苓桂术甘汤加减：附子30g（先煎），肉桂6g，白术10g，党参10g，茯苓30g，桂枝10g，干姜10g，吴茱萸10g，清半夏10g，陈皮10g，石菖蒲10g，泽泻10g，甘草6g。水煎服，6剂后，胃脘痛及恶寒缓解，以上方合加减治疗月余，诸症亦除。

对双弦脉的理解，古今有二种解释：

在单手脉中出现两道弦脉

即于一手寸口中有两条脉呈平行方向走行，两条脉之间有明显距离，可以清楚摸到两条脉管在搏动。或见于左手，或见于右手，称之为双弦脉，若左右两手俱见则为四道弦脉，即左右手各有两道弦脉。如徐忠可于《金匮要略论注》中曰："有一手两条脉，亦曰双弦。"这里又分先天和后天的区别。

如果是先天出现的多属生理的变异。先天出现的双弦脉又称双线脉，双管脉，是桡动脉的一种生理位置的变异，故又称歧脉、解脉。古人认为正常人的脉道可分二歧、三歧，如周学海《脉简补义·卷下·脉有两歧三歧》中说："凡人寸口之脉，本有三歧，而无三动。三歧者，一由寸口直上白鱼也、一由寸口直上掌心也、一由寸口外上合谷也。""其动也，或见其一，或见其二，未见有三脉全动者。独见一脉，其形多粗，兼见二脉，必然一大一细，倘两脉并大，当有风火上壅之患矣。""双线脉必一大一细，未见有两线并大者，或细脉加于大脉之上，或细脉伏于大脉之下，或两脉平行，大居细外，细居大外。"这种歧脉在《内经·刺腰病论》

中名之曰"解脉"。解脉者，如绳之解股而歧出也。双线脉与三歧脉属于桡动脉畸型（先天性）所致，其诊察方法，与常规脉象诊察方法相同，一般以其中粗大者为主进行诊察。

如果是后天出现的则多有病理意义。如邹孟诚认为患者在疾病发展过程中会出现左右手各有两道弦细挺劲之脉，平行而驶，稍带数象，按之不衰。或一手之两道弦脉并不平行，而呈高低昂藏之形。其所患病症为心肝痰热内扰，兼阴虚气郁，经巢念祖先生治以清肝涤痰、养阴安神而见效。伴见主要症状有肚腹气撑作痛，牵引两胁不适。此脉见双弦主痰热，必双弦劲细有力兼带滑数，按之不减。双弦脉亦有主寒的，如《潜厂医话》中所说："别有按弦而成两条者，为双弦脉。多为体弱虚寒之象，其所以然之故则不明。"其脉双弦必兼见沉、迟、紧、涩等象，以寒饮阻隔脉道为多，所以临床需仔细辨认。

两手之脉俱弦

左右两手中，见于一手为单，见于两手即为双，意即左右手同时出现弦脉者为双弦。如《四诊抉微》引《脉鉴》云："两手脉弦为双，一手脉弦为单。"而戴同父说："两关俱弦，谓之双弦。"《医宗金鉴·四诊心法要诀》中说："两关脉眩，谓之双弦。弦乃肝脉，右关见之，是肝木乘脾，故曰土败。"《古今医鉴·胁痛》中说："脉双弦者，肝气有余，两胁作痛。病夫胁痛者，厥阴肝经为病也，其病自胁下痛引小腹，亦当视内外所感之邪而治之。"

双手见弦脉之主病，不出弦脉主病之范围，大致有三类：一是主痛，如《脉经》所说："双弦则胁下拘急而痛。"二是"双弦寒痼"，如《金匮要略》所说："脉双弦者，寒也，皆大下后虚也，脉偏弦者，饮也。"三是双弦主虚。如徐忠可于《金匮要略论注》中曰："此乃元气不壮之人往往多见此脉，亦主虚，适遇概温补中气，兼化痰。应手而愈。"

一富室女，正梳洗间，忽幻见有二妇来相拘，正奔逸时又加挤压，遂大叫，叫后乃大哭，哭已即发狂，继发寒热，眩晕不眠。有人说是鬼祟，召巫符咒而更加厉害。刘宏壁诊之，肺脉直上鱼际，肝亦双弦。据脉证所知，其所见者，系本身之魂魄也。盖肺藏魂，肝藏魄，用用小柴胡汤去甘草之恋，加羚羊角、龙骨、牡蛎，清肺肝，镇惊怯，一服而安。凡患痴癫，或羊头风，总因心窍有痰所致。故又取橄榄十斤，敲破入砂锅内，煮数滚去核，入白捣烂，仍入原汤煎之，至无味去渣，以汁共归一锅，煎成浓膏，用白矾八钱，研末入膏匀和，每日早晚以开水冲服三钱。或初起轻者，取橄咬破一头，蘸矾末食之亦效。（《续名医类案》）

王旭高治一人，脉双弦，有寒饮在胃也，脘痛吐酸，木克土也，得食则痛缓。脉双弦者，寒也，弦为阴脉，主腹痛，此为阳虚阴盛，血气收敛，筋脉拘急之故。食则痛缓。夫痛有虚实之分，实痛腹部硬，拒按，得食加剧；虚痛腹部濡软，按之痛减，得食则缓解。病吐酸。酸属木味，吐酸为木横克土之症。患者阴寒特盛，故脉双弦，里虚较重，故得食痛缓。病属中虚；当和中泄木祛寒，小建中汤加减主之。白芍、桂枝、干姜、炙甘草、法半夏、橘饼、川椒、党参、白术。本案为中虚里寒，木气横逆，脘痛吐酸症。治以小建中汤，加大辛大热之干姜、川椒以温中止痛；党参、白术之甘

温以补中健脾，橘饼之辛温以理气开胃。(《伤寒名案选新注》)

高血压病与弦脉

高血压属于中医学"眩晕""头痛""风眩""头风"等范畴，高血压患者多存在弦脉特征。有研究显示，高血压弦脉的出现率在80%甚至90%以上。

高血压病人的动脉血管弹性减弱，血管壁紧张度增高，或血管发生退行性变化，外周阻力增加，周围血管紧张度增加，形成了筋脉不濡或者筋脉不舒、不柔的弦象。高血压所致的弦脉特点是重按尺部，寸、关部仍然弦而有力。《脉诀启悟》说："胆以弦少弦多，以证胃气之强弱；弦实弦虚，以证邪气之虚实；浮弦沉弦，以证表里之阴阳；寸弦尺弦，以证病邪之升降。无论所患何证，兼见何脉，但以和缓有神，不乏胃气，成为可治；若弦而劲细，如循刀刃，弦而强直，如新张弓弦，如循长竿，如按横格，皆但弦无胃气也。"

元代戴启宗指出"弦而软其病轻，弦而硬其病重。"对于高血压病来说，随着病情的加重，脉象的弦度增加，柔和度下降。而且脉象越是弦硬挺直、搏指有力，提示血压越高，应警惕高血压危象及脑血管意外的发生。

《医学衷中参西录》认为中风先兆征的脉象，"其脉必弦僵而长，或寸盛尺虚，或大于常脉数倍，而无缓和之意。"随着年龄的增长，老年高血压患者桡动脉硬化多出现弦脉样的脉象。有些医家称之为"硬脉"以区别弦脉。脉来时挺然指下，缺乏弹性，毫不柔和，不是像紧脉一样绷急左右弹指，也不是有力而弹指。这种硬脉是脉管本身的硬化造成的，如其脉动不失从容和缓，非胃气已败。属于老年人正常生理变化所致。

黄某，女，53岁。患高血压病多年。以头晕、颈项不舒诊治。形体肥胖，面色红润，眩晕，言语声高且急，自述急脾气的样子。睡觉后四肢易麻木。这两天头晕沉沉，颈项不舒，肌肉有拘急不舒展的感觉，左顾不适。BP170/110mmHg，X线片检查颈椎有增生突起。舌淡红，苔薄白。老师脉之，脉沉滑，左关浮弦而紧，重按有力。高血压病脉多弦，《素问·阴阳应象大论》说："风胜则动。"肝阳升发太过，呈风动之象，故见眩晕，脉沉主气郁，脉滑主痰，浮弦主肝风，脉紧主寒，风寒夹痰凝滞脉络，血脉痉挛拘急故颈项不舒。葛根汤加减：麻黄10g，桂枝10g，白芍20g，怀牛膝20g，葛根50g，杜仲10g，羌活10g，防风10g，天麻10g，钩藤20g，生姜3片，大枣10g，甘草6g，水煎服，5剂，药后头晕除，BP140/90mmHg，上方续服5剂，诸症得缓。

春脉如弦

春季健康人出现的弦脉却不属病态。因为春天是生发的季节，人体五脏中，肝属木，主疏泄，喜条达，与春相对应，故而肝气在春季较为旺盛，在脉象上表现则偏弦脉。《素问玉机真藏论》中说："春脉如弦，何如而弦？岐伯曰：春脉者肝也，东方木也，万物之所以始生也，故其气来耎弱轻虚而滑，端直以长，故曰弦，反此者病。春令，阴寒乍退，阳气升发之时。此时，阳气始萌而未盛，温煦之力未充，《内经》称之"其气来软弱"，故脉尚有拘急之盛而为弦。常脉之弦，当弦长和缓。

由于肝应春，在脏属肝，所以春日健康人常见弦而柔和者为常脉。逆春气则肝气怫郁，恼怒伤肝则肝气逆乱，惊动魂魄，则肝气不宁。

冬春之季，阳气初升，春阳发泄，肝气乃发，这两个季节也是高血压病复发的高发期。春天肝气旺、动怒均可肝风内动，导致血压升高。《素问·金匮真言论》中说："故春气者，病在头。"春天肝气主令，《素问·阴阳应象大论》说："风胜则动"，阳气易于生风易亢，易出现头痛头晕之类疾患。

廖大新，年 52 岁，九江人，居乡。患中风闭证。其人火体身壮，春感外风，引动内风，风火相煽而发病。初起头痛身热，自汗恶风；继之卒然晕倒，口眼斜，痰涌气粗，人事不知。陈作仁诊之，左关脉浮弦数，右沉弦数，重按来去有力。显系风火相煽，挟痰涎上壅清窍，陡变昏厥闭证。此即《内经》所谓"血之与气，并走于上，则为大厥"也。其气复返则生，不返则内闭而外脱矣。先以熄风开痰，通其窍闭为首要。急用羚角、钩藤以息风，至宝丹合厥证返魂丹以通窍，竹沥、姜汁以开痰。等神志苏醒后，仿缪仲淳法，再进桑叶、菊花、蒺藜、天花粉清热定风为君，石决明、蛤壳、瓜蒌、川贝降气豁痰为臣，佐竹沥以通络除痰，鲜石菖蒲汁以通气清窍。必须风静痰除，仿许学士珍珠母丸法，以珠母、龙齿潜阳镇肝为君，枣、柏、茯神清养摄纳为臣，佐以西洋参、地、芍，为滋养阴虚者设法，使以石斛、鸡金，为增液健胃以善后。羚角片钱半（先煎）、双钩藤六钱、淡竹沥两大瓢、生姜汁四小匙（和匀同冲）、至宝丹一颗、厥证返魂丹二颗，研细，药汤调下。次方：冬桑叶二钱、滁菊花二钱、白蒺藜钱半、天花粉三钱、石决明一两、海蛤壳四钱（同打）、瓜蒌仁四钱、川贝母三钱（去心）、淡竹沥两大瓢、鲜石菖蒲汁一小匙（和匀同冲）。三方：珍珠母一两、青龙齿三钱（同打）、炒酸枣仁钱半、柏子仁三钱、辰茯神三钱、西洋参钱半、细生地三钱、生白芍三钱、鲜石斛三钱、生鸡金二钱（打）。初方连进三剂头煎，大吐痰涎，神识清醒。续进次方三剂，已无痰热上涌，口眼斜亦除。连进三方四剂，胃动纳食，人能行动而痊愈矣。（《全国名医验案类编》）

笔记三十四　如微风轻之缓脉

 ## 缓脉一息四至，从容和缓

　　缓脉是脉体张力或弹性低下的一种脉象，兼有脉率较慢，一息不足四至。"缓脉"之名最早见于《内经》，是与"急脉"相对而言的。如《灵枢·邪气脏腑病形》说："调其脉之缓急、小大、滑涩，而病变定矣。"还说："脉急者，尺之皮肤亦急；脉缓者，尺之皮肤亦缓。"《伤寒论·辨脉法》中描述了缓脉的脉形："阳脉浮大而濡，阴脉浮大而濡，阴脉与阳脉同等，名曰缓也。"《伤寒论·平脉法》说："卫气和，名曰缓。"卫气急的脉象就是紧脉和弦脉这一类的脉象。所谓"阳脉浮大而濡，阴脉浮大而濡"，突出的重点是一个"濡"字，即脉体柔软。在《脉经》以前，"濡"与"软"通用，故《脉经》所谓"缓脉"，只反映脉体"柔软"或"舒缓"的程度。《脉经·脉形状指下秘诀》说缓脉："去来亦迟，小快于迟。"增加了脉的至数的成分。

　　陈某，男，68岁。患者素有高血压病，糖尿病病史。三个月前因眩晕猝然昏仆，半身不遂入院，诊断为高血压、脑血管意外（中风）、脑出血（＜5ml）、脑血栓形成。经中西医结合治疗，神志清醒，无口眼斜。仍半身不遂，语言不利，面色萎黄，右侧肢体瘫痪，上肢肌力Ⅰ级，下肢肌力Ⅱ级，时有耳鸣头晕，语言不利，血压97/75mmHg，脉率：60次/分钟，心律齐，舌质暗淡苔薄白。学生脉之，六脉迟缓无力。老师脉之，曰："《金匮要略》有言'寸口脉迟而缓，迟则为寒，缓则为虚。荣缓则为亡血，卫迟则为中风'。寸脉沉缓而细，脉迟缓无力，脉来有往来难之势，兼瘀也。"系心肺气虚而血滞、脉络瘀阻所致中风后遗症。治宜益气活血，化瘀通络，方用补阳还五汤合血府逐瘀汤加减。处方：北黄芪60g，当归20g，赤芍、白芍各15g，桃仁15g，川芎15g，水蛭15g，牛膝10g，红花8g，葛根30g，甘草6g，麝香0.3g（冲服）。服上方6剂，右上肢已能抬高约10cm。下肢已能抬举有力，效不更方，以上方加减治疗月余，上下肢已能伸缩自如，基本治愈。

　　缓脉特点是脉体和缓从容，一息四至，比迟脉稍快一点，脉率60次/分钟左右，是脉的至数和脉势从容和缓相结合。在平脉，其脉之来，应不浮不沉，不迟不数，恰在中部，来去从容，一息四至，是为脾胃调和之脉。对于病脉，每有至数、大小等变化，当于兼脉之中重点求之脉势轻舒和缓，有从容之象，可辨为缓脉。如往来迟缓，柔软而慢，或缓而滑大，缓而迟细，乃为病脉。故缓脉是属于具有复合因素的脉象，它既有至数（一息四至）的条件，又要有形象方面的条件（柔和）。《中藏经》说："缓者阴也，指下寻之往来迟缓，小于迟脉曰缓。"《濒湖脉学》说："缓脉阿阿四至通，柳梢袅袅飐清风。欲从脉里求神气，只在从容和缓中。"

脉的从容和缓肯定就不是数急弹人手的感觉，具有和软不紧的特征，"与紧相对。"也包括脉律不快不慢，没有乍密乍疏，结代间歇。

由于中医的至数与西医的脉搏次数之间并不完全相等，所以临床上应辨证看待。正常人的心率60~90次/分钟，慢于60次/分钟称为窦性心动过缓。如果心率不低于50次/分钟，一般无症状，这属于缓脉的范畴。低于50次/分钟以下的属于迟脉的范畴。而正常人比如运动员还可能在50次/分钟左右，作为平脉之一的缓脉，可将其脉率定位在50~60次/分钟较合适。如《脉经·脉形状指下秘诀》说："去来亦迟，小快于迟。"《医学真传》说："圆缓者，脉来应指，至数均调，三部同等也。"《顾松园医镜》说："缓脉四至，往来和匀，微风轻飐，杨柳初春；缓而和匀，不浮不沉，不大不小，不疾不迟，应手中和，意思欣欣，悠悠扬扬，难以名状者，此真胃气脉也。"《三指禅》说："不浮不沉恰在中取，不迟不数，正好四至，欣欣然，洋洋然，从容柔顺，圆净分明。"《四诊抉微》说："凡诊得至数调匀，而去来舒徐，有此从容和缓之象，此之谓平脉，是即胃气也，诸脉之宜兼见者也。"

故缓脉的指下感觉是："小快于迟，一息三与四至之间（50~60次/分钟），应指从容和缓、柔软。"

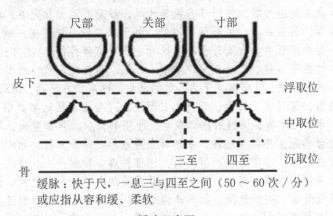

缓脉：快于尺，一息三与四至之间（50~60次/分）
或应指从容和缓、柔软

缓脉示意图

广义上来讲迟脉包括缓脉，因此迟缓常合称。以至数而言的缓脉主病类同于迟脉，理解迟缓的异同和相互联系，在临床上需灵活运用。缓脉常见于湿证或脾胃虚弱。如《四诊抉微》说："凡诊得至数调匀，而去来舒徐，有此从容和缓之象，此之谓平脉，是即胃气也，诸脉之宜兼见者也。"《难经·四十八难》说："缓者为虚。"《诊家正眼》说："浮缓风伤，沉缓寒湿。缓大风虚，缓细湿痹。缓涩脾薄，缓弱气虚。"

迟缓脉的脉势含有涩脉的"往来难"的状况,因此,临床上需根据脉证合参判断是否有血流瘀阻的情况。

缓为脾虚

缓脉为阴脉,主病有虚有湿。故《濒湖脉学》说:"缓为营衰卫有余,非风即湿或脾虚。"伤寒中风,营弱卫强,其脉浮缓。湿盛阻滞气机,脾土受困,其脉亦缓。若因湿邪黏滞,阻滞脉道,则脉来虽缓,必见怠慢不振,脉道弛缓,有似困缚之象;若因气血不足,则脉道不充,必见缓弱少力之象。血少气多,流之不前,则缓而涩;痰滞于中,来回滚动,则缓而滑;热盛内外,则缓而大;寒盛内外,阳气缩不前,则缓而迟无力;水湿阴盛,阳气受困,则沉缓而弱。

缓脉只有有兼脉,才以病论。如《脉诀汇辨》说:"缓为胃气,不止于病,取其兼见,方可断证。浮缓伤风,沉缓寒湿,缓大风虚,缓细湿痹,缓涩脾薄,缓弱气虚。"病脉中见缓脉,有和缓之象,为胃气尚存,虽重不惧,为向愈之征。

陈丽生,年30岁,业商。暮春外感风邪,不服药而病愈,至初夏突然患飧泄。肠鸣腹痛,一痛即泻,泻多完谷,溺清而短。何拯华诊之,脉弦而缓,左强右弱,苔薄白滑。凭脉断证,即《内经》所谓"春伤于风,夏生飧泄"也。腹痛而泻出完谷者,肝横乘脾也。故经云:"脾病者,虚则腹满、肠鸣、飧泄、食不化。"右脉缓主脾胃虚弱,"脾为营之本,胃为卫之源。"脾胃气虚,则营卫之源不足,不能卫外而为固,风邪乘虚而入。故《濒湖脉学》说:"缓为营衰卫有余,非风即湿或脾虚。"初用刘氏术、芍、陈、防等止其痛泻为君,佐川芎升散其伏风,炒麦芽消化其完谷;继用五味异功散升补脾阳为君,佐以白芍、煨姜酸苦泄肝。炒于术二钱、陈广皮一钱、川芎一钱、煨防风一钱、生白芍钱半、生麦芽钱半、荷叶一钱(剪碎拌炒)。次方:炒党参钱半、浙茯苓钱半、炒白芍二钱、煨姜五分、炒于术二钱、新会白一钱、清炙甘草六分。进第一方两剂,痛泻大减,惟肢懈怠无力,胃纳甚少。进第二方三剂,痛泻止而胃气健。终用以莲子当饭,每日嚼十四粒,调养七日而瘥。(《全国名医验案类编》)

张县丞,年逾50岁,两腿肿胀,或生,小便频而少,声如瓮出,服五皮散等无效。掌医院银台李先生怀疑为疮毒,令请薛立斋诊治。薛诊其脉,脉右关沉缓,此脾气虚,湿气流注而然,非疮毒也。河间云:诸湿肿满,皆属于土。按之不起,皆属于湿。遂投以五苓散加木香、苍术,亦不应。薛思至阴之地,关节之间,湿气凝滞,且水性下流,脾气既虚,安能运散。如非辛温之药,开通腠理,使行经活血,则邪气不能发散。遂以五积散二剂,势退大半。更以六君子汤加木香、升麻、柴胡、薏苡仁,两月余而愈。假如前药无效而改投峻剂下之,则不免造成虚虚之祸。(《续名医类案》)

缓为胃气

缓脉主胃气和缓,代表脉中的胃气,故《脉诀汇辨》称:"缓为胃气。"周学霆在《三指禅》中载:"四时之脉,和缓为宗。"这里所说的和缓就是胃气的意思。

生理性的缓脉是胃气充足的表现。张介宾说："缓脉有阴有阳，其义有三：凡从容和缓浮沉得中者，此平人之正脉，若缓而滑大者多实热……缓而迟细者多虚寒。"故缓脉主病的，皆为缓慢如迟的缓脉；所说的平人之脉，则为以脉来和缓的缓脉，故《三指禅》说："四时之脉，和缓为宗，缓即为有胃气也。万物皆生于土，久病而稍带一缓字，是为有胃气，其生可预卜耳""无病之脉，不求神而神在，缓即为有神也。方书乃以有力训之，岂知有力，未必遂为有神，而有神正不定在有力。"

脉以胃气为本，如《素问·玉机真脏论》认为："脉弱以滑，是有胃气。"说明有胃气的脉象应当是"弱以滑"的。《灵枢·终始》说："邪气来也紧而急，谷气来也徐而缓。"这里的谷气，是指水谷之气，就是人们通常所说的胃气，有胃气的脉象即是"徐而缓"的缓脉。观脉象中是否带和缓就可判断疾病的预后。不管是什么疾病，脉象带缓和的，都是有胃气，都可以治愈的，如弦脉带缓、数脉不坚劲有力、迟脉而柔和等都是预后良好的，反之则是真脏脉，必死的脉象。

谢某，男，年20岁。1989年春病疫三日，目红面赤，头汗如雨，四肢如冰，神志时昏时躁，谵妄无伦，呕泄兼作，小便癃闭，苔黄，满口如霜，六脉全伏，体温40℃。诸医束手，谢而不治。张海燕诊其脉，虽六脉全伏，但从容和缓、此乃有胃气之脉。投大剂清瘟败毒饮加减：生石膏80g，生地黄30g，犀角2g（代，磨兑），川黄连8g，滑石20g，大青叶20g。连服2剂，脉起细数，手足回温，呕虽止而泻如故。仍以上方去滑石，加黄芩10g，2剂后，脉转洪数，汗止，小便利，大便实，但谵妄如前，身忽大热，烦躁。上方加知母10g，再2剂，诸证除，后以四物汤加五味子10g，调理半月而愈。此案以缓脉之和缓从容为有胃气以决死生。患者目红面赤，神昏躁谵妄，呕泄兼作，苔黄，真热可见；而满口如霜，四肢如冰，六脉全伏，乃疫热内郁，气道不利，即所谓热深厥深，病危极之候。然六脉虽伏，但从容和缓，乃知脉之胃气尚存，古云："有胃气者生"。故投大剂清瘟败毒之品而愈。（湖南中医学院学报，1991，11（2）：11）

李姓妇，年约四旬。月经两月未来，呕吐不能饮食，茶汤入口便吐，略有恶寒发热等症。袁焯桂诊之，脉缓滑有神。乃告之说："孕也。"病家半信半疑，急欲止吐。屡服药而呕吐不能止。复延他医治疗，诸医议论纷纭，方药也各不同。数日后呕吐如故，日渐瘦弱，一月后其家复来邀袁诊治。入其室则见病患刚痉厥未苏，两手紧握，两膝亦蜷，面色黄瘦。其家人已准备后事矣。袁说："人虽瘦弱，痉厥可畏，但脉则缓滑有生气，非病也，孕也。"因嘱其不必服药，但以粥汤及鸡鸭汤与饮。因为妇人恶阻，有过六十日或八十日始愈者，不可妄以药治也。又月余，其侄来诊病，问之，则已渐愈，稍能饮食矣。及至腊月，其婿送诊金来。复问之，则已饮食步履如平人矣，至今年三月果生一女。《金匮要略》论妇人恶阻，有绝之之戒。不想今天能见到这样的案例。（《丛桂草堂医案》）

缓者多热

缓脉为有胃气之脉，作为病脉，多主脾虚或者主湿。但缓脉亦主热，《灵枢》中说："缓者多热，急者多寒。"如果寒热疾病中未出现明显的迟数脉象，就可用

"紧缓"脉象来分辨寒热。这种情况多系湿热相杂的情况。热因湿束，湿令经脉弛纵，热盛迫激血脉而脉大，故热盛者，脉可缓大，症见烦热口臭、腹满、疮疡等，多见缓大或缓滑有力之脉。

伤寒初期发热多见缓脉，病为湿热内蕴，湿未化燥的证候。《脉诀》云："三部俱缓脾家热，口臭胃反常呕逆。"《素问·平人气象论》曰："缓而滑，曰热中"，脉见和软宽舒而兼粗大圆滑，应指有力。《伤寒论》39条云："伤寒脉浮缓，身不沉，但重，乍有轻时，无少阴证者，大青龙汤发之。"这里的脉缓是热扰胸中，湿蕴在内，表无汗而不得泄，湿热在肤在肌肉浸淫，热邪弛张脉形长大而软，反呈宽纵之象。正如景岳所说："缓者纵缓之状，非后世迟缓之谓，故凡纵缓之脉多中热，而气化从乎脾胃也。"故林之翰说："纵缓，病主于热，治宜清降。"

患者，20岁，身强食健，迩来发热二旬，热则汗出，冷则身痛。郝文轩诊之，脉缓，骨节酸楚，口渴善饮，知为中热所致，予白虎加桂枝汤，肃热透表，二剂而愈。盖仿叶氏温症例也。(河南中医，1987，1：10)

孙姓子，7岁，腊月间发热恶寒，咳嗽，体倦，饮食减少，脉缓不数。袁焯桂诊之，刚开始用葱豉汤加薄荷、桔梗、杏仁、甘草等。服后颈项及胸背等处发现痧点，犹隐约在皮肤间，尚未大现于外也。仍用原方。第3日，痧大现于胸背颈项手臂等处，均密布而色红艳，夜间热甚，口渴。遂改用桑叶、金银花、杏仁、益母草、天花粉、浙贝母、甘草等。第4日热仍不退。舌色红赤起刺，毫无苔垢，遂易方：用地骨皮、干生地黄各三钱，麦冬二钱，北沙参一钱，白茅根三钱，贝母一钱，枇杷叶一片，一服热退神安，舌色亦淡而无刺矣。续服一剂痊愈。(《丛桂草堂医案》)

笔记三十五　如按葱管之芤脉

芤脉浮大而软，中空旁实

芤脉最早记载于《伤寒论》，主要就芤脉的主病进行论述，《伤寒论·辨脉法》曰："病有战而汗出，因得解者，何也?答曰，脉浮而紧，按之不芤，此为本虚，故当战而汗出也。其人本虚，是以发战，以脉浮，故当汗出而解也。若脉浮而数，按之不芤，此人本不虚，若欲自解，但汗出耳，不发战也"，说明芤脉见于里虚证，而芤脉的脉象最早记载于《脉经》。《脉经》云："芤脉，浮大而软，按之中央空，两边实。"芤脉具有脉位浮、脉体大、脉势无力、按之中空边实这四大特点。

卢某，女，36岁。平素月经尚规则，近5个月来，月经出血过多，量多如崩，经期延长，淋漓不尽长达10天左右。B超示正常。西医诊断为功能性子宫出血。入院治疗输血及服用西药止血剂等治疗，症状能得缓，方能控制，但不断复发。诊见头晕眼花，不能坐起，精神疲乏，肢软，夜寐欠安，颜面萎黄，唇甲淡白，面部烘热，手足心发热，四肢凉，食欲不振，恶心欲吐，末次月经6日来潮，量多如崩，血色鲜红，腹部隐痛，喜按，腰膝酸软。RBC $3.1×10^{12}$/L，Hb 89g/L，PLT $90×10^{9}$/L，舌淡红苔少，边有齿印。学生脉之，脉浮取即有，按之虚空无力，尺脉沉微。老师脉之，曰："此大出血之后，血虚阳浮，故脉浮取即有，重按之，脉动搏指之力顿减，两边脉壁两侧相对搏指，即《诊宗三昧》所说：'按之旁至，似乎微曲之状'的感觉，或说'中央空，两边实'状如按葱管。芤乃失血亡阴之候，面部烘热系阳浮之征，阴虚而阳搏，则脉管浮起而中空内需成芤脉之状。治宜养阴潜阳，益肾固冲。"方用固冲汤合潜阳封髓汤加减。生熟地黄各30g，附子9g，肉桂6g，枸杞子30g，白芍15g，酸枣仁15g，黄柏6g，知母6g，山茱萸15g，党参10g，黄芪10g，墨旱莲15g，阿胶10g，龟甲12g，甘草6g。经前一周服药，药后经期、经量较前明显缩短和减少，脉转细软。以上方加减服用月余善后。

芤是草名，其叶类葱，中心虚空。《濒湖脉学》说："芤形浮大软如葱，边实须知内已空，火犯阳经血上溢，热侵阴络下流红。"芤主血脱、液脱、精脱，阳气虚浮而脱，故脉位应浮，脉之充实度不足。

芤脉是具有复合因素的脉象，芤脉具有浮、大、软、中空边实的特征。如不少医家所言：

《脉经·脉形状指下秘诀》："浮大而软，按之中央空，两边实。一曰手下无，两边有。"

《太平圣惠方》："芤脉，浮大而软，按之中央空，两边实，一曰指下无，两旁有。"指下无，即按之指下有落空感，但指下两旁脉感明显。

《济世全生指迷方》："芤脉之状，如浮而大，于指面之下，其形中断，又如流水不相续，或如泻漆之形，断而倒收，又似弦而软。"

《脉诀指掌病式图说》："芤者，中空旁实，如按葱管。"

《普济方》："芤者，中空旁实，如按慈葱。"

《濒湖脉学》："芤脉浮大而软，按之中央空、两边实，中空外实，状如慈葱"；"芤形浮大软如葱，按之旁有中央空。"

《脉说》："芤是草名，状类葱叶，故似洪，浮大无力而中空。以指重按之如无，而但动于每指之两边，所谓两头有而中央空者，此芤脉之象也。"

芤脉有若细小柔软而具一定弹性之橡皮管，以指诊于橡管之上，浮取则软大，中取则"脉"体中间较浮取更软，而"脉"体之两边较中间稍为充实有力，若是虚脉则两边与中间同样无力，而其绵软之脉体则相对呈现阔大。如再于橡管上沉取之，极难分清指下有底面橡管之感觉。即《脉经》所说的浮取时仅感觉血管上面之张力，中取时两边之脉管受到压缩，则张力增加，故见"两边实"，沉取时，脉管上部之张力加上血管内血液流动之力，已大大超过脉管底面之张力，故沉取不可能有"又着下面葱皮"之感觉。

故芤脉的指感特征为"浮取大而搏指，但不甚重按，用力脉软即下陷有落空感，两边实，中央空，如按葱管。"

芤脉主要见于短时间突发性大量亡血伤津，由于体内的血容量骤减，而血管又未明显收缩之前，血管壁又具有一定紧张度，心搏有力，脉居浮位，中候空虚的脉搏状态。若慢性病见芤脉，说明自身调节功能极差。主要见于慢性失血、伤精脱液。阴虚而阳气独存，气无所归，虚亢的阳气外浮、鼓动脉体致脉位浮、脉体大而旁实。

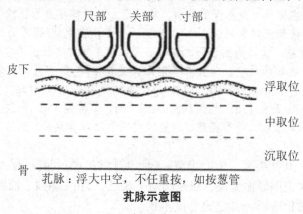

芤脉：浮大中空，不任重按，如按葱管
芤脉示意图

🦐 芤为失血，阳无所依

芤是失血的脉象，一般多见于暴然失血、失精、阴液耗伤过多的病人。由于突然失血，血量骤然减少，营血不足，无以充脉，则脉管反而空虚。阴血大伤，阳无所依，乃致脉形大位浮，势软无力中空，形成浮大中空之象。故张介宾说："芤脉为孤阳脱阴之候，为失血脱血，为气无所归，为阳无所附。"《诊家枢要》说："芤……为失血之候。"

出血有缓急之分，量有多少之别。缓慢而少量出血，脉多呈细而微弱之脉，少数亦可见洪大、虚大的脉象。大量急性出血，血暴脱而气暴浮，多见虚大、洪大、芤或革，少数亦有细数虚弱之脉。**一般芤脉须在大出血后较多见，突然大出血的更易见到。**如小量出血或慢性出血，临床一时见不到芤脉，若时间较长，虽小量出血亦可呈现芤脉。此外慢性的清谷、失精，出现阴盛阳动之征，脉乃见芤。寸脉芤者，必然头面部诸窍出血；尺关脉见芤见于胃肠道出血、血崩下血为多。

暑热中人，导致津液耗脱者，也可见芤脉。如《金匮要略》中暍篇："太阳中暍，发热恶寒，身重而疼痛，其脉弦细芤迟。"此为暑热伤津耗气，津气两伤，致脉芤而兼弦细迟。

芤脉亦主瘀血、积血。积血指瘀血蓄于胸脘腹等部，证见痛有定处，面色萎黄而有蟹爪纹路，多怒善忘，便黑或便秘等，多系组织有痈疡。《濒湖脉学》说："寸芤积血在于胸，关内逢芤肠胃痈。"《金匮翼·积聚统论》说："血积，痛有定处，遇夜则甚，其脉芤涩。"

可见芤脉主病具有两重性：既主失血，又主瘀血。失血与瘀血是出血的急性期和慢性期间前后出现的病理变化。中医有一句叫"出血必留瘀。"离经之血必致瘀血。芤脉所主失血仅在大出血之初期，失血既久，脉必改变。主瘀之时，当芤而有力，或兼弦、涩、沉伏等象。

韩户部左臂患一紫疱，根畔赤肿，廖仲淳诊之，大肠脉见芤，谓芤主失血，或积血。《伪诀》云："寸芤积血在胸中，关里逢芤肠胃痈。"韩说："有血痢未愈。"仲醇以芍药汤二剂，更以人参败毒散二剂，疱痢并愈。(《续名医类案》)

陈仲山之内人，小产后二月而血崩大下，白沫如注，五更泄泻，面色虚浮，下午身热口渴，面色青黄。孙文恒诊之，脉右手豁大近芤，左濡弱。脉大而空，近似芤脉。凡吐血、便血、尿血、咯血、崩漏和外伤等出血较多而未气竭者，大约在十几个小时内可见芤脉。时间过久，心气减弱，脉形变得细小，芤脉亦即消失。或及时补充血液后，也会使芤脉不见，故芤脉只是在血脱后的一段时间内存在。如有慢性出血而平素脉细小无力，突然出现芤脉则为血脱之先兆脉象。据此，大虚之候，血海尚有瘀血不尽，以致新血不得归源，稍动气即下如崩。盖脾乃统血之经，虚则不能约束，且面浮食少，脾虚剧矣。急宜温补，势或可为。人参、白术各二钱，姜炭、粉草各五分，茯苓六分，香附八分，丹参炒过一钱，水煎服。四帖而泻止。再以人参、白术各二钱，茯苓、丹参、黄芪、蒲黄各一钱，姜炭、泽兰叶、粉草各五分，调理痊愈。(《续名医类案》)

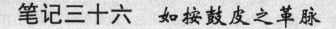

笔记三十六　如按鼓皮之革脉

革脉浮而搏指，外坚中空

革有皮革之意，亦有变革之意。《内经》"革"的含义主要指"变革"，如《素问·脉要精微论》："切脉动静，察五色，观五脏有余不足，六府强弱，形之盛衰，以此参伍决死生之分……浑浑革至如涌泉。""切脉动静"即诊察脉象的动静变化。"浑浑革至如涌泉"是说脉象由"浑浑"之势变革为"如涌泉。"《内经》中的革并不指脉象。

《伤寒论》则描述了革脉的脉象及病机，如《金匮要略·血痹虚劳》曰："脉弦而大，弦则为减，大则为芤，减则为寒，芤则为虚，虚寒相搏，此名为革。"这里的"减"应为"紧"脉的借义词，与后面的"芤"脉相对。《脉经》提出了革脉的脉名，但并无具体脉形的描述。《脉经》对革脉的论述是："革脉，有似沉伏，实大而长微弦，另有夹行小字说:《千金方》以革为牢。"《濒湖脉学》说革脉："弦而芤，如按鼓皮。"后世多尊此说。

陈某，男，65岁。患高血压病多年，平时坚持按时服用西药降压药，血压维持在158/105mmHg左右。一周前因劳累及受寒引起头晕头痛，入院检查血压220/130mmHg左右，服西药降压药效果不理想，在180～230/110～130mmHg波动。诊见：头晕目眩，平卧则舒，耳鸣，畏寒肢冷，腰膝酸软，大便干结，面色苍白，气短声低，舌淡白润，苔白腻。学生脉之，寸关弦细，按之无力。老师脉之，脉浮取弦长而硬，体大粗边，重按无力，又如空虚。此革脉也。且尺脉沉弱。病属虚寒相搏，寒搏而脉紧如弦如长，虚搏而脉体粗大而中空，不任搏指。宜温寒降逆。吴茱萸汤加减：吴茱萸10g，红参6g，附子15g（先煎30分钟），肉桂5g，山茱萸15g，怀牛膝10g，黄芪20g，熟地黄15g，生姜12g，大枣6枚，水煎，日1剂，药进3剂眩晕减轻，精神有增，已能下地行走。以上方继续6剂，血压降至150/90 mmHg，症状基本缓解。

革与芤脉均有按之中空的感觉，惟芤脉浮取大软，革脉浮取弦大绷急搏指。一软一硬，有区别也。陈修园说："浮而搏指为革，中虚外坚，似以指按鼓皮之状。"张锡纯说革脉为："其形状如按鼓革，外虽硬而中空，即弦脉之大而有力。"革脉轻取浮弦，中取、重按时可见中空、边硬，以中取时最为明显。革脉具有脉体的粗大而长、浮取时的紧张度-搏指而硬、中与沉取时的中空感三大特点。

故革脉的指下感觉是"弦而芤，外坚中空，如按鼓皮。"

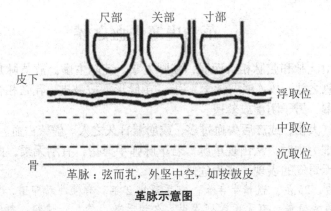

革脉：弦而芤，外坚中空，如按鼓皮
革脉示意图

革脉主血脱、精脱、液脱，与芤脉主病类似。**高血压、高脂血症、糖尿病、高血黏度、动脉硬化、冠心病、代谢综合征等病症中往往出现血管动脉硬化，血管增厚、变硬、弹性降低，形成弦象和如皮革状，阴本虚，若急性或慢性的失血脱精脱液，以及外界寒邪等诱因刺激，或长期服降压药伤气伤胃，极易引发疾病发生，出现弦芤革诸脉象。**

张锡纯认为革脉与弦脉相近，但革脉脉形虽大而不洪（无起伏故不洪），虽然按之有力而不滑（中空故不滑）。以此揣摩革脉，则得革脉的真相了。革脉主病为阴阳离绝，上下不相维系。如果疾病中出现革脉，预示着疾病的预后转变将出现变革（这也是革脉命名的原因所在），有危在顷刻之势。如张锡纯治疗外孙王某，年约 50 岁，身体平素羸弱，于仲夏得温病。症见：心中热而烦躁，忽起忽卧，无一刻停留的。诊其脉大而且硬，微兼洪象（脉大而硬，革脉也）。其舌苔薄而微黑，其黑处有斑点。知其内伤与外感并重也。大便 4 日未行，腹中胀满，按之且有硬处。其家人言，腹中满硬是旧病，已经有半年多了，因为有这个病，所以身形更加羸弱。张锡纯因思旧病宜从缓治，今当以清其温热为急务。所以用白虎加人参汤加减。方中石膏用生者两半，人参用野台参五钱，又以生山药八钱代方中粳米，煎汤两盅，分三次温饮下。服一剂后，外感之热已退多半，烦躁略减，仍然起卧不安，而可睡片时。但脉之洪象已无，而大硬如故。其大便尤未通下，腹中胀益甚。遂用生赭石细末、生怀山药各一两，野台参六钱，知母、玄参各五钱，生鸡内金钱半。煎汤服后，大便通下。迟两点钟，腹中作响，觉瘀积已开，连下三次，皆系陈积，其证突然发生变化，脉之大与硬，较前几次加大两倍，周身脉管皆大动，好像有破裂之势，其心中之烦躁，精神之骚扰，起卧之频频不安，实有不可言语形容者。张锡纯遂急开净山茱萸、生龙骨各两半，熟地黄、生山药各一两，野台参、白术各六钱，炙甘草三钱。煎汤一大碗，分两次温饮下，其状况稍安，脉亦见敛。当天按方又进一剂，就可以安卧了。过了不久，其腹部亦见软而无硬满了，但心中时或发热。继续将原方去白术，加生地黄八钱。日服一剂。三剂后，脉象已近平和，而大便数日未行，且自觉陈积未净，遂将山茱萸、龙骨各减五钱，加生赭石六钱，当归三钱。又下瘀积若干。其脉又见大，遂去赭石、当归，连服十余剂痊愈。（《医学衷中参西录》）

革为虚寒失血之候

革脉是由芤脉和弦脉相合而成，弦脉主寒，芤脉主虚。故革脉是一种精血大伤，血虚气急之脉，故《濒湖脉学》说："革脉形如按鼓皮，芤弦相合脉寒虚。妇人半产并崩漏，男子阴虚或梦遗。"

久病正气大伤，或产后失血过多，或崩漏日久之人。虚劳亡血、失精，半产、漏下，以血虚为主时，常出现革脉。若革脉弹手搏指，有刚无柔，此为太过，亦为真脏脉之无胃气的表现，多为危候。

孟某，男，25岁。遗精半年余。有手淫史2年。有性冲动即遗，发展到精神紧张时亦遗。男科检查，有无菌前列腺炎。久治乏效。诊见：遗精，每隔四五天来一次，夜间易勃起。心烦，易汗出，头晕，疲倦乏力，寐差，大便干，小便正常，舌质淡，苔薄白。老师脉之，脉浮弦大搏指，重按无力，此革脉也。阴虚于内，相火亢于外。益气固精，滋养心肾，引火归源。三才封髓汤加减：天冬20g，生熟地黄各30g，人参10g，知母10g，黄柏10g，砂仁5g，鸡内金10g，生龙骨、生牡蛎各30g，肉桂5g，远志10g，潼蒺藜10g，龟甲20g，甘草6g。水煎服，7剂，患者遗精未作，效不更方，以上方合六味地黄丸加减治疗月余。嘱清心寡欲，戒手淫等调养。精脱多由久病不愈，长期消耗精气不足，或肾气不固，遗精滑泄，失精过多而终成精脱。精血同源，精亏则血少，血少则脉空。精血不足，相火内动，血脉绷急，故脉弦长。气随精失，阴虚阳浮故见脉大空、浮之象。空、弦、浮和血脉因紧束而较硬，形成革脉。景岳云："精之藏制在肾，而精之主宰则在心。"故年轻人性生活需注意节制，"苟欲惜精，先宜净心"。

孙振麟，于大暑中患厥冷自利。范文学诊之，六脉弦细芤迟，按之欲绝，舌色淡白，中心黑润无苔，口鼻气息微冷，阳缩入腹，精滑如水。问其所起之由，因卧地昼寝受寒，是夜又连走精二度，忽觉头胀如山，坐起晕倒，四肢厥逆，腹痛自利，胸中兀兀欲吐，口中喃喃妄言，与湿温之症不同。医者误以为是停食感冒，与发散消导二剂，服后胸前头项汗出如流，背上更加畏寒，下体如冷水，一天之内昏愦数次。此阴寒挟暑，入中手足少阴之候。肾中真阳虚极，所以不能发热。遂拟四逆加人参汤，方中用人参一两，熟附子三钱，炮姜二钱，炙甘草二钱，昼夜兼进，三日中连进六剂，第四日寅刻回阳，悉去姜、附，改用保元汤，方用人参五钱，黄芪三钱，炙甘草二钱，麦冬二钱，五味子一钱，清肃膈上之虚阳。四剂食进，改用生料六味丸，加麦冬、五味子。每服用熟地黄八钱，以救下焦将竭之水，使阴平阳秘，精神乃治。(《续名医类案》)

笔记三十七 疾趋一蹶之促脉

 ## 促脉数中有歇止

促脉是一种脉率至数和节律失常相兼的一种脉象，与结脉都是有不规则的歇止的脉象，唯一的区别就是一个脉率迟缓，一个脉率数疾。

促脉最早记载于《黄帝内经》："寸口脉中手促上击者，曰肩背痛。"这里的脉促者乃脉急促之义。《伤寒论·辨脉法》描述了促脉的脉形："脉来数，时一止复来者，名曰促脉，阳盛则促，阴盛则结，此皆病脉"，《脉经·脉形状指下秘诀》："来去数，时一止复来。"

林某，女，46岁，教师。素有高血压、冠心病史。一直服用降压药、丹参片等药。1月前因工作烦劳又患上呼吸道感染、发热、心慌入院治疗月余。心电图示：快速型房颤。诊为：冠心病、快速性房颤、急性病毒性心肌炎。经中西医结合治疗，症状稍有减轻，但服西药抗心律失常效果欠佳，效果时好时坏。诊见胸部烦闷、心悸气促、动则明显。头目眩晕，时有咳嗽，痰少而黏，全身乏力、胃纳不香，口干，体温37.5℃，心率120次/分，血压120/90mmHg，舌红，苔薄黄腻。学生脉之，脉促急而有力，时有一止。老师脉之，曰："脉数急有力，滑也。数中有一止，促也。促中有歇止，是虽脉来血流瘀滞，兼涩也。李中梓曰：'促因火亢，亦因物停'，阳独盛而阴不能和，心气损伤，血脉瘀阻。"小陷胸汤合血府逐瘀汤加减：瓜蒌30g，半夏12g，黄连12g，云茯苓30g，陈皮12g，枳实15g，竹茹12g，桃仁12g，石菖蒲20g，柏子仁12g，远志12g，丹参20g，红花6g，丹参30g，甘草6g。水煎2次，早晚分服，每日1剂。6剂后，症状减轻，服药后4～5天，无心悸，怔忡之感，脉率减，查脉搏91次/分，偶有间歇。以上方与生脉散相合加减，继续服用两周，诸恙若失，复查心电图正常。

吴昭如夫人，年壮体丰，而平素有呕血腹胀，脾约便难等疾病。因为两次遭受火灾，所以平时多忧怒惊恐。病发于一次失血之后，忽然神气愦乱，口噤瞪眼。张路玉诊之，其气口脉数盛而促，人迎脉弦大而芤，形神不能自主，似有撮空之状，像要拿东西样的样子。有的人认为此症属于危症，怀疑会不出五日当死。张则认为：若是两手撮空的话，必然手势散漫，而今病人却拈着衣被，尽力拉摘，因此应为挟惊挟怒无疑。而且"爪者，筋之余"，非惊怒而何？况且脉来见促，当是痰气中结，并非代脉。询问其病因，惊怒俱有。遂用钩藤一两，煎成入竹沥半盏，姜汁五匙，连夜制服，服后即安寝，但促脉未退。仍用前方减半，调牛黄一分，当晚即解大解三次，去结屎五六十枚，腹胀顿减，脉静人安，数日即平复如常。(《续名医类案》)

促脉的脉率数急，如《脉经》说："促脉来去数。"《三指禅》说："促脉形同数，须从一止看。"

促脉的节律是"数中一止"的节律异常。促脉是数中见一止，是兼有涩象。故促脉多见于阳热亢盛而兼有心之气阴所伤，气滞、血瘀、停痰、食积停滞致使血液在急行中有时量不得续，故而脉时一止的情况。临床上冠心病、心肌炎等疾病多见之。临床上见促脉，需注意活利血脉。

故促脉的指下感觉是："轻者脉来数急弹指，甚者脉来数而兼涩，时一止，止无定数，止后复来。"

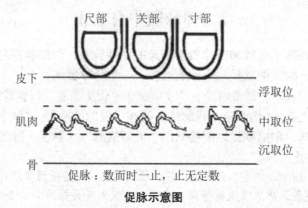

促脉：数而时一止，止无定数

促脉示意图

促脉的主病分虚实：实证多为阳热亢盛，气血瘀结，痰食停滞，热毒斑疹，热肿疼痛等实热证。由于邪热亢盛，气、血痰、食搏击不通，以致邪热急于外出，血脉又运行不畅，故脉来数而有时又一止，但必有力。虚证主久病阴伤，真元衰惫，阴阳不能接续，故脉来促而无力。李中梓说："促脉之故，得于脏气乖违者十之六七，得于真元衰惫者十之二三。"故《医学入门》："促脉阳盛阴不足，气血痰食壅为毒。"《濒湖脉学》说："促脉唯将火病医，其因有五细推之，时时喘咳皆痰积，或发狂斑与毒疽。"《诊家枢要》说："怒气逆上，亦令脉促、为气粗、为狂闷、为瘀血发狂，或为气、为饮、为食、为痰。盖先以气热脉数五者或有一，留滞其间，则因之而为促。非恶脉也。"

促脉主瘀

促脉为数疾脉与涩脉相兼的脉象。脉来三五不调，至数不齐，脉率虽数而脉流蹇涩不畅。所谓热极必瘀，虚极必瘀，正是此理。

脉管血流蹇涩瘀滞与涩脉、结脉、代脉、促脉紧紧相关。涩脉、结脉、代脉、促脉又是各种心脏病的主要脉象，心脏病与涩脉、结脉、代脉、促脉同样紧紧相关。促脉与数脉虽为同类脉率的脉象，但数脉无止歇，促脉有止歇。故《三指禅》说："促脉形同数，须从一止看。"从主病来看，数脉主热，不主瘀，促脉主热，又主瘀。热而有瘀则见促脉，热而无瘀则见数脉。

田某，男，58岁。有高血压，冠心病史多年。一周前因劳累过度引发胸闷、气短、心悸入院治疗，诊断为冠心病，心房纤维性颤动。心率136次/分，血压150/90mmHg，心律失常。症见心悸阵阵发作，胸闷气短，动则加重，头晕目眩，口干，失眠多梦，纳差乏味，舌淡暗，苔薄白。老师脉之，脉数中有止歇，至数失常，促脉也。数脉主热，促脉兼带涩象主瘀主心气衰极。证属气阴两亏，心脉瘀阻，心神失养。生脉散合血府逐瘀汤加减：人参（另煎）30g，麦冬30g，五味子20g，丹参30g，木香10g，柏子仁10g，黄芪30g，桃仁15g，红花10g，炒枣仁30g，龙齿30g，琥珀5g（碾碎，冲服），炙甘草10g。水煎服，6剂，胸闷心慌减轻，效不更方，以上方加减治疗月余，诸症得平。

 ## 促因痰阻气滞

促脉的形成可因痰阻气滞而成。痰凝阻留其间，脉气不能相接而见促脉，故《濒湖脉学》说："时时喘咳皆痰积。"李中梓说："促脉之故，得于藏气乖违者十之六七，得于真元衰惫者十之二三，或因气滞，或因血凝，或因痰聚，或因食壅，或因外因之气内因七情，皆能阻其运行之机而为促也。"

临床所见之冠心病、肺心病等病人，痰浊凝聚于血管内壁，使血管增厚变窄，弹性降低，血流阻滞，脏气血的传导、输布受阻，心脏气血缺乏，引发心率增快，心律失常。痰浊有寒性痰浊和热性痰浊，也有虚实之分。寒痰与热痰均可形成促脉，但热痰者偏多。舌苔腻，有痰湿，声音重浊，郁胀憋闷之感是痰浊的特有证候。当辨别促脉之虚实及相兼脉而定。

薛某，女，51岁。患冠心病多年。胸闷心痛反复发作。形体肥胖，病情时好时坏，近日因烦劳情绪不佳诱发，胸闷胸痛，有压榨感，疼痛放射到肩背，服用消心痛等药有所缓解。失眠多梦，烦躁易怒，纳差口腻，大便干结。心率116次/分，室性期前收缩。舌质暗红，舌苔腻浊。老师脉之，脉弦滑有力，数中有歇止，促脉也。促中兼具涩象，血脉瘀滞。脉证相合，痰热瘀阻，心脉失养。方以温胆汤、瓜蒌薤白半夏汤，丹参饮加减：瓜蒌30g，薤白10g，半夏10g，胆南星15g，半夏10g，茯苓30g，五味子10g，丹参30g，生地黄30g，桃仁10g，红花10g，竹茹30g，牛膝10g，甘草6g，水煎服。5剂后，胸闷痛大减，胸部舒畅。以上方加减配合西药治疗月余，症状平。

茶商李，富人也。过食马肉而伤胃，腹胀。有医生以大黄、巴豆治之，病反加剧。项彦章诊之，寸口脉促，而两尺将绝。项说："胸有新邪，故脉促。治宜引之上达，今反夺之，误矣。"故饮以涌剂，且将李置于座中间，使人环旋，顿吐宿肉。仍进神芎丸大下之，病遂去。（《续名医类案》）

 ## 促因阳盛阴不和

促脉主阳邪内陷，热毒侵心，为热盛而阴伤不足。如《诊家枢要》说："阳独盛而阴不相和也。"《濒湖脉学》说："促脉惟将火病医，其因有五细推之，时时喘咳皆痰积，或发狂斑与毒疽。"《医学入门》说："促脉阳盛阴不足，气血痰食壅为毒。"

气分壮热，脉数疾，《素问·阴阳应象大论》说："壮火食气"，壮热伤元气，甚则元气虚脱，心气衰竭，无力传导输布，形成因气虚而传导阻滞、缓慢，形成止歇脉律，即成促脉。无论是外感热证还是内伤虚极，最终导致心气衰极而见数疾脉而心律有歇止。

因此促脉需分虚实，重按有力无力辨之。外感发热中期见促脉者，多为有力的脉象，如病毒性心肌炎，后期而见促脉而无力，脉形细小，频率极快，脉力微弱，病属危重。李中梓说："促脉之故，得之脏气乖违者十之六七，得于真元衰惫者十之二三。"阳盛实热，阴不和阳，特别是气、血、痰、食与热相搏结，如痈肿实热诸疾可见脉促而有力。

临床上功能性（神经性）期前收缩的病人很多，其脉象可表现为结脉或促脉，多因情志因素引起。

洪氏女，初冬患发热头痛，胸满不食。已服发散消导四剂，至第六日，周身痛楚，腹中疼痛，不时奔响，屡欲圊而不行，口鼻上唇忽起黑色成片，光亮如漆，与玳瑁无异，诸医惊骇辞去不治。张路玉诊之，喘汗脉促，神气昏愦，虽症脉俱危，幸喜其黑色四围有红晕，鲜泽似痘疮有根脚，紧附如线，他处肉色不变，许以可治。先与葛根、黄芩、黄连，加犀角（代）、连翘、荆、防、紫荆、人中黄，解其肌表毒邪。待其黑色发透，乃以凉膈散加人中黄、紫荆、乌犀，微下二次。又与犀角地黄汤加人中黄之类，调理半月而安。此症书所不载，唯庞安常有玳瑁瘟之名，而治法未备，人罕能识。大抵黑色枯焦不泽，四围无红晕而灰白色黯者，皆不可救。其黑必先从口鼻至颧颊目胞两耳，及手臂足胫，甚则胸腹俱黑，从未见于额上肩背阳位也。（《续名医类案》）

吴友良，年逾古稀，头目眩晕。其弟周维，素擅长岐黄，与补中益气汤数服，始用人参一钱，加至三钱，遂导致痞满不食，坐不得卧，三昼夜喃喃不休。张石顽诊之，见其面赤，进退无规律，左颊聂聂而动。其六脉皆促，或七八至一歇，或三四至一歇。询问其平昔起居情况，患者说到 50 岁就已绝欲自保，胃口比较好。脉证断之，此壮火烁阴，兼肝风上扰之兆，与生料六味丸，除去山茱萸，入钩藤，大剂煎服。是夜即得酣寝，其后或加炙鳖甲，或加龙齿，或加酸枣仁。有时妄动怒火，达旦不宁，连宵不已，则以秋石汤送灵砂丹，应如桴鼓。盛夏酷暑，则以大剂生脉散代茶，后与六味全料调理，至秋而安。（《张氏医通》）

🪷 促脉主心气衰惫

促脉主因心气衰惫之极，如李中梓说："促脉之故，得于藏气乖违者十之六七，得于真元衰惫者十之二三，或因气滞，或因血凝，或因痰聚，或因食壅，或因外因之气内因七情，皆能阻其运行之机而为促也。"心气虚损，真元衰惫，阴阳之气不相续接，脏气乖违稽留凝涩，阻其运行之机，脉律紊乱，或由于心气衰，窦房结功能发生暂停，导致心率快和歇止，形成促脉。

除正气不足，痰食、积滞阻遏气机，阳气不通，表遏不宣，中气受戕等可出现促脉之外，若新感与旧疾结合起来，即本有正气不足，又因新感误下，一时循环受阻，也能发生促脉。见此脉必须参考舌象、色及临床症状细审互参。

林某，女，42岁，患风湿性心脏病多年。怕冷、心悸、怔忡、气短，动则甚，遇寒病情亦加重，舌淡。曹培琳诊之，脉促无力，细弱，体温正常。怕冷为阳虚的症状，心悸、怔忡，即心慌、心跳、悸动不安，这是由于心气虚，心脉中血液量不足，充盈度不实，在心脏搏动时自觉心动不安，正常人心脏搏动无感觉，心悸、怔忡说明心脏缺少气血。心气虚，影响肺，肺气亦虚，故气促、气短。心气虚推动无力，脉中血量少，脉形短小，脉力不足，故脉形细小，脉弱无力。心气虚较重者，形成促脉。其病因为心气虚，病位在心。病性为虚中夹实，因气虚推动无力而心脉血瘀。故治以温补心气为主。处方：党参15g，桂枝15g，附子10g（另包，先煎60分钟），干姜10g，炒白术15g。水煎温服。5剂后，无明显效果。此方是以《伤寒论》甘草附子汤的组方原则组成的，因为本证虽脉数，但体温正常，实则为虚寒。《伤寒论》："风湿相搏，骨节烦疼，掣痛，不得屈伸，近之则痛剧，汗出，短气，小便不利，恶风不欲去衣被，或身微肿者，甘草附子汤主之。"（190条）原方为：炙甘草（二两炙）20g，附子（二枚）10g（先煎60分钟），白术18g，桂枝（四两）20g。甘草附子汤治疗风湿证效果很好，今5剂无明显效果，忽视了促脉的意义，促脉当有瘀滞，故在上方又加丹参15g，川芎15g，3剂后，心悸、怔忡去，脉力增强，气短好转。又5剂，诸证去，促脉不见。促脉主瘀滞，第一次治疗因无活血化瘀之药，故效果不明显，增加丹参、川芎之后，立竿见影，说明促脉主瘀滞。无瘀不见促，有促则有瘀，见促脉在治疗原因的前提下，一定要加活血化瘀，或行气行滞的治疗方法方能奏效。（《详谈细论28脉》）

梁某，女，64岁。胸痛心悸时作半年。近半年活动后时有胸闷心悸，伴有室性期前收缩、心悸、胸闷痛，寐欠佳。神清，面色红润，两下肢无水肿，舌红少苔，姚培发诊之，脉弦细结代。EKG示左心室肥大伴劳损，室性期前收缩。胸痛心悸，症属心阴不足，心气亏损，气不疏血，血瘀阻阳而不行，胸痹气滞，瘀阻之象。冠心病凡见脉结代，总有气血不利之处。尽管呈现血虚而无气滞血瘀之象，也须在方中适当加入行气活血之品。治拟益气养阴，活血理气。自拟方如下：北沙参10g，麦冬10g，紫丹参20g，瓜蒌皮12g，炒薤白5g，怀山药30g，枳壳12g，青皮、陈皮各9g，炙甘草9g，大红枣20g，广郁金10g，炙远志9g，合欢花10g，14帖。低盐低糖饮食。二诊见胸痛亦愈，胸闷已舒，心悸偶有，寐转好，二便如常，脉细弦，舌红苔薄白，心电图检查已恢复正常，气血疏通，阴阳已复，再拟前法治之以善后。原方去远志，加柏子仁、酸枣仁（各）15g，14帖。（《姚培发医案》）

数中一止与脉急促

我们常说的促脉是指数脉中出现了"时一止"的脉象，从现代医学观点看，这是心律失常的脉象。但促脉不单反映心律失常，还有其他的意义，如《素问·平人气象论》记载了另一种脉形："寸口脉中手促上击者，曰肩背痛。"所谓"促上击"，是脉来急促并向鱼际上窜的一种特殊脉形，没有脉律歇止、节律整齐，故不能与促脉相混。

此外，在《伤寒论》涉及促脉的条文中："太阳病，下之后，脉促胸满者，桂枝去芍药汤主之""太阳病桂枝证，医反下之，利遂不止，脉促者，表未解，喘而汗出者，葛根芩连汤主之""太阳病下之，其脉促，不结胸者，此为欲解也。"这几条当中，结胸、汗出而喘、胸满等，这些都是邪盛于上而出现急促的脉象，不会有"一止"停顿之意。

"伤寒脉促，手足厥逆者，可灸之""伤寒脉促，手足厥逆"这两条一般认为病机属于下寒上热，寒邪隔阻胸阳于上，所以出现脉数急促的脉，它也不会出现"一止"之象。

但临床上如果中毒性菌痢、病毒性心肌炎、肺心病等疾病中，或误治或邪毒重，心肌损伤的话，热毒陷心，心气衰极可见脉促。因此从临床角度而言，葛根芩连汤证脉象以"急促"多见，但"数中一止"，亦时有所见。两种脉象均可视为本方证主病之脉。

陈某，男，58岁。自述于1963年曾患"痢疾"，经服西药治疗后，大便恢复正常。但此后每易复发，感腹痛，痢下脓血，里急后重，经服药、打针后常能控制。此次于两周前，诸症又作。林家坤诊之，按其脉数，时一止复来，显系促脉，问其心慌、心悸、胸闷否?答曰："然。"心电图提示：频发房性期前收缩、快速心房纤颤。视其唇色紫暗，舌质暗红，苔黄腻。乃揣度此病系湿热蕴久，以致络伤血滞，心阴暗耗，心气阻滞。疏方：葛根30g，黄连9g，黄芩6g，地榆9g，牡丹皮6g，槟榔6g，白芍12g，茯苓9g，玉竹9g，炙甘草9g。服15剂，诸症悉除，心电图正常。（葛根芩连汤证脉象探讨.江西中医药，1990，21（3）：60）

仲春末，许母偶患外感，诸医给予温散，热已渐退，王孟英诊之，右寸脉促数不调，因谓曰："此风温证，已误表，恐怕有骤变。"患者复质问前医，前医以为妄论，仍用温燥，越二日，即见鼾睡，再延孟英诊之，促数尤甚。孟英说："鼻息鼾，必至语言难出，仲圣岂欺我哉，风温误汗，往往会造成这样。"给予风温误表方，生石膏先煎一两二钱，酒炒知母五钱，石斛先煎一两，镑犀角先煎四钱，银花一两五钱，冬桑叶四钱，鲜竹叶二钱，冬瓜皮四钱，姜竹沥一大酒杯冲，连皮北梨三两，连皮青蔗一两，同榨汁去渣冲，分次灌服，鲜青果四钱杵先，后果然痊愈。（《王氏医案绎注》）

笔记三十八　如绳有结之结脉

结脉往来迟缓，时有歇止

结脉是心律失常的一种脉象。结者滞也，是形容脉搏的搏动有停歇、阻碍的情况。结脉是"缓而时一止复来"，表现为脉率迟缓，节律失常，歇止没有规律，间歇时间相对较短，可以自行恢复，恢复后脉动可出现补偿性加快。

结脉名称最早见于《素问·平人气象论》："结而横有积矣"，只描述其主病。在《难经》和《伤寒论》中则对脉形有了明确的定义。《难经·八十一难》说："结者，脉来去时一止，无常数，名曰结也。"《伤寒论》云："脉来缓，时一止复来者，名曰结"，指出了结脉脉象具有脉率缓而脉律有无规律间歇的特点。

胡某，男，36岁。有冠心病史，因心悸气短收治入院治疗。心电图示偶发房性期前收缩、室性期前收缩。经对症治疗后，效果不显。诊见胸闷、心悸，心前区刺痛、面色晦暗，口唇青紫，口干不欲饮，纳差，神情疲惫，二便可。舌体边见隐隐青紫，苔白而腻。心率58次/分钟。学生脉之，脉弦结有力。老师脉之，曰："脉来迟缓而见歇止，结脉也。脉迟而见至数不齐，是脉来而兼涩，心血瘀阻显然。"病曰胸痹，胸闷，苔白腻，脉弦均系痰浊阻滞所致。瓜蒌薤白薏苡仁汤合血府逐瘀汤治之。瓜蒌30g，薤白10g，姜半夏10g，陈皮10g，桃仁15g，红花10g，丹参30g，郁金10g，赤芍20g，桂枝10g，茯苓30g，枳壳15g，川芎5g，桔梗10g，牛膝10g，甘草6g，水煎服。6剂，心悸胸闷迅速改善，后以上方及炙甘草汤加减治疗月余善后。

结脉的脉率不快，或迟或缓，《简明中医辞典》说："脉来迟缓而呈不规则间歇。"有人对诊查为结脉的57例患者的心电图检查表明：患者均为心律不齐，心率在50～90次/分钟之间，符合中医迟脉、缓脉的至数范围。低于迟缓的脉象还有损脉、败脉、夺精脉等。一呼一吸脉动两次（按正常人呼吸16～18次/分钟计算为32～36次/分钟）称损脉。一呼一吸脉动一次（按正常人呼吸16～18次/分钟计算为16～18次/分钟）称败脉。两息的时间内脉动才一次（按正常人呼吸6～8次/分钟计算为8～9次/分钟）称为夺精脉，临床上多属于危重濒死患者的脉象。

结脉的脉象歇止，其特点是无规律的间歇，可以自行恢复，且恢复有"更来小数"的特点，以补偿前歇止脉。如《伤寒论·大阳病脉证并治》说："脉来去时一止无常数，脉来动而中止，更来小数中有还者反动。按之来缓时一止复来。"《伤寒论·辨脉法》说："脉来缓，时一止复来者，名曰结脉。"《察病指南》说："结脉，属阴，阴盛则结，脉往来迟缓，时一止复来曰结。"《诊宗三昧》说："指下迟缓中频见歇止，而少项复来。不似代脉之动止不能自还也。"

结脉的脉来迟缓，且脉律时一止复来。具有涩脉"往来难"的特点，因此结脉可以说迟涩脉的复合脉。临床上见及结脉，在恢复脏气阴阳的同时注意配伍活血化瘀药通活血脉。

故结脉指感特征是："脉来迟缓（一息不足四至，<60 次/分钟）而兼涩，时见一止，止无定数，止后复来。"

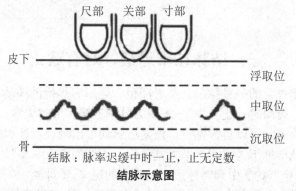

结脉：脉率迟缓中时一止，止无定数

结脉示意图

结脉多见于心脏器质性病变所引起的疾病，如冠心病、风湿性心脏病、动脉硬化性心脏病等。结脉的多因气血不足，阴阳亏虚导致寒痰血瘀，癥瘕积聚。新病脉结，多形强气实，举按有力。久病脉结，或年老气衰而见结脉，多虚实夹杂，缓结而无力。如《诊家枢要》说："阴独盛，而阳不能相入也"；"盖先以气寒，脉缓而五者，或一有留滞于其间，则因而为结。"《诊家正眼》说："结属阴寒，亦由凝积。"《三指禅》说："结脉迟中止，阳微一片寒。"

阴 盛 则 结

结脉主阴盛气结，《医学入门》："结因阴盛主有积，结甚积甚微则微，阳结蔼蔼如车盖，阴结累累与阳违，亦有七情气郁者，脉道不通实由之。"如《脉诀刊误》说："结、促者，因止以别阴阳之盛也……阴盛则结，脉徐而时止，虽有止非死脉也。"《诊家正眼》说："结属阴寒，亦由凝质。"《濒湖脉学》："结脉皆因气血凝，老痰结滞苦沉吟，内生积聚外痈肿，疝瘕为殃病属阴。"阴盛则结的原因有寒痰血瘀、气郁不调、癥瘕积聚等致使血行不得疏通，络血不得流行以致迟缓中而歇止，多见结而有力。

吴某，女，53 岁。有冠心病史。伴有阵发性期前收缩 3 年。血压不高。平时服用心血康、倍他洛克等药，期前收缩（早搏）反复发作。一个月前因劳累熬夜引发，发作时早搏很严重，无法自己移动，说话吃力，入院医治早搏有所好转，频率有所减少，每分钟停 3～5 次。诊见胸闷痛，心中动悸不安，头晕、气短、失眠，心率：65 次/分。舌质暗红舌苔白腻。老师脉之，脉弦而结，寸关涩滑有力。夫脉迟缓而结，血脉瘀涩不畅，胸闷，苔白腻，寸关脉滑，痰浊阻心所致。滑伯仁说："结为阴独胜而阳不能入也，为症结，为七情所郁……为饮、为食、为痰……则因而为结。"痰瘀阻滞心络，心肌传导阻滞使脉律失常形成结脉，脉按之有力，属实证。瓜蒌薤白桂枝汤合丹参饮加减：瓜蒌

30g，薤白 10g，桂枝 10g，枳实 10g，丹参 30g，降香 10g，山楂 20g，郁金 15g，茯苓 20g，陈皮 6g，半夏 10g，甘草 6g。水煎服。3 剂，胸闷脘胀均减，早搏每分钟 1～2 次。效不更方，以上方合桂枝附子汤加减治疗，继服 10 余剂，诸症好转，早搏无。

汪石山治一人。体肥色白，年近 60 岁，痰喘声如曳锯，夜不能卧。汪诊之，脉浮洪，六七至中或有一结。曰："喘病脉洪，可治也。"脉结者，痰碍经隧耳，宜用生脉汤加竹沥。服之至十余剂，稍定，患者嫌迟，更医用三拗汤、五拗汤，势渐危，于是复以前方，服至三四十剂，病果如失。（《续名医类案》）

久 虚 而 结

结脉可因正虚引起。元气衰弱，久病虚损，精力不继者。其缓也，因气血虚涩，运行缓慢而脉缓，缓中时一止，结脉乃成。此结当无力，属虚。是气血渐衰，精力不继。气血虚涩，流行不利，时见歇止，证见心动悸，或惊恐神怯，梦遗亡精者，脉多见结。

《伤寒论》说："伤寒脉结代，心动悸，炙甘草汤主之。"

《景岳全书》说："结者为寒、为阴极，结脉多由血气渐衰，精力不断，所以断而复续结而复断。常见久病者多有之，虚劳者多有之，或误用攻击消伐者亦有之，至于留滞部结等病，本亦此脉之证应，然必其形强气实，而举按有力，此多因郁滞者也，凡病有不退，而渐见脉结者，此必气血衰残，首尾不继之候。"

《脉理求真》说："结是气血渐衰，精力不继，所以继而复续，续而复断。凡虚劳久病，多有是症。"

临床所验，新病脉结，多形强气实，举按有力，常见于外感病引发心肌炎，或结性房室传导阻滞之症。久病脉结，或年老气衰而见结脉，多缓而无力。常见于冠心病、心力衰竭或其他类型的心脏病，心功能减退或衰竭。

刘某，男，53 岁。患者上午食欲、大小便、精神及活动状况均正常，中午突然发病，步履蹒跚，心悸怔忡，卧床不起。刻诊：患者卧位，皮肤、四肢厥冷。颈部无力，扶起头部后即刻下垂，眼睑反应消失，瞳孔散大，面色苍白，呈昏迷状态。韩先知脉之，脉结代，沉微缓无力，隐隐不显，三五至或八九至一停，止歇时间较长。脉结代有虚有实，脉证相参辨证为心气大虚，脉气不能衔接，为阴虚阳脱危极之证。治宜滋阴补血，益气复脉。《伤寒论》之复脉汤加减：桂枝 12g，麦冬 15g，附子、五味子、炙甘草各 6g，红参、干姜各 10g，急煎服。一剂药完（3 小时内），症状依旧。急请名老中医黄中槐老会诊，黄老诊过，建议仍守前方加大红参量与桂枝量到 15g，续服一剂。至晚九时许，患者头能抬举，继而四肢亦能屈伸。须臾，站立可行。翌日晨，患者诸症消失，恢复如常，脉已平，遂告愈。（四川中医，1995，8：34）

一人，年逾 70 岁。忽病瞀昧，但其目系渐急，即合眼昏愦，如瞌睡者，头面有触皆不避，少顷而苏醒。汪石山诊之。问其患病情况，答曰不知也，一日或发二三次。有医作风治，病情转剧。汪诊其脉结止，苏醒则脉如常，但浮虚耳。汪说："此虚病也。盖病发而脉结者，血少气劣耳。"苏醒后则气血流通，心志皆得所养，故脉又如常也。遂以十全大补汤去桂，加麦冬、陈皮而安。（《续名医类案》）

笔记三十九　代为更代，动而中止

代脉动而中止，止有定数，或疏或密，或迟或数

代脉也是节律失常的一个脉象。代脉的特点是脉率不快，且脉律不规整，但歇止有规律。

代脉最早记载见于《素问·宣明五气》："脾脉代。"《景岳全书》云："代，更代也。脾和软，分旺四季，此非中止之谓，乃气候之代。"认为所谓的脾脉代是软弱柔和合于四时的常脉，非有脉律不整之意。《伤寒论·辨太阳病脉证并治》首次描述了代脉的脉形："脉来动而中止，不能自还，因而复动，名曰代。"

周某，女，56岁，素有冠心病、糖尿病、高血压病史。一月前因不明原因引起胸闷、心悸而入院治疗。检查有冠状动脉粥样硬化性心脏病（冠心病）、心房纤维颤动，Ⅱ度房室传导阻滞合并室性期前收缩二联律。经中西医结合治疗，效果不显。诊见心慌心悸、胸闷气短，面色少华，语音低微，气不接续，神情淡漠，心率60次/分，期前收缩2～3次/分，血压120/80mmHg，舌质紫黯，苔白厚腻。学生脉之：脉结代，沉按细缓无力。老师脉之曰：脉来迟缓，脉来两动一止，代脉也。结代脉皆节律失常而时有一止，脉往来难，是兼有涩脉之义。观其脉证，心气不足，无力推动血脉而心脉瘀阻，不可不知。炙甘草汤合血府逐瘀汤加减治疗，益气养阴，活血化瘀，祛痰通络：炙甘草30g，党参20g，麦冬15g，生地黄30g，阿胶10g（烊化），瓜蒌10g，薤白10g，桂枝20g，丹参30g，当归15g，川芎10g，桃仁10g，红花6g，茯苓30g，五味子10g，大枣10g。水煎服，日1剂。服药6剂，胸闷、心悸减轻，后以上方加减治疗15剂，期前收缩消失，心率62次/分，律整。精神面色得缓。

代脉的脉率或数或迟，如《脉经》说："代脉来，数中止，不能自还，因而复动。"此处所说"数中止"，是指一止之后，接着脉率增快。《三指禅》说："代脉动中看，迟迟止复还。"这里的代脉是脉率迟缓。有认为迟是代脉的基本脉率，迟为寒，说明代脉属寒，代而有力为寒邪之实证，代而无力为虚寒。心阳虚多见代脉。极度的虚寒、元气衰败、亡阳危证时，脉率反快而见虚数脉率。《脉经》说的"数中止"指的是在迟脉的基础上忽然出现数脉，并有止歇。

在《内经》里将脉律出现歇止曰代。如《灵枢·根结》说："五十动而不一代者，五藏皆受气；四十动一代者，一藏无气；三十动一代者，二藏无气；二十动一代者，三藏无气；十动一代者，四藏无气；不满十动一代者，五藏无气，予及

短期。"五十动无一歇止为常，每十动出现一次歇止即表示有一脏器无气，气衰。故《内经》曰："代则无气。"

歇止脉在临床上有三种表现形式，第一种的表现形式是止有定数，常见的期前收缩、室性期前收缩等的二联律、三联律，三至一停，始终三至一停；如五至一停，始终五至一停，这都是止有定数的；第二种形式是脉来动中止，不能自还，良久方至，多见于伴有传导阻滞的时候，如病态窦房结综合征；第三种情况是乍疏乍密，乍大乍小，没有任何规律，如房颤。

这三种情况均可见之于代脉，也可见于结、促、涩、散等脉象中。这些脉象的主病其实是大同小异的。

故代脉指感特征是："脉来或迟或数而兼涩，动中有歇止，不能自还，良久方至，止有定数；甚则乍疏乍数，乍强乍弱，乍动乍止，乍大乍小交替出现。"

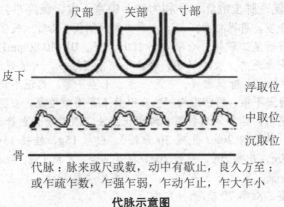

代脉：脉来或尺或数，动中有歇止，良久方至；
或乍疏乍数，乍强乍弱，乍动乍止，乍大乍小

代脉示意图

《素问·脉要精微论》说："代则气衰。"

《诊家正眼》说："代主脏衰，危恶之候。脾土败坏，吐利为咎。中寒不食，腹痛难救。"

《全生指迷方》云："主血气亏损"，《伤寒溯源集》说："代，替代也，气血虚惫，真气衰微，力不支给。"

《濒湖脉学》说："代脉原因元气衰"等论述，都说明代脉主元气不足，脾胃衰败、气血亏损之病，如此虚证，其脉形必为细小。代脉亦主实证，但代脉所主的实证必有瘀阻的病机存在，瘀阻则气必滞，或气必郁，气机滞、郁，脉形必短小或细小。从虚证看或从实证看，代脉脉形必为细小或短小。

🌿 代者气衰

代主脏衰，危恶之候。如《素问·脉要精微论》所说："代者气衰。"《诊家正眼》说："代主脏衰，危恶之候。脾土败坏，吐利为咎，中寒不食，腹痛难救。"重病久病患者若出现代脉多因脏气衰微，元阳不足，心气衰竭不能维持自身阴阳

之平衡，常属危证。但脉象不论结、促、代，只要重按至筋骨不绝，尺部匀静有力，便是有根有神，有胃气。按之无力，则是无根无神。

故临床上遇到代脉，《实践脉学》认为应首先辨别至数，次辨有无根底。以"五十动不止无病，数内有止皆知定。四十一止一脏绝，四年之后多亡命。三十一止即三年，二十一止二年应.十动一止一年殂，更观气色兼形证。两动一止三四日，三四动止应六七，五六一止七八朝，次第推之自无失。"知道辨至数的重要性后，则看沉候有无根底，若无根再结合气色形证，才可按上述至数与时间预后。

如滑伯仁说："代……主形容羸瘦，口不能言。若不因病，而人羸瘦，其脉代止，是一脏无气，它脏代之，真危亡之兆也。"元气已绝，何能挽回？若沉候有根，元气未绝，故可救治，其救治法，正如《伤寒论》说的："伤寒脉结代，心动悸，炙甘草汤主之。"除元气衰败无救之外，还有脾气脱绝也属难治，如李中梓说："代主脏衰，危恶之候，脾土败坏，吐利为咎，中寒不食，腹疼难救。"

安某，男，52岁。患冠心病多年。一周前复发胸闷、心悸、气短、头晕入院诊治，心律时快时慢，有时呈二联律，心率40～120次/分。BP130/80mmHg。诊见胸闷，时有伴心前区痛，头晕乏力，肢冷畏寒，食欲不振，夜尿多，大便时溏，自汗。舌质暗红，苔薄白。老师脉之，脉沉细涩，一息三至、七至不等，叁伍不调，有不规律停搏。病属元阳衰惫，胸阳不振，阴伤瘀滞。脉代至数不齐而兼涩象，心脉瘀阻。脉证合参，阳气虚衰，心脉瘀阻。治宜温阳护阴、活血化瘀法。四逆汤合血府逐瘀汤加减：人参20g（另煎兑服），熟附块20g（先煎30分钟），白术15g，桂枝15g，肉桂6g，生地黄25g，淫羊藿10g，丹参20g，当归20g，茯苓15g，黄芪15g，红花10g，桃仁10g，炙甘草15g，水煎服。服上方5剂后，心悸、胸闷等症好转。以上方合生脉散加减治疗半月余，心律整，心率70次/分钟左右。

代脉当辨虚实

代脉之来，脉来时有一止，或止有定数，其脉率或缓或数，总以歇止脉指称代脉。代脉之因有阴有阳，或虚或实，其因不一。有因脏气衰微，气血亏损，元气不足，致使脉气不能衔接而出现代脉。也可因风证、痛证、七情惊恐、跌打损伤而致使脉气不能衔接，脉见间歇。体质异常或妊娠妇女也可见代脉。此外疼痛较甚或卒遇惊恐时，气血逆乱而暂时出现代脉，与脏气衰微之代脉不同，系一时性的现象。可见，"代脉有生有死，不可不辨。"

故代脉当辨虚实，无力为虚，有力为实。结、促、代诸脉，只要重按至筋骨不绝，尺部匀静有力，便是有根有神，是有胃气，主生，尚可治。按之无力，则是无根无神，主危主死，预后不良。

《素问·宣明五气》曰："五脏应时……脾脉代。"这种生理上的代脉指脉象的更替。

妇女妊娠中可见代脉。中医认为"妊娠三月见代脉，是为常脉。"因妊娠初期，胎形未定，五脏精气聚于胞宫，以养胎元，脉气一时不相接续，故可见代脉，但止数不多。所以徐灵胎、黄官绣说："惟妊娠恶阻呕吐最剧者，恒见代脉，谷入既少，血气尽并于胎，是以脉气不能接续。然在初时或有，若至四月胎已成形，当无歇止之弥矣。"

《脉确》说："旧谓胎三月，其脉代，按胎脉有五月七月亦代者，当于两尺候之。代之止有常数，乃信也，土主信，此脾胃之气至也。土为万物之生气，脾胃乃五脏之生气，生气至，故有胎也，且天一生水，次生火木金土而五行备。胎之初结，乃天一之水也，次生火术金土，而五脏之气全，故脉代也。"

《脉诀启语》说："唯妊娠恶阻呕吐最剧者，但见代脉，谷入既少，血气并于胎，是以脉气不能接续。"孕妇在妊娠不同时期，由于内分泌系统改变，伴有较显著的血流动力学变化，易引起血压改变，心肺负荷增加，神经系统调节改变，导致各种心律失常发生。但妇女妊娠出现的代脉无特异性和普遍性，根据其全身的症状辨别其是一过性的还是病态性的。

本族嫂子，患瘰疬多年，第一胎生一男孩，产后二年月经未见，觉四肢无力，精神倦怠，不思饮食，恶心呕吐，有人或劝其内服斑蝥治瘰疬，找张铁山诊治。其脉代，按之不绝，告以"勿药有喜。"后来果然生了第二个男孩。（诊脉一得.中医杂志，1964，6：38）

一少妇，素日多病，于孟春中旬得伤寒，四五日表里俱壮热，其舌苔白而中心微黄，毫无津液，张锡纯诊之，脉搏近六至，重按有力，或十余动之后，或二十余动之后，常现有雀啄之象，有如雀之啄粟，连续二三啄也。其呼吸外出之时，似有所龃龉而不能畅舒。细问病因，知其平日管理家中出入账目，其姑察账甚严，未病之先，因账有差误，曾被责斥，由此知其气息不顺及脉象之雀啄，乃肝气之不舒也。问其大便自病后未行，遂治以白虎加人参汤加减，将生石膏减去一两，为其津液亏损，为加天花粉八钱，亦煎汤三盅分三次温服下，脉象已近和平，至数调匀如常，呼吸亦顺，惟大便犹未通下，改用滋阴、润燥、清火之品，服两剂大便通下痊愈。（《医学衷中参西录》）

笔记四十　恰似杨花之散脉

散脉浮大涣散，忽现忽隐，至数散乱不整

　　散脉是言其脉体散漫。《脉经》说："散脉，大而散"，文字比较简约抽象，并没有描述具体的脉形。《濒湖脉学》说："散脉，大而散，有表无里，涣散不收、无统纪、无拘束，至数不齐，或来多去少，或去多来少，如杨花散漫之象。"指出了散脉脉形的两个特征：一是浮取有，重按无，所谓"有表无里，涣散不收"也；二是至数不齐。即所谓"来多去少，或去多来少。"

　　李中梓《诊家正眼》则进一步归纳为："散有二义，自有渐无之象，亦散乱不整之象也。"至此散脉之义渐明。但临床上，散脉并不多见，多在危重病证心力衰竭及房颤等病人出现。

　　张某，女，58岁，有10年冠心病、高血压病史。近年来频发心慌气短，住院多次。一周前无诱因出现心慌、头晕症状，入院治疗，检查提示冠状动脉硬化性心脏病，心房纤颤，高血压。经相应的中西医结合治疗，症状有所缓解，但心慌未见好转而求治。诊见：形体较胖，烦躁易失眠，心悸心慌，胸闷短气，头昏目眩，口干，饮水不多，尿黄便干，口唇发紫，舌红苔黄腻，心率100次/分。听诊心律不齐，心音强弱不等。学生脉之，六脉细促数急，指下散乱无序。老师脉之，脉象具散形。脉跳虽及，但此起彼伏，散乱不整，脉搏忽大忽小，忽现忽隐，搏动之力似大似小，浮取有脉动，重按脉动欲绝，至数不齐。李中梓所说："自有渐无"系脉跳"节律乱而不整"所致。散脉脉力微弱而见至数不齐，兼涩脉之象。心力衰竭而血流瘀滞之征。六脉细微促而散，胸闷短气、口干、苔黄腻、舌紫系痰热瘀阻之征。方用瓜蒌薤白汤合丹参饮加减。黄芪30g，人参30g，茯苓30g，麦冬30g，酸枣仁30g，五味子20g，龙牡各30g，川芎30g，琥珀10g，丹参30g，牡丹皮10g，瓜蒌30g，石菖蒲15g，半夏15g，葛根30g，甘草6g。5剂后心慌、气短、胸闷诸症好转，上方加减续服治疗两周，症状消失，复查心电图提示正常。

　　散脉是带有至数散乱不整的一种微细脉，明·李中梓《医学正眼》对散脉之义及形阐述的最精详，最深刻："散有二义，自有渐无之象，亦散乱不整之象也（节律绝对不规则，即至数不齐，或来多去少，或去多来少）。当浮候之，俨然大而成其为脉也（强弱不等、大小不一，即渐重渐无，渐轻渐有。其强的脉搏应指明显，可谓浮大，渐重渐有）；及中候之，顿觉无力而减其十之七八矣（其弱的脉搏，似短而不到位，渐轻渐无。强弱之间显得散乱不整齐，脉率无法数，即至数不清，

散乱无序，如杨花散漫无定踪。稍用指力，顿觉无力）；至沉候之，杳然不可得而见矣。渐重渐无，渐轻渐有。明乎此八字，而散字之义得，散脉之形确著矣。"

故散脉的指感特征是："**脉体宽大，浮取来急去散，自有渐无，忽现忽隐，且兼涩而至数不匀，散乱不整。**"

散脉的脉形散乱主要是因为没有完整的脉波、没有明显的起落，没有清楚的脉搏周期。是脉律不均匀，不齐整，无规律，漫散杂乱的表现。

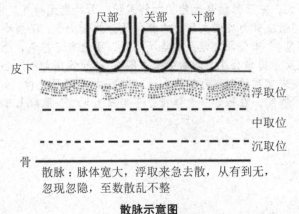

散脉：脉体宽大，浮取来急去散，从有到无，
忽现忽隐，至数散乱不整。

散脉示意图

散脉的散大，浮取来急去无，渐重渐无，渐轻渐有表现为轻按有分散零乱无力之感，重按则触不到脉动的现象，心气弱又兼至数不均匀，故脉跳表现为忽大忽小，忽现忽隐，虽大亦显散乱，乍隐则感飘忽。古人形容"散若杨花无定踪"，形象真切。

散脉主脏气衰竭，元气外脱。主要见于心力衰竭、房颤等疾病中，总属心气衰弱的表现。散脉见至数不齐而有心脉瘀阻涩象。临证时当注意通瘀活脉。

散主元气离散

散脉浮散无根，至数不齐，多为元气离散，脏气衰竭所致。李时珍说："左寸（散）怔忡右寸（散）汗，溢饮左关应软散，右关软散胕胕肿，散居两尺魂应断。"心力衰竭，阳气散离，阴阳不敛，气虚血耗，无力鼓动于脉，以致浮散无根、不齐，状似杨花，至数不清。

久病脉散为死脉。久病，正气渐被耗竭，致真气极虚浮游于外，已属临终状态，势难挽回。心肾之脉本沉，而脉举之反见浮散，是先天之根本已绝，故多主死。

新病，津气为暑热耗散而见散脉，或急剧吐泻、大汗、失血，气骤失依附而浮越，出现散脉，尚可救疗，当急予收敛浮散之元气。

将产妇人，出现散脉，是胎儿即将娩出，则须防产后虚脱。若未足月而有散脉，则为流产。故前人有说散脉，"产妇得之生，孕妇得之死。"产妇耗伤气血，疼痛剧烈。因此，暂时气血逆乱，出现脉律乱，脉形不完整或极浮之象，均为暂时现象，如已产下，亦无出血，预后良好，所以说"产妇得之生。"孕妇没有上述原因而脉散者多为功能衰竭之脉，预后较差，所以说孕妇得之死。

临床上散脉主要是由心房纤颤引起，其中医诊断可见心痹、真心痛、心悸、水肿、积聚、喘证、饮证、臌胀等证。

宜兴宋令君，山东人，太夫人年50余岁，病胸胁胀痛。孙文恒诊之，右寸关洪滑弹指，如黄豆大，左三部散乱无绪，如解索状，两尺绝无神气。宋公问道："脉为何症？"孙说："据左脉为虚弱久病，右脉似又为饮食所伤，必病小愈而又伤，反复之疾也。其势亦危。"宋公闻言危，心里不高兴，面色有点怒色，孙见之而辞出，至后堂，有各乡佐及学博畲公在，均素知医。问道："症候何如？"孙说："不治。"又问："前医诊治均未言难治，公为何这么说？"孙说："两尺无神，如树无根，此《难经》所云也'左脉散乱，右脉如豆大弹指，不旬日当见'。"果后七日而卒。(《孙文恒医案》)

长脉端直而长度三关

长脉是与弦脉相近似的脉象。春季的脉象是弦，而正常的长脉与微弦脉十分相似。

《素问·平人气象论》说："平肝脉来，软弱迢迢，如揭长竿末梢，曰肝平。"李时珍《濒湖脉学》说："长脉不大不小，迢迢自若，如循长竿末梢为平。"

《诊家正眼》说："长而和缓，即含春生之气，而为健旺之证。"什么是"和缓"呢？"和缓"是与"紧束"相对的，当动脉呈舒缓状态时，诊脉的感觉是如摸持长竿的末梢，颤颤巍巍，软弱而无弹手绷急的感觉。**长脉在病理状态下常与弦脉主病紧密联系在一起，临床上主要出现肝脏、脉管系统的疾病中，如高血压、肝硬化等。**

唐某，男，49岁，司机。患者有高血压史，平素服降压药维持。每因劳累，天气变化，情绪波动等因素致血压波动。因琐事与家人生气，夜难入睡，晨起，头晕、动则加重，服复方降压片头晕似有所减轻，就诊时血压仍波动在180/100mmHg。患者情绪较急，面红，苔黄少津。学生与老师交替持患者左右手脉，很明显的弦硬脉，从关尺以下脉搏搏动有力。老师纠正了学生的指法，**要求对待高血压这一类疾病持脉时采取循法时，需特别注意要仔细搜寻寸上鱼际及尺下脉象。**此例患者脉已出本位，属于长脉，脉来弦急。**在运用指力时，必须三个手指指目齐整，力度平均，此是按法指下的基本要求**，此时可感觉寸脉与尺脉明显增强不少，寸关尺三脉的指下感觉明显，这就是长脉的"度三关"，直上直下。**此案寸关尺三部弦长有力，尺部延长一指余仍有脉动。**按其所主，断其为肝肾阴虚，相火亢盛之征。法宜滋水降火，镇肝息风，方遵镇肝熄风汤加减。处方：怀牛膝、钩藤各20g，生地黄30g，夏枯草15g，玄参18g，阿胶10g（烊化）、生龙牡各20g，煅磁石20g，鸡子黄1枚（搅冲），麦冬20g，白芍15g。3剂，头晕头重大减，血压110/85mmHg，后以此方加减善后。老师说，在40岁以前出现长脉也就是微弦脉，脉沉取弦长软弱尚属平脉。若50岁之后出现大多与病脉相关，弦长有余太多，多发高血压、动脉硬化等病。

长脉，在《濒湖脉学》里定义为："过于本位脉名长，弦则非然但满张。弦脉与长争较远，良工尺度自能量。"过于本位曰长，因此对"本位"的理解就是关键。

《难经》说："遂上鱼为溢，遂入尺为覆。"张璐说："指下迢迢，上溢鱼际，下连尺泽，过于本位。""上鱼"指向从寸脉延长到鱼际仍有脉动，称之为溢脉。"入尺"指从尺脉向尺泽部位延长，称之为覆脉。溢脉和覆脉都属于长脉范畴。寸部与尺部超过本位临床都属于比较常见的。唯有关脉是否会出现长脉有不同的意见。

长脉是否可见于寸关尺三部还是关部不可见，《诊家正眼》《古今医统》《脉诀刊误》等描述了关部的长脉，而其他的医家都认为关部不可见长脉。老师认为理论上关部可出现过于本位的长脉，但寸口脉桡动脉是上下连续不断的，一般不会出现脉体本身长短的变化，之所以会出现脉长短的脉象是因为指下脉动的感觉。所以关脉如出现脉长一般就是寸和尺脉极沉弱，在指下感觉搏动不明显，只有关部搏动明显，这可能就是弦脉、紧脉的脉象了。

所以从这个意义讲，似乎关脉单独有长脉的情况在实际中很难出现，在病理状态下出现的多是弦脉为多，且或与寸上溢于鱼际，或与尺下覆于尺部，故长脉一般以度贯寸关尺三部总体而言。

有一些医家又把脉出寸部和尺部称之为长，如《医碥》："溢出三指之外为长。"这种把《难经》把上鱼入尺作为长脉的必要条件是不太恰当的。

总体而言，长脉为具有独立意义之单因素脉象。

长脉的指感特征是："端直而长度三关，直上直下，如循长竿。"指下感觉的脉体通长度三关，或者寸尺两端大于本位为溢脉、覆脉。若病理状态下，关部出现长脉的话，多系弦长、弦硬、弦紧等的脉象，且多关尺部向下深入尺泽部或上溢于寸至鱼际部。

长脉脉形的比喻有"如操带物之长""如持竿状""指下如持竿之状""如循长竿""如弦之直""指下迢迢""首尾俱端，直上直下"等形象说法。

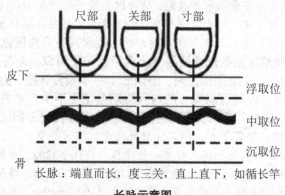

长脉：端直而长，度三关，直上直下，如循长竿

长脉示意图

长脉只是表示脉长的变化，不兼有其他特征要素。故《古今医统大全》曰："长为修长，如弦之直，越于本位，两头出指。"《脉语》曰："过于本位，相引曰长。"《诊家正眼》曰："长脉迢迢，首尾俱端，直上直下，如循长竿";《濒湖脉学》曰："过于本位脉名长，弦则非然但紧张，弦脉与长争较远，良工尺度自能量。"

至于长脉的临床意义。《素问·脉要精微论》说"长则气治"，这是针对平脉而言，故《脉理求真》曰："长为气治无病之象，然必长而和缓方为无病。"《四海同春》曰："凡长脉于肝脉为宜。"

病理情况下出现的长脉，《诊家正眼》说："长而鞭满，即为火亢之形，而为疾病之应也。"又说"长主有余，气逆火盛、左寸见长，君火为病；右寸见长，满逆为定；左关见长，木实之殃；右关见长，土郁胀闷；左尺见长，奔豚冲兢；右尺见长，相火专令。"《四言脉诀》说："正气之治，长而和缓，若是阳邪，指下涌沸，长而劲急，弦脉可昧。"其主病类似于弦脉、紧脉、洪脉、实脉等。凡实证、火热证、气盛、血盛等阳气有余的各种病证中都可见到长脉。

长主有余，气逆火盛

长脉有平脉和病脉之分，如《濒湖脉学》说："长脉不大不小，迢迢自若，如循长竿末梢，为平；如引绳、如循长竿为病。"

长脉为春脉、肝脉。春为阳气升发之时，气张而脉长。肝应于春时，其政舒启，肝之常脉为长，长而和缓，即含春生之气，如寻长竿末梢，这是阴阳调平，血脉通畅的正常脉象。如《素问·平人气象论》："平肝脉来，软弱招招，如揭长竿末梢，曰肝平。"

长脉是营卫气治、气血昌盛的表现，故《内经》曰："长则气治。"

病理情况下出现的长脉，长而紧张而硬失柔和之性，为有余之象。作为病脉的长脉必兼有其他脉象出现：长而兼浮者邪盛在外，长而硬满即为火亢；长而兼实为热邪壅滞，长而洪大为阳明热盛，长而兼滑多为酒食所伤，长而弦紧多为肝病或主腹痛。老年人脉多长而弦，按之觉硬为动脉硬化。故滑伯仁在《诊家枢要》中说："长，不短也。指下有余而过于本位，气血皆有余也。为阳毒内蕴，三焦烦郁，为壮热。"

张某，男，50岁。素有胆囊炎、慢性乙肝病史。一个多月前无明显诱因出现腹泻入院，诊为"急性肠炎"，经抗生素和止泻药、输液治疗，腹泻症状有所减少，但随之后面大便次数减少，2~3天一次，诊见腹胀痛，恶心，纳差、进食则呕，呕吐物为胃内容物，大便时干时溏，次数减少。舌淡苔薄黄。老师脉之，六脉弦细，左关弦长有力。脉证合之，属肝脾不和，木克脾土。痛泻要方合小建中汤治之。党参 30g，茯苓 30g，半夏 10g，陈皮 10g，桂枝 10g，厚朴 10g，白术 10g，柴胡 10g，木香 10g，白芍 30g，怀山药 15g，防风 15g，甘草 6g。水煎服，日一剂，5 剂，腹胀痛，恶心呕吐好转，效不更方，以上方加减合六君子汤续服治疗 15 天而愈。

天津冯某，年 32 岁，得吐血证久治不愈。病因劳心劳力过度而起，吐血已有 2 年多，屡次反复。病发前常觉胃脘闷滞不通，满闷发热，大便滞塞，随后吐血，伴见咳嗽多吐痰涎。张锡纯诊之，其左脉弦长，右脉长而兼硬，一息五至。此证当系肝火挟冲胃之气上冲，血亦随之上逆，又兼失血久而阴分亏也。肝火炽盛，故左脉弦长；肝火挟冲胃之气上冲，故右脉长而兼硬；失血久而真阴亏损，故脉既弦硬（弦硬即有阴亏之象）而又兼数也。治以泻肝降胃之剂，而以大滋真阴之药佐之。生赭石（一两轧细），玄参（八钱），大生地黄（八钱），生怀山药（六钱），瓜蒌仁（六钱炒捣），生杭芍（四钱），龙胆草（三钱），川贝母（三钱），甘草（钱半），三七（二钱细末）。药共十味，先将前九味煎汤一大盅，送服三七细末一半，至煎渣重服时，再送服其余一半。每日煎服一剂，初服后血即不吐，服至三剂咳嗽亦愈，大便顺利。张再诊其脉，左右皆有和柔之象，问其心中闷热全无。遂去蒌仁、龙胆草，生山药改用一两，俾多服数剂，吐血之病可从此永远除根矣。（《医学衷中参西录》）

长 脉 覆 溢

　　脉有长脉、覆脉和溢脉之说，三者之间既有相同也有区别，临床上常多有忽视。覆脉和溢脉之说主要见于《难经·第三难》："脉有太过，有不及，有阴阳相乘，有覆有溢，有关有格，何谓也？然：关之前者，阳之动也，脉当见九分而浮。过者，法曰太过；减者，法曰不及。遂上鱼为溢，为外关内格，此阴乘之脉也。关之后者，阴之动也，脉当见一寸而沉。过者，法曰太过；减者，法曰不及。遂入尺为覆，为内关外格，此阳乘之脉也，故曰覆溢，是其真脏之脉，人不病而死也。"《脉经·辨尺寸阴阳荣卫度数第四》也说："脉有溢有覆……遂上鱼为溢；遂入尺为覆，是真脏之脉也，人不病自死。"

　　关之前，寸脉，属阳之动，脉动见九分而浮。如果脉长于寸部，为太过；脉短于寸部，为不及。溢脉是脉过寸口直到腕横纹，遂上鱼际，轻可切之跳动，重可望见搏动，此为外关内格的阴乘之脉，阴盛格阳所致。关之后，为尺部，属阴之动，脉当见一寸而沉。脉长出于尺部，为太过，脉短于尺部，为不及。脉长入尺泽，为覆脉。覆脉也叫长弦脉，脉管弦而长，可超出尺部向后延续数寸。为内关外格的阳乘之脉，阴虚阳盛所致。脉覆溢均属于真脏之脉，阴阳之气内关外格，发生阻隔。《难经》虽说出现此脉"不病而死也"，但在临床中有轻重之分。

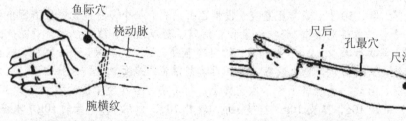

溢脉示意图　　　　　　　　　　　　　覆脉示意图

　　溢脉是脉出于寸口，甚至达到鱼际部分。覆脉超出尺部向后延续甚至到尺泽穴，而长脉是脉体端直度三关。从脉的部位而言，溢脉在寸关尺三部以上，长脉在寸关尺三部本位，而覆脉在寸关尺三部以下。从主病来看，长脉多为常脉，在病理情况下长脉主病多与弦脉、紧脉相兼而见，主病在《濒湖脉学》里说："脉迢迢大小匀，反常为病似牵绳，若非阳毒癫痫病，即是阳明热势深。"而溢脉和覆脉主病甚于长脉，虽多属于火热，但多因为阴阳虚甚，相互格据的情况。因此，长脉和覆脉、溢脉是三种脉象是既有相同又有区别的脉象。

《蠢子医》对脉出寸关尺三部的脉象做了比较精辟的论述，认为脉需分三部分审看，寸关尺三部作一部，往上作一部看，往下作一部看，且"三部出本位，只看三部便不中。必须上下去推寻，方能病症知分明。三部以上还要细细思，三部以下还要细细维"，而脉出于上，下窜于尺，主病多因于风火。其原因在于历来寸口脉主理寸、关尺三部脉，但脉出三部本位的也不少，所以临证把脉时应该在寸、尺上下两头去推敲，寸上部如腕横纹及鱼际部分、中指指关节两侧动脉，手少阴神门穴，尺以下至尺泽穴等附近摸寻，看是否脉长窜下窜，是否有脉动异常。

全身一脉，一气贯之。虚实之间，按之时间久了就可以诊摸得出来。有时虚非真虚，可能虚中夹积。有时寒非真寒，可能是真寒夹着假热。这些多因脾虚气不化，假积假热聚在其中。寸口脉长窜于上，大多是火，但火有真火假火。长脉下窜于尺泽穴，大多属于热，但热有真热假热。真假之间需分清楚。下焦的假火大多由情欲引起，嗜酒好色无节制，肾阴肾水亏虚暗耗，出现的相火亢盛，不是遗精就是便血尿血，尿热如沸水，或者夜半发热而不退。辨别之法，从寸关上部脉了解。如果寸关脉上部实而有力就是真火，寸关脉上部脉虚而无力就是假热。阴阳格拒，假热太盛的话，脉下窜尺部可以达到尺部三寸长。

虚火实火的区别通过切按寸部脉就可了解清楚。如果脉长出于上，寸关尺三部按之皆有力，此是实火。反之为虚，虚者，以中焦脾虚为主。如果是心火上炎，手小指甚至可见脉动。风火上冲于头，则气脉往往贯穿于中指，且根据风火上冲的严重程度不同出现中指的初节、中节、上节脉动的差异，同时又有有力、无力的区别。风火上冲之症，多见头痛、眩晕、耳聋耳鸣、心悸心慌、心惊。甚至神昏。风火下窜于尺泽，脉如弦紧，其人必见滑精、尿血、腿痛、淋涩等，多系流火淫火下迫膀胱、小肠、精室。因此寸口以上脉动皆属火，尺部以下脉动皆属于热。火热之虚实在于脉之有力无力。

《素问》云："百病之生于气也。"凡风火上冲之症，多跟七情乖顺有关。同时，风为百病之长，痰又能生百病、怪病，因此，风火上冲，多夹痰。古今多少病症，以风为主，其次是火，痰与气又次之，所以治疗疾病当以风、火、痰、气四者为纲领，辨治百病，而属寒相对少一些。

李某，男，43岁。有慢性咽炎史。嗜烟酒。近一年来口舌生疮，咽痛反复发作，缠绵难愈，服用清热泻火、抗生素之类药物，病情时好时坏。诊见：口腔黏膜内有口疮多个，小则如芝麻，大则如绿豆大小，连及左下牙龈红肿，牙齿有松痛，寒温不适，咽喉干灼不适，吞咽有疼痛。咽部轻度充血，咽后壁有散在颗粒，扁桃体略红肿，口干喜温饮，头晕，耳鸣，神疲乏力，腰膝酸软，手足不温怕冷、舌质红，口唇红，苔薄白。老师脉之，尺脉沉而无力。先切右手脉，若有若无，轻按既指下觉弦劲有力，直透腕横纹上鱼际，重按无力，左尺沉取弦细无力。寸盛尺弱，上亢下虚，此下元虚损，阴寒内盛，格阳上越。宜温补肾元，引火归元，附桂肾气丸加减：附子15g（先煎），肉桂5g（后下），生熟地黄各30g，怀山药10g，山茱萸10g，云茯苓10g，泽泻

10g，牡丹皮 15g，黄柏 10g，砂仁 5g（后下），白芍 15g，玄参 30g，怀牛膝 15g，甘草 6g。5 剂，牙齿口疮已肿消皮收，咽喉舒爽，方已得效，以上方加减继服半月，诸症得缓。

　　吴少参，年 50 岁，新得美宠荣归祭祖，跪拜间突然倒仆于地，汗注如雨，浑身壮热，人事不省。有人欲灌以牛黄。陆养愚脉之，关尺浮数而空，两寸透入鱼际，此症系阴虚甚而阳亢极也。如果灌以牛黄则必死无疑。急用生地黄汁一升，人参一两，麦冬五钱，五味子百粒，浓煎灌之。二三服，神气稍定，汗止，似睡非睡。至五更时，作恐惧状，如人将捕之。到了清晨，又作盛怒状，骂詈不止。至午间，又大笑一二时。至薄暮，又悲泣。自夜静日作，病家以为鬼祟。此即《内经》所谓五精相并也。并于肾则恐，并于肝则怒，并于心则喜，并于肺则悲。刘河间曰："平时将息失宜，肾水不足，心火亢极，乃显此症。夜间阴盛，邪乃暂息，日中阳隆，遂游行五脏而无宁时也。"陆仍用前方减人参之半。服药旬日间，病人或但悲笑，或但骂詈恐惧，神志时而清醒，与之饮食，尽食方止，不给也不思索，大小便亦通。到了半月后方宁静，乃调养气血，百剂始愈。(《续名医类案》)

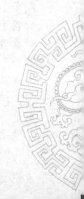

笔记四十二　如龟缩头藏尾之短脉

 ## 短脉状若米粒，脉体短缩，不满本部

短脉与长脉相对，指脉体短缩、不能满部。

短脉名称首见于《素问·脉要精微论》："短则气病。"《脉经》云短脉："应指而回，不能满部"，《濒湖脉学》云："短脉，指下寻之，不及本位。"一般来说，短脉三部皆有，唯见于关部，多类似于动脉。关部独大而寸尺弱而不显，脉动甚者又如动脉脉跳如豆。如李中梓说："两头低而沉下，中间突而浮起。"《诊脉三十二辨》说："寻之两头无，中间有，不及本位，状如米粒曰短。"

张某，女，18岁，学生。正值高考备考期间，学习紧张，压力比较大。一周前无明显诱因出现心悸，伴胸闷。总是感觉呼吸困难（气短），浑身乏力，神情抑郁悲伤，失眠、易于惊醒，不能坚持学习。入院检查心电图无异常。心率65次/分钟。诊见：神情恍惚，面色白，胸闷，纳差、语声低微，舌淡苔薄白。学生脉之：寸尺脉短涩，沉取无力。老师脉之，曰："两寸俱短弱，右关脉独大似滑。不及本位曰短，需寻两头脉之有无，以参照之。据症心肺气弱，中焦有痰。"甘麦大枣汤合归脾汤加减：人参15g，茯苓20g，远志10g，桂枝10g，小麦30g，大枣15g，酸枣仁10g，陈皮6g，半夏6g，石菖蒲15g，白术10g，炙甘草15g。日服二剂，二包作一包煎，水煎服。6剂，精神较好于前。以上方合补气养血方药加减治疗月余，诸症渐缓。

《濒湖脉学》云："指下寻之，不及本位。"后世多以"不及本位"论之，不及本位是脉搏不到位，当寸不及寸，当关不及关，该尺不及尺。但对于短的标准"不及本位"的说法也有很多。一是指短脉不及本位在于寸尺，不在关位。二是短脉不及本位，见于三部，即寸关尺三部俱短。三是短脉不及本位，关浮寸尺沉。可见，许多医家都认为关部脉不会出现短脉。但也有医家认为关脉可见短，且浮中沉候均可得之。短脉的短，实质来讲并不是脉体的短，只是指下的脉感而已，故探寻短脉，需结合左右部位脉动虚实有无来诊察。如何梦瑶说："短脉唯于尺寸寻。"确定短脉与长脉的要点在于尺脉与寸脉：尺、寸短则为短脉，尺、寸长则为长脉。

短脉的脉形瘦小，这是因为不论是气虚还是气郁，必然导致气的推动作用小而过程也较短暂，故其脉形必瘦小。细小无力者为气虚；细小有力者为气郁。前者为虚证，后者为实证。

短脉的脉来短小无力，不及本位，涩滞不畅，蕴含着"往来难"之脉势，因此短脉也有伴脉律失常兼涩者，在临床上也不少见，脉证相合，需仔细盘究是否存在血流瘀滞的情况。故《濒湖脉学》说："不及本位，应指而回，不能满部。""两头缩缩名为短，涩短迟迟细且难。"《诊家正眼》说："短脉涩小，首尾俱俯，中间突起，不能满部。"

总之，短脉的指感特征是："举按短暂，应指而回，如蜻蜓点水；不及本位，不能满部，状如米粒。"

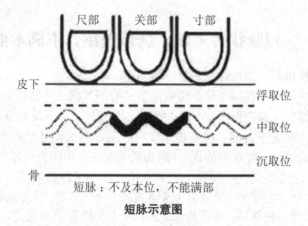

短脉：不及本位，不能满部

短脉示意图

短脉主气病。如《诊宗三昧》说："经云：短则气病，良由胃气厄塞，不能条畅百脉，或因痰气食积，阻碍气道。所以脉见短涩促结之状，亦有阳气不充而脉短者。经谓寸上脉中手短者，曰头痛是也。"《脉理求真》说："短为阳气不接，或中有痰气食积而成，然痰气食积阻碍气道，亦由阳气不力，始见阻塞。"

 ## 短则气病，非虚即郁

短为气病，为不及、不足之象。《素问·脉要精微论》曰："短则气病。"气病不能帅血而行，充盈鼓荡于血脉，致两头短细而为短脉。所谓气病，包括气虚与气郁两类。如戴启宗说："气不得舒畅，则阳气郁伏于内。"又载："浮而短者，荣卫不行；沉而短者，脏腑痞塞。"

气虚者，无力鼓荡血脉，又无力帅血以充盈血脉，致脉短。脉必短而无力。如《伤寒论》所说："发汗多，若重发汗者，亡其阳，谵语，脉短者死。"

气郁者，因七情所伤，亦可因于痰饮、食积、瘀血、火郁等邪气壅遏，阻滞气机，可致脉短。脉必短而有力。如杨仁斋云：短脉，"无力为气虚，有力为壅，阳气伏郁不伸之象。"

一人患头病，痛不可禁，吴孚先诊之，脉短而涩。吴说："头为诸阳之首，若外邪所乘，脉当浮紧而弦，今反短涩，短则阳脱于上，涩则阴衰于下，更加手足厥冷，名为真头痛，与真心痛无异，法在不治。"为进参、附，或冀挽回万一。如法治之果

愈。(《古今名医类案》)

张文学之子，弱冠得病，医作劳瘵治疗，久治不效。孙文垣诊之，脉左寸短弱，右关略弦，余皆洪大。咳嗽，下午热从足心起，渐至头面，夜半乃退，面色青，形羸气促，多梦遗，卧床奄奄一息，已绝粒断药二日。孙谓可治。张问道："先生说火起九泉者死，大肉尽削者死，咳嗽加汗者死，脉不为汗衰者死。又当火令之时，恐肺金将绝，今言可治，是何原因？"孙答道："症虽危险，但两颧不红，心火未焚也；声音不嘶哑，肺金未痿也；耳叶不焦，肾水未涸也。面色青者，忧疑不决；左寸短者，心神不足；关略弦者，谋为不遂。症与色脉，皆非瘵病也。"病由于志愿不遂，造成心病，非肾病也，故说可治。为立方，名调肝益神汤，以人参、酸枣仁、龙骨为君，丹参、石斛、贝母、麦冬、五味子为臣，山栀、香附为佐，服20剂而病起。丸方，则熟地黄、龟甲、枸杞子、人参、麦冬、五味子、茯苓，蜜丸，服三月全安。(《续名医类案》)

痰食阻滞而短

痰浊停阻于胃或暴饮暴食，阻塞胃中，使胃气扼塞不通，虚里不畅，胃之大络不通，胃气不能上达于心，故见短脉，或见涩脉，或见结脉，或见促脉。如《诊宗三昧》说："胃气扼塞，不能调畅百脉，或因痰气食积，阻碍气道，所以脉见短、涩、促、结之状。"

张溪亭乃眷，患喉中梗梗有肉如炙脔，吞之不下，吐之不出，鼻塞头晕，耳常啾啾不安，汗出如雨，心惊胆怯，不敢出门，稍见风即遍身疼，小腹时疼，小水淋涩而疼。孙文恒诊之，脉两寸皆短，两关滑大，右关尤搏指，此梅核气症也。以半夏四钱，浓朴一钱，紫苏叶一钱五分，茯苓一钱三分，姜三片，水煎，食后服。以此汤调理而效。(《续名医类案》)

白仰云的亲眷，每触怒即出现晕厥，必须闭门合目静坐，不让人在身旁（病人喜静），手足皆冷，汗出如雨，气息俱微，过一时许，苏醒如常人。早先因为项部患瘰疬，多服斑蝥等毒药导致脾胃损伤，元气大亏。年已38岁，未尝生育。欲睡时需捶敲大腿，刚睡下时则蓦然心惊肉跳。月经将行前，小腹必先疼二日，色紫有块，（以上无非肝病）惟肌肉饮食如常人。（脾胃不病）。请孙文恒诊之，见两寸短弱，左关大而有力，右关滑，左尺滑，右尺沉微。据脉辨证，两寸短弱，肺气虚；左关大而有力为肝木实，右关滑为胃土实，胃中有痰之症也。（木热则流脂，肝火盛则必见痰，故痰本在肝火，不必责之于胃）用六君子汤加丹参、酒连、青皮，另外再与珍珠母丸及独活汤调理而安。(《续名医医案》)

短脉当辨虚实

短脉是以脉形短小为特点的一种脉象，分为有力短脉和无力短脉二种，前者为气郁所致，后者为气虚引起。

脉浮短多为血涩，沉短多是胸中痞满。寸短多是阳虚，尺短多是阴虚。凡吐血失血者，寸脉多见短；下血者，尺脉见短。气血痰食郁结，脉多见关上短而有力，尺寸几乎不见。

寸上见短而有力，多胸憋胀痛乃为瘀阻上焦；少腹胀痛，脉多见尺短，亦为瘀阻奇经。短而实滑者多为宿食，短而滑数者多伤于酒。

大参张公，分守杭嘉湖道，因丧夫人，衙中亡者八口，心中惶惶。请孙一奎诊治，左寸脉短，关弦，右关滑，两尺亦弦。据脉系心血不足，中焦有痰，流于下部，凝于经络，以故腰膝酸痛，经常背心作胀，头多眩晕，夜睡多汗。前面诸医悉投风剂，并非所宜。孙予以陈皮、白芍、木瓜、牛膝、五加皮、薏苡仁、黄柏、酒黄芩、甘草、生地黄、当归、威灵仙调理，10剂，诸症悉愈。(《续名医类案》)

令弟媳六娘子，遍身疼痛，发热，汗大出，昏昏如醉，卧不能起。孙一奎诊之，两寸脉短弱，两手皆数而无力，此劳倦之余，故汗大出也。处方：黄芪三钱，白芍四钱，粉甘草一钱五分，桂皮八分，当归一钱，石斛二钱。一帖热除，痛、汗皆止。惟见疲倦而不能起，仍以前方加人参、陈皮，两帖而痊。(《续名医类案》)

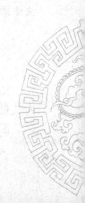

笔记四十三　状如洪水之洪脉

 ## 洪脉大而满指，来盛去衰

洪脉脉体洪大，如滔滔洪水有宽大汹涌之势。脉形的比喻有"水之洪流""江河之大""波涛涌起""来盛去衰""滔滔满指""累累如连珠""如循琅玕"等。洪脉最早见于《伤寒论·平脉法》曰："立夏得洪（一作浮）大脉，是其本位。"

《内经》称之为钩脉，如《素问·玉机真脏论》曰："其气来盛去衰，故曰钩。"《难经》则称之曰："故脉之来疾去迟，故曰钩。"《脉经》中明确描述洪脉的脉形，"洪脉，极大在指下。一曰浮而大。"

刘某，女，31岁。平素月经规则，已育一女。近半年来月经紊乱，阴道出血量多如崩。神情忧郁，询其因，婆媳关系不和，每生抑郁。服用西药止血剂能缓解一阵。阴道出血，时轻时重，血色暗红，夹有血块，面色苍白，精神疲乏，头昏，腰酸，少腹隐痛，手足心烦热，口干不饮，精神疲倦，舌淡，边有齿印。学生脉之，浮取大而有力似滑，沉取则缓。老师脉之，曰："浮取大而有力，洪脉也，其脉往来滔滔满指似滑脉之往来流利，累累如连珠。沉取缓大，尺脉沉取洪大而弱。精神疲乏、边有齿印，尺脉主肾及冲任之经，尺脉大而无力，是虚寒也，大失血后血虚不能固气而阳气外浮，手足心烦热，口干不饮，假火也。"当归补血汤加减。黄芪30g，熟地黄15g，当归15g，白芍10g，阿胶10g（烊，冲），山茱萸15g，女贞子15g，墨旱莲12g，党参15g，川续断10g，附子15g（先煎30分钟），侧柏炭10g，肉桂6g，花蕊石30g，大小蓟各15g，炙甘草5g。水煎服。6剂后流血量及血块明显减少，以上方加减治疗半月而痊。

洪脉是脉体大的一种脉象。故洪脉虽大但来势强，是独特于其他脉的地方。《濒湖脉学》说："指下极大，来盛去衰，来大去长。"来盛，指脉来搏起之时，其血流势如洪波涌起，满指滔滔，浮大有力。去衰者，当脉回落之时，脉势皆衰。"来大去长"即去时虽可能快速衰减，但衰减的幅度较少和平坦，指下感觉脉体满大鼓指，衰减似是长时间慢慢消退，故曰去势衰减而缓平。

洪脉乃浮大之脉，故《千金翼方》说："按之浮大在指下而满。"《脉说》："洪脉似浮而大兼有力。故举按之，则泛泛然满三部，状如水之洪流，波之涌起，脉来大而鼓也。"

洪脉的脉率是一种较快脉率，故其脉势状如滑脉。洪脉主热盛，热盛之人未有脉率不快者，此种洪脉为有发热症之洪脉。所说的身大热、面大赤、汗大出、口大渴和脉洪大的五大症状，正是洪脉的主证，故此类洪脉其脉率必快，或兼数脉矣。故洪脉之状，有如滑有如数，张景岳说："滑数、洪数者多热。"《脉理求真》说："洪则既大且数，累累珠联，如循琅玕，来则极盛，去则稍衰。"

故洪脉的指下感觉："指下宽大，累累如连珠，状如洪水，来盛去衰，滔滔满指。"

洪脉与大脉相似，故两者常互称而相连，主病亦类似。《医碥》说："洪即大耳，旧以洪为来盛去衰，是大之盛于浮分者也""大而盛于浮分，名洪；大而散漫渗开，脉与肉无界限，名散。"《诊家正眼》认为："洪脉，即大脉也。如尧时洪水之洪，喻其盛满之象。"

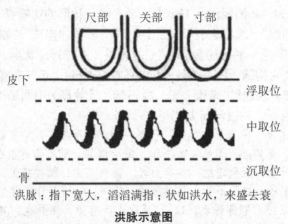

洪脉：指下宽大，滔滔满指；状如洪水，来盛去衰

洪脉示意图

洪脉主阳盛。有力为实热，无力为虚热。故《濒湖脉学》说："脉洪阳盛血应虚，相火炎炎热病居，胀满胃翻须早治，阴虚泄痢可踌躇。"

辛衡阳铨部患热病，病在阳明，头痛壮热，口渴甚且呕，鼻干燥，不能眠。缪仲淳诊其脉，洪大而实。旁医辨为阳明证，拟用葛根汤。仲淳说："非也。"他医问道："葛根汤难道不是阳明经药吗？"仲淳答道："阳明之药，表剂有二，一为葛根，一为白虎。不呕吐而解表，用葛根汤。今吐甚，是阳明之气逆升也，葛根升散，故用之不宜，宜白虎汤加麦冬、竹叶，名竹叶石膏汤。石膏辛能解肌，镇坠胃家痰热。肌解热散，则不呕而烦躁壮热皆解矣。"遂用白虎汤大剂与之，又嘱咐道："此时投药，五鼓瘥。天明投药，朝餐瘥。"后果然。有人问"呕甚为什么不用半夏？"仲淳说："半夏有三禁，渴家、汗家、血家是也。病患渴甚而呕，是阳明邪热炽盛，劫其津液，故渴。邪火上升，故呕。半夏辛苦，温而燥，且有毒。定非所宜。"又问"其为何不用甘草"，答曰："呕家忌甘，仲景法也。"（《续名医类案》）

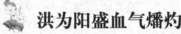 洪为阳盛血气燔灼

洪为阳脉，主实热，为血气燔灼之象。如《脉理求真》说："洪为火气燔灼。"

《景岳全书》说:"洪脉……为血气燔灼大热之候,浮洪为表热,沉洪为里热。"《诊家正眼》说:"洪为盛满,气壅火亢。"《伤寒论》第二十六条载:"服桂枝汤,大汗出后。大烦渴不解,脉洪大者,白虎加人参汤主之。"洪脉多见于发热、腹满、烦渴、狂躁、斑疹、头痛面赤、咽干喉痛、二便不通等热证。

洪脉的形成,多因阳盛有余,气血沸腾,致使脉道扩张,血气沸腾,有如波涛,乃致脉形阔大,大起大落。故《濒湖脉学》说:"脉洪阳盛血应虚,相火炎炎热病居。"

金溪县令净涵臧公尊堂太夫人,季春眉寿时,连看戏文二十余本,且又多食鱼腥虾蟹,偶发寒热,三日不退。第四日,左耳前后及颊车皆红肿。第五日,右边亦肿。第六日,肿及满头,红大如斗,眼合无缝,昏愦不知人事,言语谵语如有邪祟,粒米不进者已经八日了。举家惊惶,请孙文恒诊之。脉六部皆洪长而数。孙说:"此大头疫也。"诸医皆认为是危症,说八十之尊年,八日之绝粒,头大如斗,体热如燔炭,昏愦谵语,多辞去不治。孙说:"此疾为阳明、少阳二经热壅而然。夫阳明多气多血之经也,以高年故不敢用硝黄,惟投以轻清解散之剂,使因微汗而解。症脉相对,虽重可生。"即以贯众、石膏各六钱,柴胡、葛根各三钱,赤芍药、天花粉各二钱,甘草一钱,黑豆四十九粒,水煎服之。日进二剂,脉开始减半,第九日,方进粥饮半盅。前药除石膏,又四帖而安。(《续名医类案》)

洪脉当辨虚实

洪脉主病有虚实之分。洪实为阳脉,主实热,为血气燔灼之象。洪虚者为阴脉,主虚热。

洪与大常相兼,常以"洪大"之名出现,故一些大脉病理也常用洪脉解释。若洪大有力,此为太过,多由营络大热,血气燔灼,心气有余,必见壮热、烦躁、口渴、吐血、疮疡,以及暑热汗泄诸疾。

若阴虚不能内守,阳气浮于外而脉洪。或阴竭于下,阳越于上,阳脉洪大,阴脉沉细。阴虚阳浮者,舌当光绛无苔。洪大无力,此系不及,多因心气虚泛,或为阴虚所致。如《脉义简摩》说:"如洪之脉,乃阴虚假热,阳虚暴证,脉虽洪大,按而无力,此不得投入凉剂,致败胃气;又人临死,从阳散而绝者,脉必先见到洪大滑盛,乃真尽脱于外也,不可不察。"

洪脉之虚实之辨,以脉按之有力无力而分。浮洪有力为表热实证,浮洪无力为虚火,沉洪有力为实火,洪大为气盛火亢,浮洪而长为风眩、癫狂、痈疽或肺热喘急。

崔盐院,八月间患疟疾,一日发一次,治疗十日不愈。医者承风进诊,说:"前日内外之邪尚重,未敢即用截疟,今邪已去,可以用了。"因进丸药一服,服之呕恶移时,第二天果然好了。但出现饮食无味,口干苦,才三日而复又发作。陆养愚诊之,正值寒战,床帷俱动,面赤。汗泄不止,身热如火,其脉洪数无伦,沉按则驶。陆说:"此热疟也,身热汗出,脉洪数而沉,按则驶,是浮沉俱有力,正阳明大热之症。其面赤者，乃胃热熏蒸所致。"与三黄石膏汤。崔乃谓疟门不载其方，仍进前丸一服，呕吐不止。至巳午时，疟发更重，发热竟日不退。再请陆诊治，因思前面两番药，导致胃气重伤，且脉较前更弱，再不可纯作实热治了。以白虎汤合建中汤、生脉散之半投之，一夜二剂，呕哕即止，明日疟不发矣。后以清气养荣汤，调理而安。(《续名医类案》)

毛抚军患痢疾如鱼脑，肠鸣切痛，闻食则呕，所服皆是黄芩、黄连、木香、菖蒲、藿香、橘红、芍药而已。后有进四君子汤者，疑而未服。李士材诊之，脉虽洪大，按之无力，候至左尺，倍觉濡软，此命门火衰不能生土。亟须参、附，可以回阳。有人问"只用参、术是否可以治愈？"李答道："若无桂、附，虽进参、术无益于病，且脾土太虚，虚则补母，非补火乎。"遂用人参五钱，熟附一钱五分，炮姜一钱，白术三钱，连进三剂，吐止食粥。再以补中益气加姜、附，四剂后即能视事。(《续名医类案》)

 ## 夏脉如洪如钩

洪脉为心脉，心气通于夏，故夏脉为洪。故《濒湖脉学》说："……满指滔滔应夏时，若在春秋冬月分，升阳散火莫狐疑。"《伤寒论》曰："立夏得洪大脉，是其本位。"

洪脉的特点为"来盛去衰。"在《内经》中称之为"钩脉。"《素问·玉机真脏论》说："夏脉者，心也，南方火也，万物之所以盛长也，故其气来盛去衰，故曰钩，反此者病。"朱丹溪曰："钩即是洪，名异实同。"《脉经》曰："夏心火王，其脉洪、大而散，名曰平脉。"《三指禅》曰："应时惟夏月，来盛去悠悠。"《诊家枢要》说："凡诊脉须要先识时脉……夏三月，俱带洪……凡人腑脏脉既平，胃脉和，又应时脉，乃无病者也，反此为病。"李时珍也在《濒湖脉学》中论及五脏平脉时说："春弦夏洪，秋毛冬石，四季和缓，是谓平脉。"

夏季气候炎热，是万物盛长的季节，人阳气旺盛，肤表开泄，气血向外，故脉来较大而有力，且来势盛而去势衰。

何某，男，45岁。时当盛夏季节，台风天来临前数日，气温高达38～39℃。户外奔波劳累而中暑。病已三日，社区医院打点滴发热起伏。诊见头昏头痛，疲倦乏力，发热最高38.5℃，白天发热，晚上9点时热退。汗出，口干渴而引饮水多，无胃口，大便干结，面红，舌质红赤，苔黄厚。老师脉之，脉来在肤，泛泛乎满指有余，洪大之脉也，寸关浮洪而滑数，按之有力。叶天士曰："夏暑发自阳明"，病仍在气分，口干伤津，清阳明气分之热。白虎加人参汤加减治之：石膏60g（先煎30分钟），知母15g，芦根30g，北沙参30g，栀子10g，滑石12g，金银花10g，连翘10g，青蒿10g，扁豆花10g，甘草5g。水煎服，日二剂。分5～6次/日，多次频服。6剂后热退，精神甚佳，知饥，病瘥，防中暑，多休息。

《内经》所谓的钩脉，其脉形如《素问·玉机真脏论》所说："夏脉如钩，何如而钩？岐伯曰：夏脉者，心也，南方火也，万物之所以盛长也，故其气来盛去衰，故曰钩，反此者病。""来盛去衰"是钩脉的主要特点。《素问·脉要精微论》曰："夏日在肤，泛泛乎万物有余。"钩脉的特点是：浮大、满实、来盛去衰。钩脉的脉象特点与洪脉是一致的。

钩脉太过不及者则病，如"黄帝曰：何如而反？岐伯曰：其气来盛去亦盛，此谓太过，病在外。其气来不盛去反盛，此谓不及，病在中。太过则令人身热而肤痛，为浸淫。不及则令人烦心，上见咳唾，下为气泄"（《素问·玉机真脏论》）。脉来盛而去亦盛，是气有余。如果脉来衰而去反盛则是气不足。即如《素问·平人气象论》所说："夏胃微钩曰平，钩多胃少曰心病，但钩无胃曰死。"又说："夫平心脉来，累累如连珠，如循琅玕曰心病。死心脉来，前曲后居，如操带钩曰心病。"琅玕是一种仙树，其果实如珠。曲者，钩也。居者，停也，住也，也有牢实、牢固不移之义。大抵洪脉，只是根脚阔大，却非坚硬；若使大而坚硬，则脉失胃气，即如操带钩，心真脏脉也。

《素问·平人气象论》又说："病心脉来，喘喘连属，其中微曲，曰心病；死心脉来，前曲后居，如操带钩，曰心死。"喘喘连属，即喘气连连之状，比喻脉来盛去亦盛，搏动数疾其脉率当在 130～180 次/分钟以上。心脉严重进一步发展就会出现有来无去，或者脉缓动而时止，心律失常，此脉带钩，前曲后居的含义。脉来盛如止或来盛如牢，均是心气衰竭无胃气的脉象，所以有"死心脉来"之说，如《素问·玉机真脏论》"真心脉至，坚而搏，如循薏苡子，累累然，色赤黑，不泽，毛折，乃死。"

笔记四十四　滔滔满指之大脉

大脉粗大，倍于常脉，应指满溢

　　大脉是就脉体的大小而言，与小脉相对（细脉）。大即粗也，其形状脉幅粗大，倍于常脉，以致脉来应指满大。一般见于浮中沉三候。大脉在王叔和的《脉经》及李时珍的《濒湖脉学》中都未曾单列论述，其所主病机也分别列于洪脉、散脉等脉象中讨论。

　　郭某，男，40岁。患者年轻时有遗精史，有手淫史数年。患者近一年来经常耳鸣如风水声，或如蝉鸣声，听力下降，伴有头晕目眩，腰膝酸软，夜寐不佳，纳差，乏困无力。舌淡苔白腻。学生脉之，寸脉浮濡，关尺沉弱。老师脉之曰：脉体应指满溢，寸脉浮大，尺部沉微，按之无力，右关细弱。脉大为虚，中气不足，肾精亏虚，脑海失充。补中益气汤合耳聋左慈丸加减。灵磁石30g（先煎），钩藤20g，明天麻12g，酸枣仁12g，山茱萸12g，熟地黄30g，怀山药15g，茯苓15g，牡丹皮12g，杜仲12g，枸杞子10g，炒白术12g，党参12g，黄芪20g，熟附子15g（先煎30分钟），水煎温服。6剂，服药后耳鸣眩晕减轻。后以上方加减治疗月余，诸症平缓。

　　有人认为大脉按之脉形阔大且粗实，应指有力，重按似力减，这是把大脉与洪脉相混淆了。大仅是言其脉体粗大而言，而洪脉除了脉体大之外，主要言其来去盛衰的洪水气势。如丹溪说："大，洪之别名，病内伤者，阴症为阳所乘，故脉大，当作虚治。"当作虚治，是大而无力之脉，与洪脉完全不相同，与大而有力之脉，也不相同，何能与洪脉等量齐观耶，但临床上洪大之脉常混称。

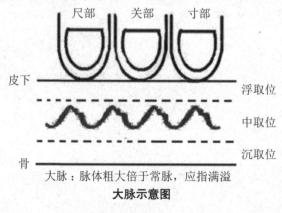

大脉：脉体粗大倍于常脉，应指满溢

大脉示意图

故大脉的指下感觉是"脉体粗大倍于常脉，应指满溢。"

大脉病机主要是邪气较甚，正气渐虚，正不胜邪之势，所谓"大则病进"就是指邪气盛实。正气是否虚衰，当结合脉力而论。大而有力为邪实，大而无力为正虚。

一书办，年过五十，嗜酒纵欲无度，忽然患下消之症，一日夜小便二十余度，色清白而长，味且甜，少顷凝结如脂，色有油光。遍请诸医治疗，效果不显。孙一奎治疗，诊见腰膝以下皆软弱，载身不起，饮食减半，神色十分憔悴。脉之六部皆大而无力。经云："脉至而从，按之不鼓，诸阳皆然。"法当温补下焦。以熟地黄六两为君，鹿角霜、山茱萸各四两，桑螵蛸、鹿角胶、人参、白茯苓、枸杞子、远志、菟丝子、怀山药各三两为臣，益智仁一两为佐，大附子、桂心各七钱为使，炼蜜为丸，梧桐子大，每早晚淡盐汤送下七八十丸。药未吃完，病情就好了。有人问道："大凡消渴者多属于热症。刚开始你使用温补方药，旁边的人就开始议论是非了。现在果然用温补治疗有如此效果，是什么原因呢？"孙一奎解释说："该病本在于下元不足，无气升腾于上，所以口渴而多饮。饮多则小便也多（肾元不摄，膀胱失约）。所以大补下元，使阳气充盛，熏蒸于上，口自然不干。譬如蒸水的釜盖，釜虽然有水，假如底下无火的话，则水气不得上升，釜盖自然干而不润。必须是釜底下有火，则釜中水气升腾。熏蒸于上，这样才能湿润不干也。"（《孙文恒医案》）

 大脉阳盛阴竭

大脉多因邪气亢盛，阳气有余，邪正相争剧烈，故脉形粗大，脉来有力。如《素问·脉要精微论》说："脉粗大者，阴不足，阳有余，为热中也。"大脉一般出现在外感热病的中期，外感六淫，或感染病气，人体阳亢与之抗争形成气盛，气盛则脉形大，有力，形成大而有力的大脉。伴见壮热，汗出，面赤，心烦，烦渴，甚则热扰心神而谵语、狂言。如《诊宗三昧》说："伤寒热病，谵语烦渴，脉来实大，虽剧可治。"

一妇人，寡居，5 月间，忽患壮热，多汗烦渴，耳聋胁痛。有医生用柴葛桂枝等剂，发热更甚，汗出不止，胸满昏沉，时时嗳气。张飞畴诊之，右脉数大，左脉少神，舌苔微黑，此伏气自少阳发出，故耳聋胁痛。法当用白虎汤清解，反行发表，升越其邪，是以热渴转甚。汗出多，故左脉无神；胃液耗，故昏闷胸满。其嗳气者，平素多郁的原因。今元气已虚，伏邪未解，与凉膈散去硝、黄，易瓜蒌根、牡丹皮、竹叶。服一剂，热减得睡。但汗出不止，倦难转侧，时而欲呕，此属虚证，以生脉散加枣仁、茯神、白芍，扶元敛阴。兼进饮粥，以扶胃气。渴止汗敛，而脉转虚微欲绝，此正气得补，而虚火渐息之真脉也。复与四君子汤加归、地而痊愈。（《续名医类案》）

杨乘六族弟患热证，六七日病不解，口渴便秘，发狂逾墙上屋，赤身裸露，不欲近衣，谵妄骂詈，不避亲疏，这样已经有五日了。杨诊之，见其面若无神，两目瞪视，其言动甚壮劲有力。怀疑是胃中热甚，上乘于心，心为热冒，故神昏而狂妄耳。要不然，不会出现口渴便秘，似乎白虎凉膈等症都有。及至诊其脉，豁大无伦，重按则空。

看其舌，苔黄上加黑，而滋润不燥。乃知其症系阴盛于内，逼阳于外。虽壮劲有力，是外假热而内真寒也。其阳气大亏，神不守舍，元神飞越。遂以人参养荣汤加附子、倍枣仁、五味子、白芍，浓煎与之。一剂狂妄悉除，神疲力倦，熟睡周时方寤，渴止食进而便通矣。继用补中益气汤加白芍、五味子而痊。张令韶曾治一妇，谵妄发狂，以声重且长，因脉伏全无，断为实热，为热厥证，下之而愈。此案亦壮劲有力，脉空豁无伦，断为虚寒，阳越之症，补之而愈。所以临证者，尤不可偏执一端以为准的也。（《续名医类案》）

大脉当辨虚实

大脉有阴阳虚实之分。脉大而有力是邪盛，主阳热邪盛有余之疾，如《伤寒论》一百九十五条曰："伤寒三日，阳明脉大"；脉大而无力，常由虚劳亡血所致，如《金匮要略》血痹虚劳病脉证并治第六条："夫男子平人，脉大为劳，极虚亦为劳。"故《濒湖脉学》说："大脉有力主邪盛，阳热有余病下利。阴气不足阳有余，虚劳脉大必无力。"

一朱姓青年，于暑天患外感发热。症见壮热汗出，口渴引饮，心烦尿短赤，舌质鲜红，舌苔薄黄，脉象洪大，某医诊为外感气分热证，投以白虎汤方2剂，未效。邵继棠诊之，仔细推敲前医方药，上述证候与白虎汤证基本吻合，何以乏效？其中定是辨证失误。邵乃细诊患者脉象，发现脉虽洪大，但稍稍久按则感到搏动乏力，以脉而论，属气虚，且病在暑季，难免元气耗损。正气无力抗邪，高热何以得退？改拟扶正祛邪，遂予白虎汤加红参10g，另炖兑服。患者服药当晚热势顿挫，药尽2剂，诸恙消失。倘若拘泥"外感重舌"之说，忽略脉之虚象，继续寒凉清热，必犯虚虚之戒，甚或导致气虚厥脱，不亦晚乎？（上海中医药杂志，1987，9：38）

吴长人，于三月初，患身大热，口大渴，口唇焦裂，目赤色，两颧娇红，语妄神昏，手冷过肘，足冷过膝，其舌黑滑而胖，杨乘六诊之，其脉洪大而空。一医欲用白虎汤，杨说："身虽壮热如火烙，但不离衣被覆盖；虽然大渴引饮，但不喜寒凉；面色虽红却娇嫩，且游移不定；舌苔虽黑，却舌体浮胖，滋润不枯。如果属白虎汤，则更不会见有四肢厥冷而上过于肘、下过于膝的；六脉洪大，而浮取无伦，沉取却无根。这是格阳戴阳证，若用白虎汤，必致毙矣。"遂以大剂八味丸加人参，浓煎数碗，冷饮，诸证乃退。继以理中汤加附子，六君子汤加归、芍，各数剂调理而愈。（《续名医类案》）

夏夫人，年已八旬，忧思不已，偶因暑浴，遂患发热头痛。有医者以为是伤寒，故禁其食，又肆行发散法，导致三日后气高而喘，汗出如洗，昏冒发厥。陈三农诊其脉，大而无力，乃为之辨说："外感发热，手背为甚；内伤发热，手心为甚。外感头痛，常痛不休；内伤头痛，时作时止。今患者头痛时休，而手背不热，是为虚也。"遂用参、芪各五钱，白术、半夏各二钱，橘红一钱，甘草六钱，一剂减半，后倍参、术而痊愈。（《续名医类案》）

大脉主病进

《素问·脉要精微论》说："大则病进。"邪气亢盛或病情加重时，人体的正气必起而应之，与之相争，气血亢盛"倍于寻常"，脉也大于平常，故见大脉则知病情恶化，或病在极期。失血患者脉宜细弱，大则病进，恐有气随血脱之变。

蔡某，女，38岁。牙痛三日就诊，服消炎止痛药物无效。诊见右后侧上磨牙松动，牙龈红肿，痛及牵脑，发热面赤，烦热口渴，夜不能寐，大便干结，小便黄赤，舌红、苔薄黄少津。老师脉之，脉数动，右关脉洪大。《素问·脉要精微论》说："数则烦心，大则病进"。胃足阳明之脉，起于鼻之交中，旁约太阳之脉，下循鼻外，入上齿中，还出挟口环唇，下交承浆，却循颐后下廉，出大迎，循颊车，上耳前，过客主人，循发际，至额颅；其支者，从大迎前下人迎，循喉咙，入缺盆，下膈，属胃，络脾。脉大主气分热盛，脉证相合，症属阳明胃热，火气上攻。以清泻胃火，凉血止痛。玉女煎加减：玄参20g，生地黄20g，生石膏30g，牡丹皮10g，升麻10g，麦冬10g，知母6g，黄连6g，生大黄（后下）10g，生甘草6g。每日1剂，水煎服。5剂，诸症即愈。

县丞李天泉，六月中暑而腹痛。诸医谓是感寒，进理中汤，一剂痛止。之后仍发热，一身骨节尽痛，又进十神汤发汗，热退身不痛矣。万密斋诊之，李称病已愈，万观其面色带赤，知病还未解。请脉之，洪滑而数。经曰：大则病进。现在汗后脉犹洪数，病方进也，而病人自己说是痊愈，实未愈也。万还未去，一顿饭的功夫病就又发作了。满腹急痛，状如奔豚，上下左右，举手按摩。万乃进建中汤，一服而痛定。第二天，有省祭官万朴来问候。朴善医，诊之，且惊且顾，李也疑惧。万诊之，对朴说："你是不是在奇怪脉为何出现促止？盖心下怔忡，故出现这样的脉。"李即应答道："我心下跳乱不宁。万即命取药，方用人参、麦冬、甘草、白芍、生地黄、五味子，猪心煮汤煎，一服心跳止，脉不促矣。盖心恶热，用热治热，一向服用理中汤、十神丸，都是犯禁方药，故病复作也。"（《续名医类案》）

细脉细如丝线，应指明显

细脉是以脉体大小而言，故又称小脉。细脉是脉管缩小变细呈现线的形状，表明血管的收缩功能良好。但气血不足，血容量不足以使之充盈脉道，而显出脉管细如线的形象。

杨某，男，45 岁。颈脖僵硬，连及右侧肩膀和手臂阵阵的疼痛半月，事因连续一周办公室整理公司中标文案资料，受冷气空调引发。素有颈椎增生。疼痛时得躺卧舒解，上班坐着的时候脖子肩臂疼痛感特别明显，有麻木感。诊时见精神差，面色无华，右上肢伸举受限疼痛。神疲乏力，手足不温，舌淡苔薄白。CT 所见显示 C4/5 椎间盘增生突出。曾作外敷、封闭、理疗、口服消炎镇痛类药物效果不佳。学生脉之：脉重按之细缓而弱。老师提示指力采用重按法，脉软弱无力似微，然细小成线有形。细脉需重按得始。老师脉之，曰："六脉沉细弱，寸脉细微无力。细脉主虚，虚为气血不足。脉证系营虚寒凝督脉太阳经络，治当从温经散寒，和营通络。"桂枝加葛根汤加减。桂枝 20g，白芍 20g，防风 15g，细辛 10g，鹿角胶 20g（烊），炙甘草 10g，羌活 15g，葛根 60g，川芎 15g，姜黄 15g，大枣 15g。水煎服。服药 3 剂，疼痛减轻。守方继服 7 剂，颈脖肩臂疼痛缓解，活动自如。嘱其平素加强锻炼，活动，避风寒冷气，以防复发。

细脉之名出现较早。在《内经》中说："察九候，独大者病，独小者病。"所谓"小"脉，其实就是细脉。《内经》对细脉的记载很多，如"大则病进，细则气少""小脉"和"细脉"是同一种脉象。

细脉为具有独立意义的单因素脉象，具有脉形细小、应指明显的特点。细脉脉形主要以"线"来比喻，各医家描述方式的不同间接反映了细的程度不同，如"细细似线""往来如线""细如丝线，往来极微""往来如线""萦萦如蜘蛛之丝而欲绝""如线""如发如丝""一线之比""细来累累细如丝""累累萦萦，状如丝线""往来如发而指下明显""蛛丝其象""小软如丝"等，说明细脉的脉象具有细如弦缕、近于细线的特点。细脉具有脉细而应指明显的两大特点，一般认为细脉没有脉率的变化。

《脉经》说："细脉，小大于微，常有，但细耳。"

《诊宗三昧》："细脉者，往来如发而指下显然。"

《脉说》："细脉如线极细，三候不断不散者是也。"

《诊家正眼》说:"细之为义,小也、细也,状如丝也。微脉则模糊而难见,细脉则明显而易见,故细比于微稍大也。"

可见细脉是比微脉大且经常可摸到,不似微脉按之可无,只是脉形体细小而已。所以细脉的主要特征就是脉体细,似微而弱,但至少有一定的张力和弹性可以摸到。所以细脉特点是脉管缩小,应指极细,状如一线,有如丝线接触指头,而脉跳应指起落明显,来去分明。指下明显可见,决不模糊。且多需重按始得。

故细脉的指感特征是:"脉细如线,应指清晰,指下寻之而常有。"

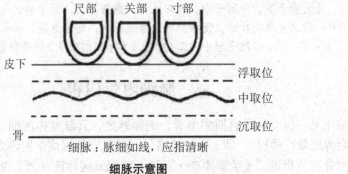

细脉:脉细如线,应指清晰

细脉示意图

细脉主气血不足之征,如《素问·脉要精微论》说:"细则气少。"《诊家枢要》说:"往来如线,盖血冷气虚,不足以充故也,为元气不足。"《脉理求真》说:"细为阳气衰弱之候。"

细 则 气 少

细脉的形成,是由于气血不能充盈鼓搏血脉,致脉细。然其因有虚实之分,以细而有力、无力别之。故李时珍说:"细为血少气衰,有是证则顺,否则逆。"如《素问·脉要精微论》说:"细则气少。"《诊家枢要》说:"往来如线,盖血冷气虚,不足以充故也,为元气不足。"《脉理求真》说:"细为阳气衰弱之候。"

因虚而致细者,包括阴、阳、气血的虚衰,气血应衰,无力充盈鼓搏,当细而无力。

因实而致细者,包括七情所伤,六淫所客。气血痰食壅塞,皆可郁滞气机,束缚气血,气血不能充盈鼓搏于脉,而致脉细。邪阻气滞而细者,有沉按之愈觉有力之感。

临床上细脉多见于吐血、衄血、呕吐、腹泻。久病体虚,脉多细弱,如气虚、脾肾阳虚,每见弦细、沉细、细弱、微细等脉。而肝气郁滞,每见弦细有力;气郁血虚,脉多细涩。故诸般虚损,脉多见细。

崔某,女,36岁。患萎缩性胃炎多年,胃痛时作,经常隐隐作痛。近因劳累过度,病情发作半个月。服用胃药症未见得缓。诊见脘腹胀满,疼痛不适,食后较甚,喜温,喜按，食欲不振，畏寒喜暖，倦怠无力，面色黄，形体消瘦，唇色淡白，便溏，日行1~2次，舌淡苔白。老师脉之，脉虚大无力，关部沉细若微。脉症相合，脾胃虚寒之证。小建中汤合附桂理中汤加减治疗：桂枝10g，白芍20g，干姜15g，制附子15g（先煎30分钟），炒白术15g，茯苓15g，炒山药20g，厚朴10g，升麻10g，鸡内金15g，生黄芪15g，干地黄15g，大枣10g，甘草5g，饴糖100g（分两煎冲服）。水煎服。5剂，脘腹胀痛得舒，精神好转。以上方加减治疗月余，诸症得平。

张氏妇，怀孕八月时患痢，昼夜四五十行，腹痛，胎气攻逆，不思饮食。马元仪诊之，两关尺沉细，下半彻冷，说："据证是湿热成痢，但脉沉则为寒，微细则为虚，又下半彻冷，乃火衰于下，土困于中。五阳之火，敷布于上，则水谷之气，顺趋而下，津液血脉不充，胎元失养而攻逆。便脓脉沉，腹痛脉微，均属危险，当舍证从脉，可以母子保全。"用人参一两，合附子理中汤二剂，脉安和。四剂减半，调理而愈。（《续名医类案》）

 ## 脉细附骨曰积

临床见一位女性子宫肌瘤患者，老师脉之，其脉整体沉细，右尺脉却显实大弦硬附骨之象。师曰："即《金匮要略·五脏风寒积聚病》所说之积证之脉：脉来细而附骨者乃积也。"《金匮要略·五脏风寒积聚病脉证并治》说："诸积大法：脉来细而附骨者，乃积也。寸口积在胸中；微出寸口，积在喉中；关上，积在脐旁；上关上，积在心下；微下关，积在少腹。尺中，积在气冲；脉出左，积在左；脉出右，积在右；脉两出，积在中央；各以其部处之。"

中医的积证类似于今天之肿瘤疾病。脉按之附骨，沉伏之脉象。脉细而附骨，非弦非牢何为？肿瘤之脉多见弦中硬细之脉。亦主冲任之病。《备急千金要方·卷二十八脉法》中说："脉长而弦，病在肝……弦急，疝瘕，小腹痛，又为癖病。"《三因极一病证方论·七表病脉》："弦紧为恶寒，为疝瘕，为癖，为瘀血。"脉弦或紧或牢，皆为寒邪痼结之病。弦紧中带细，细者气血不足之症，积证压迫，脉管血流不畅，血流减慢，瘀血渐生，脉管变小而细。初按仿佛一绷紧的细丝，逐渐用力脉管不散，不微，仍如细弦之脉附骨。这种脉象既主寒甚，也主气滞血瘀。临床上增生、囊肿都属于积的范畴，脉象的表现上也多为沉细涩附骨宜用桂枝茯苓丸、温经汤之类活血化瘀，缓消症积。

一佃侣，嗜茶成癖，积在左胁。张子和诊之，说："此与肥气有点类似，然疟不作，便不是肥气。虽病十年，但无一日有发作的，况且两手沉细，有积故然。"张先以茶调散吐出宿茶数升，再以木如意之，又涌数升，皆作茶色。次以三花神佑丸十余粒，是夜泻二十余行，脓水相兼，燥粪瘀血，杂然而下。明日以除湿之剂，使服十余日，诸苦悉蠲，神色清莹。（《续名医类案》）

临床上积证的脉象多有间杂，需仔细辨别。总体而言，六脉而见沉细，一部独弦紧或硬，辨别某部有此气结，即某部患积。目前恶性肿瘤的患病率很高，且一些肿瘤病情隐匿，早期识别尤为重要，中医脉诊或许可以为临床提供一个有力的线索。

笔记四十六　如蛛丝相类之微脉

 ## 微脉依稀轻细，来往甚微，似有似无

微脉，《脉经》称为"微脉，极细而软，或欲绝，若有若无。"《诊家正眼》云："微脉极细，而又极软，似有若无，欲绝非绝。"则微脉比细脉更细，但粗细大小两者仅为程度上的差别，在指下是难以区分的。微脉较之细脉的主要特点是着重于"微"，即微弱无力，似有似无，形状模糊不清，摸不清具体形状。而细、濡、弱之类虽也软而无力，但仍有细线状脉搏清楚可查，并且细脉血管还较有张力。

赵某，男，54岁。素患有糖尿病、前列腺增生等疾病。因家中有酒席，饮食失节加烦劳，近一个月来，小便淋沥不畅，小便时有涩痛感，伴有微热，头痛，尿黄便结，入院检查系前列腺增生伴前列腺炎、膀胱炎。用过抗生素输液等治疗，小便淋沥涩痛症状缓解，头痛缓解。诊时见尿频、尿急伴小便淋沥不畅，少腹胀闷，头面总感到烘热，口干多饮，纳差，神疲乏力，腰酸痛，头晕，走路有头重脚轻感觉，舌质淡红，边有齿痕，舌苔薄黄而干。学生持脉，脉象微弱，似有似无，断断续续。老师说，"这就是典型的微脉，脉力极弱，轻取时似有似无，稍加用力就无搏动感了，需体会重按时的指感。"老师脉之，两寸沉微，右关甚弱，左关微细而急，两尺微涩。两寸沉微乃心肺之气不足，关尺微细而涩急，肝肾不足，阳虚于下。肝肾之气又不足，所以不能疏泄闭藏，中气亦虚，清阳不升而阳气郁滞，格拒于上而浮越于上。浮热下渗膀胱，小便淋沥不畅，似淋非淋。滋阴潜阳，补气安中。生熟地黄各30g，山茱萸20g，知母10g，黄柏10g，附子、干姜各15g，肉桂6g，人参10g，黄芪15g，茯苓20g，甘草6g。另，猪胆汁10ml兑入。3剂，小便渐畅，头面烘热减。续服上方15剂而善后。

微脉由细、无力、软的特征要素构成。描述微脉的客观形象有"如秋风吹毛而无力""蛛丝相类""如散"等，与细脉、散脉等交叉重复。一般多采用"细""软""若有若无"或"欲绝"来描述微脉的脉形。

《脉经·脉形状指下秘诀》说："微脉，极细而软，或欲绝，若有若无。"《类证活人书》说："微，若有若无，极细而软。"

《诊家枢要》说："微，不显也。依稀轻细，若有若无。"《寿世保元》说："沉而似有似无为微。"

《脉说》说："微脉似有似无，浮软如散，重按之欲绝，模糊难见者是也。"《三指禅》说："微脉有如无，难容一吸呼""轻诊犹见，重按全无。"

微脉浮取而见，极细而无力，犹如羹上飘浮之肥油，按之欲绝，如有如无。微脉的脉力极弱，轻取时似有似无，稍加用力就无搏动感了，即古人所说："按之欲绝。"这是元气大伤，心脏功能衰竭的表现。如果三部脉均为微弱无力脉，说明病情更为严重。

在有些医籍中，复合脉言微时，很多不是指微脉，而是起形容词作用，有"少许的""略微的"意思，此时不作微脉看待。如《素问·平人气象论》论曰："长夏胃微软曰平。"亦即略微软弱的意思。若把微看成是微脉，即微而软，当是胃气衰而不是平脉了。

微脉进一步发展就是无脉了，无脉指一手之寸关尺或两手之寸关尺"无脉"而言。即无论浮中沉取，指下都没有脉搏搏动，而此时呼吸心跳尚存者。不同于西医所说的无脉证。中医的"无脉"是指发病过程中从有脉的病理过程中出现了无脉的状态，一般持续时间不长，十来分钟到数小时不等。《伤寒论》360条："下利、手足厥冷、无脉者，灸之不温，若脉不还，反微喘者，死；少阴负趺阳者，为顺也。"张仲景强调病人寸口无脉时也可以看看太溪脉、趺阳脉。

有的认为微脉是浮细无力，非也。微脉寸口浮中沉皆能可见，浮取依稀可见，中候若有若无，沉按指下如欲绝，重按则无。滑伯仁说："微，不显也。依稀微细，若有若无，为气血俱虚之候。"

故微脉的指感特征是："指下寻之，极细而又极软，重按之则似有若无，欲绝非绝。"

脉力微弱是微脉的主要特点，也反映了微脉的主病为亡阳、气脱。微脉是气竭所致，心气衰竭，推动无力。

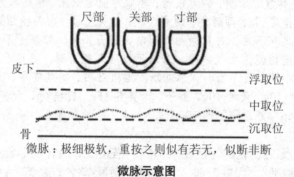

微脉：极细极软，重按之则似有若无，似断非断

微脉示意图

微 则 无 气

微脉为气血不足，阳气衰微之象。如《四海同春》中说："微为气虚。"《临证指南医案》说："脉微为无阳。"《金匮要略》说："微则无气。"

脉的搏动，依赖阴血的充盈，营卫阳气的鼓荡。微脉是因气血衰微，气衰则无力运血；血微则无以充实脉道，故脉道变细。营血不足则脉势软弱无力，不任重按，欲绝不绝，形成细软无力，似有似无，所以气血既微，则脉亦微。

微脉主阳衰阴竭，如各种原因引起的心脏病变，病情发展到危重阶段可致心气虚和心阳暴脱，这时心无力鼓舞血行，血不充于脉，则可产生微脉。

脱血、脱津、各种原因的急性大脱血可造成血容量的不足，无以充盈血管产生微脉。如虚中崩漏，下利伤阳，暑热吐泻多汗脱阴伤阳可致脉微。

丁某，女，33岁。月经量多已有半年有余。有慢性胃炎、肾结石史，长期工作熬夜，每次服止血宁等药时效时不效。诊见形体消瘦，腹胀，纳差，胃泛酸，食多则易胀，浑身乏力，便不成形，面黄，气弱心悸，头晕，月经过多，色淡，行经期长。舌淡红舌体瘦小，苔薄白。老师脉之，六脉微弱，两关沉微无力。肝藏血，脾统血，脉证皆系冲任带空虚，肝脾气弱之证。补中益气汤合当归补血汤加减：人参30g，炙黄芪30g，炒山药20g，炒白术20g，茜草15g，升麻10g，当归15g，熟地黄15g，山茱萸15g，鹿角胶、龟胶各15g，阿胶15g（烊化、冲服），茯苓20g，厚朴10g，甘草6g。水煎服，服至下次月经周期来为止。经来量正常，行经3天左右。上方加减调理月余。

黄文学，患谵妄颠仆，数月来，或六七日一发，或一日二三发，发则大吐涎水血沫，或一日半日才苏醒。昼夜恒见亡婢仆妇二鬼缠绵，或时昏愦不省，或时妄言妄见，精气不时下脱，不能收摄。诸医多用二冬、二地、连、金樱、石莲之属，反作泻而不食。张路玉诊之，脉寸盛尺微，前大后小，按之忽无，举之忽有，知为神气浮散之候。因与六君子加龙齿、菖蒲、远志，送养正丹，间续而进。前后共六七服，是后谵妄颠仆，绝不复发，邪祟亦不复见。惟梦泄为平时痼疾，再与平补镇心丹，两月而痊愈。（《续名医类案》）

微脉当辨真假

微脉主虚证，故景岳云：微脉"当概作虚治。"但在一些实证中亦可见到微脉，如在外感热病中，热邪入里，热邪壅盛并郁闭于里，不能达于外，产生四肢厥冷，神识不清等症，叫作热厥。此证也可出现微脉，如肺热壅盛、温热病的热入营血期等常可产生这种现象。也有痛极脉闭，脉见沉伏而微者。上述之微脉，乃沉取而见，实为沉伏之脉，或沉涩之脉，系真实假虚。

冯楚瞻治崔姓人，六脉沉微，身热，四肢厥冷，发狂谵语，连夜不寐，口渴欲饮，二便俱秘。此阴伏于内，逼阳于外，因津液不行，故小便秘而口干渴，非实热也。因谷食久虚，故大便虚秘不通，非燥结也。若不急为敛纳，则真阴真阳并竭矣。乃用熟地黄、麦冬以壮金水，炒白术以托住中气，牛膝、五味子以下趋越敛，制附子以引火归原，另重煎人参冲服，不三剂狂定神清，思食而愈。（《续名医类案》）

太史余云衢，形气充壮。辛卯夏六月，患热病，肢体不甚热，时或扬手掷足，如躁扰状，昏愦不知人事，时发一二语，不了了，而非谵语也。王肯堂诊之，脉微细如欲绝。有医生说是阴证，宜温，有说应当下的。当时座师陆葵日先生，与曾植斋、冯琢庵二太史，都说由王决定。王说："系阳病见阴脉，法在不治。但素禀气壮，又值酷暑外炽，过食啖酒醴肉炙，导致狂热如焚，不大便七日，姑且以大柴胡汤下之。"当时用熟大黄二钱，而太医王雷庵力争，以为用量太少，还不如用大承气汤。王说："如此脉证，岂宜峻下？待大柴胡不应，而后用调胃承气。再不应，后用小承气以及大承气不迟。"服药后，大便即行，脉已出，手足温暖。继以黄连解毒数剂而痊愈。刘河间《伤寒直格论》中有云："蓄热内甚，脉须疾数，以其极热蓄甚，而脉道不利，导致脉沉细欲绝。"如不明造化之理，反说是传为寒极阴毒。有的始得之阳热暴甚，便会出现此证候，或是两感热甚，总宜解毒，加大承气汤下之。下后热少退而未愈者，黄连解毒汤调之。或微热未除者，凉膈散调之。如果失下热极，以致身冷脉微，而昏冒将死者，若急下之，则残阴暴绝而死，盖阳气竭而然也。不下亦死，宜凉膈散或黄连解毒汤，养阴退阳，积热渐以宣散，则心胸再暖，脉渐以生。（《续名医类案》）

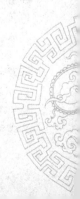

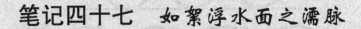

濡脉浮而细软，轻手乍来，重手即去

濡脉之名最早始见于《伤寒论·辨脉法》，其曰："阳脉浮大而濡，阴脉浮大而濡"，但没有明确解释脉形。《脉经》最早规范了濡脉的脉形，说："濡，软脉，极软而浮细，按之无有，举之有余。"而濡字通"奭字、软字"，故濡脉又称"软脉、奭脉"。软脉、奭脉见于《灵枢·四时气》："病曰进，脉软者，病将下"；《素问·平人气象论》说："长夏胃微奭弱曰平。"濡脉是在脉位表浅的脉体细而软，兼具浮，细，软三脉复合而成。具有三个要素：轻按浮取即得；脉管细小如线；脉跳柔软无力。

孙某，女，37岁。有慢性胃炎病史，形瘦体弱，平素易感冒。3日前受风而起恶寒发热，头疼不舒，服感冒片等成药，未见改善，反见汗多。汗后见风则恶，昼夜均有汗出。心烦不宁，神疲乏力，纳差，二便尚可，苔白，舌胖质淡且润。学生脉之，六脉细弱，寸脉浮细无力尤甚。老师脉之，说："浮取而得，脉细无力，是谓软，濡脉也，六脉濡软而缓，尺沉细。病本过汗伤阳，风邪外凑，营卫不和，桂枝汤证。"桂枝汤和玉屏风散加减。桂枝18g，白芍9g，炙甘草6g，黄芪30g，白术15g，防风10g，淮小麦15g，煅龙蛎各15g，葛根20g，生姜10g，大枣9g，红枣5枚。3剂，汗出渐，恶风除。续服上方6剂愈。

濡脉之软，即无力之谓，滑伯仁说："濡无力也，虚软无力，应手散细，如棉絮之浮水中，轻手乍来，重手即去。"描述濡脉的客观形象有"如帛衣在水中""如以指按水中绵""如按漂绵""如绵絮之浮水中""如水上之浮帛""如水上浮沤""如絮浮水面""如睛丝""如水浮绵"等。

《诊家正眼》说："濡脉细软，见于浮分，举之乃见，按之即空"；"按濡之为名，即软之义也。必在浮候，见其细软，若中候沉候，不可得而见也。"《脉说》说："濡脉极软而浮细，如帛衣在水中，轻手乃得，不任寻按也。"
故濡脉的指感特征为："浮取细而极软无力，不任重按，如按水中浮绵。"

濡脉主气虚、表湿，缓脉主气虚、里湿，故《伤寒论·平脉法》说："寸口脉微亡阳，诸濡亡血。"《脉经》说："濡为中湿。"《难经·四十八难》说："濡者为虚。"《濒湖脉学》说："濡为亡血阴虚病，髓海丹田暗已亏；汗雨夜来蒸入骨，血山崩倒湿侵脾。"

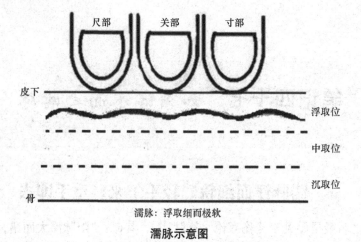

濡脉：浮取细而极软

濡脉示意图

濡脉主气虚湿盛

濡脉主气虚。人病虚，复因湿盛，或外感或内伤而生，湿性浸淫黏滞，夹风夹热而袭人，则形成脉形细而浮的脉象。脾虚、气虚者可见无力脉，风邪外凑则浮细而弱，湿热弥漫则脉弦细而濡。如《温病条辨》说："头痛恶寒，身重疼痛，舌白不渴，脉弦细而濡，面色淡黄，胸闷不饥。午后热甚，状若阴虚，病难速已，名曰湿温。"湿邪弥漫，肌体气虚。脉管因气虚而松弛不敛，湿气所充，或寒或热，必濡兼缓兼滑兼数。气虚受暑，脉来浮濡虚软。

黄某，男，53岁。素有高血压、慢性肾炎史。一月前因无明显诱因出现头面及四肢浮肿、恶心、呕吐入院治疗。诊断为慢性肾炎急性发作，肾功能不全等。经中西医结合治疗，头面及四肢浮肿消退大半，恶心呕吐改善。诊见头面浮肿，下肢脚踝处浮肿，按之凹陷。四肢不温，微恶风，无汗，时咳少痰，色白。头昏，纳差，小便少而色白，精神疲倦，苔薄白滑，脉率68次/分，律齐。老师脉之，虚软而缓，寸部浮细无力。脉缓为气虚，脉浮为风，浮细无力，濡脉。濡主水，水渍肌腠，故发肿，气虚而不能逐湿从表而出，故水肿。风袭皮毛，故恶风而无汗。此《金匮要略》之所谓风水。防己黄芪汤加减：防己15g，炙黄芪30g，麻黄6g，光杏仁10g，新会陈皮10g，云茯苓皮20g，桑白皮10g，生姜皮10g，泽泻10g，茯苓10g，白术10g。水煎服，日一剂。5剂，尿量见多，浮肿减缓，咳嗽减轻。方药见效，以上方加减续服之类半月余而肿皆消退。

此肿为风水，多因内虚而外邪凑之。经云："先滞于内而后及于外者多实，先肿于表而后及于里者多虚。"小便清利、劳倦神疲、脉浮而微细皆为虚证。但肿而不胀，则病在水，而气不坚。

王彦龙，季夏时，患胸胁多汗，两足逆冷，谵语。医者不知，杂进药已十余日。许叔微诊之，脉关前濡，关后数。许说："当湿温治之。"先以白虎加人参汤，次白虎加苍术汤，头痛渐退，足渐温，汗渐止，三日愈。湿温之脉，阳濡而弱，阴小而急。濡弱见于阳部，湿气搏暑也；小急见于阴部，暑气蒸湿也。故曰暑湿相搏，名曰湿温。

（《续名医类案》）

濡脉主气血皆虚

濡脉脉形浮细小而软。细小主血少，软亦主气虚，故濡脉多因气血皆虚，以气伤为主。病在脾，脾主气，又主湿。凡脾胃虚寒，运化失职，则见气虚、乏力、亡血、自汗、喘乏、遗精、飧泄、骨蒸、惊悸，皆见濡脉。其病或失血亡血耗气，或内伤伤脾，气血虚弱于中，复因外感诸邪、内伤劳复、痰湿而作，脉管或因气虚不敛或因邪张弛导致脉来浮细无力。

姜某，女，45岁。素有喘咳史，半月前因不耐寒热而发咳嗽气促而入院治疗，诊断为慢性支气管炎复发，咳嗽，气喘促，不能卧，经治疗喘促好转，咳嗽减而不能缓。诊见：时咳嗽带喘，夜甚，痰黏色白带黄，量不多，咳声低弱。偶有口干，无发热，无自汗盗汗，无咯血，无心悸。T36.5℃，脉率75次/分。形体消瘦，肢体倦怠，食少，舌质淡。老师脉之，脉来细缓，寸脉浮而细无力。寸脉浮软而无力，濡脉也。证脉合之，系肺脾气虚。补中益气汤加减：黄芪30g，橘红10g，桔梗6g，红参15g（另炖、冲），炒山药15g，白术15g，杏仁10g，半夏10g，干姜10g，肉桂6g，茯苓15g，炙甘草6g。水煎服，日一剂。3剂，咳喘已平大半。续服5剂善后。

濡脉原先的本意就是脉管软而无力，脉来举按无力即是濡，同虚脉，并非浮而细软。故常见古代脉象中沉与濡并见的。

舜田臧公，年将六旬，为人多怒多欲，胸膈痞胀，饮食少，时医治以平胃散、枳术丸、香砂丸，不效，复以槟榔、三棱、莪术之类日消之，而大便溏泻，两足跟踝皆浮肿，渐及两手背。医又以其手足浮肿而认为黄胖者，以针砂丸与之，浮肿更甚，面色黄且黑。自二月医至八月，身重不能动止，又有以水肿治者。孙文恒诊之，脉沉而濡弱，孙说："此气虚中满症也，法当温补兼升提，使清阳升，则大便可实；浊阴降，则膈胸自宽。"以人参、白术各三钱，炮姜、陈皮各一钱，茯苓、黄芪各二钱，泽泻、升麻、肉桂、苍术、防风各七分，三十剂而安。客人问道："此症，诸家不是用消导就是用淡渗，而先生独以温补收功，那么腹中积而为满为肿，从什么地方消去？"孙说："胀满不是肿满，故治疗不同。肿满由脾虚不能摄水，水渗皮肤，遍身光肿。而胀满，先因中虚，以致皮胀，外坚中空，腹皮胀紧像鼓，故俗名鼓胀。盖由气虚以成中满，若气不虚，何中满之有？气虚为本，中满为标，是以治先温补，使脾气健运，则清浊始分，清浊分而胀斯愈也。"（《孙文恒医案》）

濡脉可以说是浮细、浮虚脉的相兼脉，其机制可以从相兼脉中得出。

萧师训，年逾五十岁，形肥色紫，气从脐下逆冲而上，睡卧不安，饮食少，精神倦。汪石山诊之，脉皆浮濡而缓。汪说："此气虚也。"有人问道："丹溪云气从脐下起者，阴火也，怎么会是气虚？"汪说："丹溪又云肥人气虚，脉缓亦气虚。今据形与脉，当作气虚论治。"遂以参、芪为君，白术、白芍为臣，归身、熟地为佐，黄柏、甘草、陈皮为使，煎服。十余剂，稍安，又因胸膈不利，陈皮加作七分。气冲即上，仍守前方。月余而痊愈。（《续名医类案》）

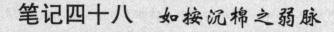

笔记四十八　如按沉棉之弱脉

弱脉沉细而软

弱有弱小，柔弱之义。《脉经》所云："极软而沉细，按之欲绝者。"说明弱脉是在脉体细而软的基础上又增加了沉的条件。从《脉经》开始把濡弱二脉分开以后，濡脉和弱脉都保留了古脉法细柔软无力这个共性，区别仅仅在于部位，濡脉是浮取的，弱脉是沉取的。弱脉的脉形中有濡脉之软，细脉之细，虚脉之无力，微脉之按之欲绝。同是无力脉象，仅仅差别在脉位深浅的程度，在脉象本身没有所谓的标准化定量化的情况下，其指下的感觉基本上也都很难区分，也不太可能成为区分脉象的一个依据。所以医书上濡、弱、虚、微常常混淆在一起。

汪某，女，38岁。有慢性肠炎兼有胆囊炎史，中西药所服皆无大效，仅有缓解之功。大便时泻时结，每次拉大便时肛门有下坠感觉，大便黏腻不爽，纳食不香，神疲懒怠，手足不温，舌淡嫩，苔腻薄黄。老师脉之，六脉虽弱，而寸关软弱尤甚，尺部沉滑有力。弱主气虚之病，见于沉分，按之乃得，举之则无。在《伤寒论》第二百八十条中提到："太阴为病，脉弱，其人续自便利。"《濒湖脉学》中说："关为胃弱与脾衰。"都是指脾胃虚寒之证。手足属脾，四肢不温，中焦虚寒。尺中沉滑有力，是肠腑有湿热。补中益气汤合葛根芩连汤加减。葛根60g，黄芩10g，黄连10g，茯苓30g，薏苡仁30g，车前子15g，黄芪60g，防风10g，升麻10g，柴胡10g，枳壳30g，党参30g，白术10g，炙甘草10g。5剂而大便转为正常，肛门气坠感缓解。后以上方合柴芍六君子汤加减调理善后。

陈松峦常感五更时胸胁胀痛，求医诊治，均无甚效果。孙文垣诊之，得脉右寸软弱，左平，两尺亦弱。右寸属肺，两尺属肾，病属肺肾二经之不足。孙主张治疗用补而敛之。方以补骨脂、山茱萸、人参各三两，鹿角胶、鹿角霜各五两，杜仲、巴戟、白茯苓、车前子各一两五钱，山药二两，鹿角胶酒化为丸，空心淡盐汤送下。又以御米谷去筋膜，蜜水炒三两，诃子面煨去核一两，陈皮一两半，炼蜜为丸，五更时枕上白汤送下一钱，服一月病愈。(《续名医类案》)

弱脉由沉、细、无力、软的特征要素构成。弱脉的客观形象的描述有"如棉""如烂棉""怏怏不前""微弱不振"等，可供参考。对于弱脉脉力弱的观点基本不存在歧义。如《四言举要》说："无力为弱，柔小如棉。"《济世全生指迷方》说："弱脉之状，小而无力。"《脉诀指掌病式图说》说："弱者，按之欲绝，轻软无力。"《寿世保元》说："沉而无力为弱。"《诊宗三昧》说："微脉者，似有似无，欲绝非绝，而按之稍有模糊之状，不似弱脉之小，弱而分明，细脉之纤细而有力。"

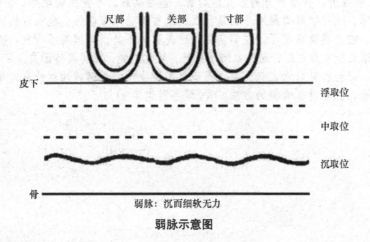

弱脉：沉而细软无力

弱脉示意图

故弱脉的指感特征是："居于沉位，按之细软无力，不能胜指。"

弱脉包括三个方面的条件：一是脉体"细"，二是脉体"软"，三是脉位"沉。"若与濡脉比较而言，只是脉位不同。在脉体"细而软"的基础上，若兼"浮"，是濡脉。若兼"沉"，是弱脉。这是濡脉和弱脉的区别。

弱脉主气衰，如《灵枢·寿夭刚柔》说："形充而脉小以弱者，气衰"。《中藏经》说："气血微则脉弱"。《伤寒论·平脉法》说："弱者，阳气不足"。

弱 主 气 衰

弱脉属阴，为气衰所致。即《灵枢·寿夭刚柔》所说："形充而脉小以弱者，气衰也。"阳气衰微，气无力鼓动脉管壁，故脉之浮候则无。气衰则血少，阴血不足于血管之中，其流必细。流之不速，其性则软，故弱脉之象为"沉细软"。

凡气血亏虚，元气耗损，阴虚阳衰，精血亏虚所致的失血、遗精虚汗，筋骨痿弱，虚劳、久嗽等证均可出现弱脉。

白某，女，59岁。平素时有头晕，患有颈椎增生症、椎基底动脉供血不足。近一个月来头晕反复发作，伴恶心、乏力。服养血补肾之类中药，效果不显。诊见头昏晕沉，面色少华、言语低微、腰酸，足跟疼痛、舌淡边有齿痕，苔薄白。老师脉之，关尺沉弱，寸脉短弱。沉即主骨，弱即主筋。寸主头窍、颈项诸部病变。关尺沉弱，气虚下陷，不能上承清窍，脑窍失于濡养，故患者出现头晕。补中益气汤加减：黄芪60g，升麻9g，桔梗9g，柴胡9g，党参45g，白术30g，当归12g，茯苓15g，附子12g（先煎30分钟），鹿角霜20g，桂枝15g，山茱萸30g，杜仲10g，甘草6g。水煎服。5剂后头晕减轻，腰酸缓解，精神复。上方加减继服半月左右，诸症皆平。

何介甫，患脾病数年，饮食减少而精神憔悴。卢不远诊之，两关软弱，不透于寸，用参、苓、归、芍、陈皮、防风、甘草，数十剂，后善啖肥浓，数年之疾霍然而愈。何问道："我患疾有很多年了，补脾补肾，均无效，君何以这么容易就治好了？"卢答道："君疾在肝，并非脾肾病。凡诊病者，当穷其源，不被症状迷惑。比如饮食少，虽关乎脾胃，但导致脾胃病的原因是什么？这些都必须审明的。现在你的两关脉弱，不透于寸，右关属脾虚明了。左侧何脏？这是脾体不足，而脾用不行也。盖脾之用，肝也。脾体无肝木为之用，则气血便不条畅，运化迟钝，而脾胃转困矣。且秋来金肃，肝更不伸，乃为补助肝木之气，使之扬溢，则脾土伸舒，精神油然外发，虽不治脾，实所以治也，并非什么奇特的方法。"（《续名医类案》）

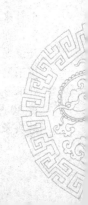

笔记四十九　如内绵裹针之牢脉

 ## 牢脉如弦缕之状，弦大实长坚硬，按之不移

　　牢脉最早记载在《伤寒论》中，但并未具体描述牢脉的脉形，"风则浮虚，寒则牢坚"，指出牢脉见于寒证。孙思邈《千金翼方》中引述《脉经》革脉，将其改为牢脉，"按之实强，其脉有似沉伏，名曰牢。"《医家必读》说牢："兼弦长实大，四象合为一脉也，但于沉候取也。"可见牢脉具有脉位深沉、脉搏实大弦长等特点。

　　李某，男，38岁，8年前因发现大便中有黏冻状样物质，伴腹痛肠鸣，肛门下坠，医院检查为结肠炎，中西药治疗不明显，后反复发作。此次发作因饮食不节引起，少腹拘急疼痛，拉脓血便，入院灌肠输液治疗，服过柳氮磺胺吡啶片之类药物，效果不显。肠镜检查慢性溃疡性结肠炎（横结肠、降结肠和直肠均有溃疡点）。诊见身体消瘦，面色苍白，乏力食少，不耐劳累，舌淡苔白胖嫩而滑。学生脉之，脉沉而数急弹手。老师脉之，脉沉近骨似伏，搏动有力为实，脉来数急弹手似紧似弦，简而言之，为沉弦有力之脉，牢脉也。关尺部按之沉弦有力，左尺尤甚。牢主坚积，病在乎内。仲景曰："寒则牢固"，牢脉所主之病，以其在沉分也，故悉属阴寒，以其形弦实也，故咸为坚积。且左尺牢显，证脉相合，寒积在大肠，大黄附子汤合附子理中汤加减。熟附子30g（先煎30分钟），大黄20g，党参15g，白术15g，茯苓15g，肉豆蔻6g，肉桂6g，吴茱萸10g，厚朴10g，干姜6g，黄柏炭9g，陈皮10g，甘草6g。前后治疗半月，诸症缓解。

　　历代医家一般认为牢脉具有脉位沉，有力、弦长、充实度高、固定难移的特点。《千金翼方》说："按之实强，其脉有似沉似伏，名曰牢。"

　　《脉说》曰："沉而有力，劲而不移牢之位也……实大弦长，牢之体也。"《四言举要》说："有力为牢，实大弦长。"

　　《医经小学》："牢脉如弦而更实。"

　　《濒湖脉学》："牢脉似沉似伏，实大而长，微弦。"

　　《古今医鉴》："牢脉沉而有力，动而不移曰牢。"

　　《顾松园医镜》："牢在沉分，大而弦实，浮中二候，了不可得。"

　　《脉说》："牢，其象沉而有力，劲而不移，牢守其位，不上不下，似沉似伏，牢之位也、实大弦长，牢之体也。"

　　《诊脉三十二辨》："按之坚固有力，动而不移曰牢。"

《诊家正眼》说："牢有二义，坚牢固定之义，又深居在内之义。"故牢脉的特点有二：一是牢固之意。脉动搏指有力，状如弦缕，坚挺不移。二是深藏之意。似沉似伏，沉是深，伏是藏，深藏就在最底下，沉脉在肉下，伏脉贴骨壁。故牢脉在筋骨间，非重按不可得。

故牢脉的指感特征为："位沉或伏，脉动搏指有力，状如弦缕，坚挺不移。"

牢脉主寒积。《诊家正眼》说："牢主坚积，病在乎内。左寸之牢，伏梁为病。右寸之牢，息贲可定。左关见牢，脉家血积。右关见牢，阴寒痞癖。左尺牢形，奔豚为病。右尺牢形，疝瘕痛甚。"《脉经·平奇经八脉病》："尺寸俱牢，直上直下，此为冲脉，胸中有寒疝也。"许叔微说："牢则病气牢固，在虚证绝无此脉，惟风痉拘急，寒疝暴逆，坚积内伏，乃有此脉。"弦长脉是形成牢脉的基础，寒邪是关键病在乎内，主寒盛于内或主心腹疼痛或寒积在内。

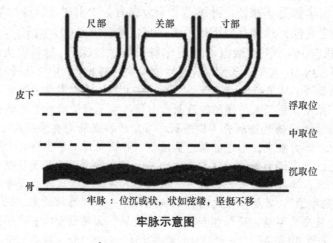

牢脉：位沉或状，状如弦缕，坚挺不移

牢脉示意图

🧑‍⚕️ 牢主邪实积聚

牢脉是在极沉的部位出现，它主阴寒坚积，属于邪气有余的病症。形成牢脉的原因与伏脉相似，但偏于实证者。多系五脏阳气衰微，阴寒坚积内盛，阴寒内积，使其阳气沉潜于下，痼结不移，搏击血脉，致脉弦长实大而搏指。

牢脉主实，有气血之分，总主内积、气结、血瘀等症。故《濒湖脉学》说："左寸脉牢伏梁为病；右寸脉牢息贲可定；左关脉牢肝家血积；右关脉牢阴寒痞癖；左尺得牢奔豚为患；右尺得牢病瘕痛甚。"

癥积有形痞块，是实在血分，瘕聚无形痞结，是实在气分。若牢而过于坚搏，毫无和缓之象，乃胃气不绝。如肾之真脏脉，即按之如弹石，辟辟然，即属石但无胃之真脏脉。

治牢脉之病，总以温阳为主。牢兼数者积热须兼泄其郁热；牢而兼迟者痛冷须兼温其沉寒；两关牢甚，积在中焦胃肠，攻泄可治。

王孙章湖，壮年。七月间，秋收繁忙，饥食二个鸡子，酒数杯，时因恼怒，至暮风雨大作，又当风沐浴，到了夜半，身热寒战，腰背脊强，胸满腹痛，有医用五积散发汗，身凉战止。只有头额肚腹大热，又服柴苓汤，半月不愈。大便欲去不去，每出些许，肛门作痛，又用大黄下三五行。病仍不减，反加胃寒吐逆，饮食入口即吐，吐时头汗如雨，至颈而还，四肢或厥冷，或发热，大便一日二三次，小便如常，饮食不进者有四十余日，也不知饥饿，日益形瘦。易思兰诊之，左手三部俱平和无恙，惟大肠与脾胃脉俱沉紧，按之则大，时一结，坚牢有力，推之不动，按之不移。易说："此气裹食积也，下之则愈。"先以紫霜丸二十一粒，温水送下。二时不动，又进七丸，大概人行三五里路的时间，腹始鸣，下如血饼者五六块，血水五七升。随病者胃饥索食时，以清米饮姜汁炒盐少许一二杯与之，神气顿生。次日复诊，右寸关脉豁然如左，以平胃合二陈汤，日服一剂。复用补中益气汤加麦冬、砂仁，侵晨服六味丸，调理一月而愈。其父洪山问道："吾儿病外感内伤兼有，医用汗药已愈，但胸腹痛甚，及下后反增胃寒，见食即吐，可见下法并非所宜，为什么复下而愈？"易说："主要是根据脉象而定。左手三部和平，是无外症。右手寸关沉紧而结，坚牢不动不移，《脉诀》云：'下手脉沉，便知是气，沉而有力者为积，沉紧为寒为痛。自脉断之，阳明当有坚积也。'书又说：'食积发热，夜热昼凉，头额肚腹最甚。胃中积热，蒸蒸头汗，至颈而还。自外症观之，阳明有积甚明矣。'"洪山说："先生论积固是对的，但何以前用小承气，反加胸闷不食？"易说："此病先因气裹饮食，后复外感风寒，当日如果用香苏散一剂，有紫苏叶散去表寒，有香附、陈皮内行气滞，表解食消，岂不是两全其美的治法。而用五积散，虽有麻黄散寒，而当归等药又补住食积，故胸腹愈痛。至于大小承气汤，更不合适。小承气汤去胃中的邪热，大承气汤去阳明的燥粪，此症非邪热燥粪。盖邪热燥粪，乃寒自表入里，积热之毒，搏结阳明大肠中原有之粪，成块成燥，必遇大黄之寒，而邪热始散，得朴硝之咸而坚积始熔，此大小承气之治也。但此症是有形之物，自外得之者，且鸡蛋性冷而滞，食时遇恼，为气所裹，又加以沐浴受寒，气与食在内，寒邪在外，包裹坚固，导致不易消化。所以欲解散寒邪，消化食积，必用温热之药。食得热则行，得冷则凝。如不用温热，反用寒凉治之，则寒势愈滋，食积愈坚，胸膈愈满矣。紫霜丸，有巴豆霜之大热以化寒凝，杏仁之辛热以破痰气，代赭石、赤石脂之重坠以镇定脏腑真气，兼之巴豆霜之气走而不守，何愁坚不化，积不除呢？"（《续名医类案》）

笔记五十　脉形如豆之动脉

 动脉应指滑数，跳跃动摇不定

　　动脉首见于《伤寒论》："若数见于关上，上下无头尾，如豆大，厥厥动摇，名曰动也。"而《脉经》引之而去掉一若字，云："动脉见于关上。无头尾，大如豆，厥厥然动摇。"

　　动脉的脉形特点有二：一是脉形如豆，二是摇动不安。由于主要是动摇不定，所以叫做动脉。故何梦瑶说："数而跳突为动，乃跳动之动，大惊多见之。"

　　赵某，女，28岁，教师。因失眠、心悸二个月就诊。因工作及家庭因素，精神一直高度紧张。发病前为毕业班班主任，工作烦劳过甚。一次上课时突然心跳加速，伴有气短、多汗、手足冷。入院检查心电图示：窦性心动过速，ST-T段压低。无其他器质性疾病，排除内分泌性疾病，心率130次/分钟，诊断为心脏神经官能症。曾服稳心颗粒、钾镁片等，症状稍有好转，停药反复。诊见：失眠多梦，易惊醒，平素胆气怯，易惊恐，遇暴响如路上车爆胎及旁人突然大声说话就已心悸不安。情绪焦虑，恐惧，甚至不愿上班，兴趣低落，记忆力下降。面色淡黄，神情不振，少气懒言。舌质淡，苔白略腻。学生脉之：寸弱，关脉细数无力。老师脉之，曰："脉跳动如豆，脉来数疾，呈晃动不安之状，脉形似短，关上尤甚，动脉也。寸细短涩而关脉动，尺脉沉弱。易惊易动，脉动摇不定，《素问·阴阳应象大论》：'风胜则动。寸关短涩而动，心肝气弱，胆气虚怯。脉来短涩，脉往来而难，心脉不畅。'"甘麦大枣汤合温胆汤加减：淮小麦30g，竹茹10g，枳实12g，法半夏10g，五味子10g，酸枣仁15g，远志10g，党参10g，丹参15g，石菖蒲10g，煅龙牡（另包，先煎）20g，郁金10g，甘草10g。水煎服，6剂，患者失眠、惊悸症状明显缓解，上方加川芎10g，茯苓30g，以此方加减月余而安。

　　动脉的一个特点是脉数，如《徐大椿医书全集·脉诀启悟注释》说："脉形如豆，必兼滑数。"动脉的脉形如豆，有厥厥动摇之势，表现为指下就是脉有纵行跳动之感，关前一下，关后一下，其脉呈晃动不安之状。寸尺不显，而关脉尤甚，状如短脉，一点如豆，或一点如珠，三点不连接不成线是为圆滑。

　　动脉是否只见于关部，历代医家也有很多争论。仲景云："阴阳相搏名曰动。"《脉经》说："动脉，见于关上，无头尾，大如豆，厥厥然动摇。"《濒湖脉学》说："动乃数脉见于关上，上下无头尾，如豆大，厥厥动摇。"可见脉书十之八九是说"见于关上""只见于关"等。

临床实际上正如《诊家枢要》《脉语》《脉法统宗》《医醇剩义》等书说："多于关部见之。""其脉多见于关上"或"多见于关"，动脉寸关尺三部均可以见到，而不是只见于关。故何梦瑶说："数而跳突名动，乃跳动之意，大惊多见此脉"，以脉形数而跳突定义动脉。动脉多为弱脉，多因心气虚弱，在心率特快时，脉力更为虚弱，寸尺俱微则两头不足，关脉独盛，就容易形成《伤寒论》所说："若数脉见于关上，上下无头无尾，如豆大，厥厥动摇者，名曰动也。"

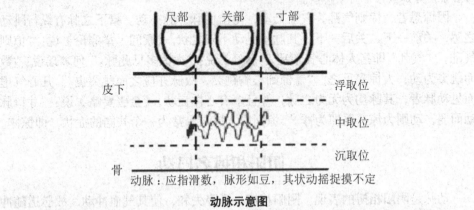

动脉示意图

故动脉指感特征是："**应指滑数，脉形如豆，纵行跳跃晃动于关之上下，其状动摇捉摸不定。**"

动脉临床主病，主要可见于惊悸、妊娠、汗证、遗精等病。动脉与短脉、促脉、涩脉、弱脉、微脉、细脉等脉象常相兼为病。

动脉专司痛与惊

动脉主痛和惊，为气血乖逆，阴阳相搏之象。疼痛和惊恐是形成动脉的主要原因，如《脉经》说："大惊多见此脉。"何梦瑶说："数而跳突为动，乃跳动之动，大惊多见之。"《金匮要略》说："寸口脉动而弱，动即为惊，弱即为悸。"《三指禅》说："动脉专司痛与惊。"《濒湖脉学》说："动脉摇摇数在尖，无头无尾豆形圆。其原本是阴阳搏，虚则摇兮胜则安。"又说："动脉专司痛与惊，汗因阳动热因阴。或为泻痢拘挛病，男子亡精女子崩。"

周某，女，25岁。失眠、惊悸一周。患者呈忧郁状，因家庭亲属多起去世担心忧惧导致入睡困难，夜间多梦，精神不振。诊见失眠，入睡困难，易惊醒易悸、头晕眼花，食欲不振，纳少腹胀便溏，月经色淡量多，脉率85次/分，舌淡苔薄白。老师脉之，脉细弱，左寸短涩，关之上下脉动摇不定。脉本细短而弱，指下脉来动摇不定，按之脉力不足，难以把握，关部明显，是为动脉。《脉象统类》说："寸虚，血不荣心、怔忡、恍惚、惊悸"，《脉诀汇辨》说"左寸虚者，心亏惊悸。"《伤寒论·惊悸吐衄下血胸满瘀血病脉证并治》中说："寸口脉动而弱，动即为惊，弱则为悸。"脉细，寸短为心气血不足、脉道不充之象，心虚则惊。脉来短涩，是血流瘀滞往来难之象。动脉主疼痛，阻滞，乃阴阳相搏，气血不通之痛。常见于疼痛突发，痛则不通，当疼痛剧烈时，气血受阻，血运乖常，而出现一时性震荡不稳之脉象。在惊恐时亦能见到，动而弦大为惊恐，动而郁涩为肝郁气滞，血行不畅。补心安神丸合百合地黄丸加减：人参15g，远志15g，石菖蒲30g，茯神20g，桂枝15g，柏子仁15g，丹参30g，白术15g，附子10g（先煎30分钟），鹿角霜20g，百合15g，生地黄30g，生龙牡各30g，甘草6g。水煎服，每日1剂，5剂后睡眠改善，心慌，恐惧感减轻，以上方合温胆汤、四君子汤等加减治疗月余而瘥。

因惊恐者，惊则气乱，气血乃动，搏击血脉，脉亦动。指下之脉有纵行跳动之感，关前一下，关后一下，其脉呈晃动不安之状。《素问·举痛论》说："惊则气乱。""气乱"即指人体心气紊乱。《脉经》说："大惊多见此脉。"何梦瑶说："数而跳突为动，大惊多见之""盖惊则心胸跳突，故脉亦应之而跳突也。"凡心气虚而见动脉者，其脉均为无力之脉，并且多有心悸症状，《金匮要略》说："寸口脉动而弱，动则为惊，弱即为悸。"惊则悸，惊与悸常为一个共同的症状，即惊悸。

🐟 阴阳相搏名曰动

动脉是阴阳相搏的表现。阴阳相搏，升降失和，使其气血冲动，故脉道随冲动也呈滑数有力的动脉，加之关部脉管较寸尺略高略粗，所以脉动关部明显。故《伤寒论》辨脉法说："阴阳相搏名曰动。"阴阳相搏有二：一是阴虚阳搏，由于阴虚不能制阳，阳动而搏击于脉，故脉凸起如豆，厥厥动摇。二是阳亢搏阴，二者一虚一实。若手少阴脉动甚，在妇人是妊娠的脉象。阳热亢盛，搏于阴分，激荡气血外涌而脉动。仲景曰："阳动则汗出。"此乃热盛，迫津外泄而为汗。

浦江吴辉之妻，怀孕时足肿，七月初旬，产后二日洗浴即气喘，但坐不卧者五个月，恶寒，得温稍宽，百药不效。朱丹溪诊之，两关脉动，尺寸皆虚无。朱以牡丹皮、桃仁、桂枝、茯苓、干姜、枳实、厚朴、桑白皮、紫苏、五味子、瓜蒌实煎汤服之，一服即宽，二三服得卧，其病如失。此污血感寒。怀孕期足肿，产后心气虚衰，肺部瘀血。喘促，只能端坐，不能平卧；喜温而怕寒，心肺气虚。气血不能充分外达，故见短小之脉，心动过速，故见脉率快，形成动脉。（《名医类案》）

范主事，先患伤寒营症，恶寒三日不止。曾用发散二剂，第七日，躁扰不宁，脉亦不至，手足厥逆。张路玉诊之，独左寸厥厥动摇，心主汗之故。知是欲作战汗之候，令勿服药，但与热姜汤助其作汗，若误药必热不止。后数日，果如所言，不药而愈。（《续名医类案》）

晏给谏的夫人，先患胸腹痛，次日猝然晕倒，手足厥逆。有医者以牛黄丸磨就准备服用矣。李士材诊之，六脉皆伏，惟气口稍动。此食满胸中，阴阳否隔，升降不通，故脉伏而气口独见也。取陈皮、砂仁各一两，姜八钱，盐三钱，煎汤以指探吐，得宿食五六碗，六脉尽见矣。脉左关弦大，胸腹痛甚，知为大怒所伤也，以木香、青皮、橘红、白术、香附煎服，两剂痛止。更以六君子加木香、乌药，调理十余日方瘥愈。（《续名医类案》）

主要参考书目

［1］（清）王堉. 醉花窗医话[M]. 太原：山西人民出版社，1985

［2］陈华丰. 初学脉诊一点通[M]. 广州：广东科技出版社，2012

［3］（清）俞震. 古今医案按[M]. 北京：中国中医药出版社，1998

［4］姚梅龄. 临证脉学十六讲[M]. 北京：人民卫生出版社，2012

［5］（民国）何廉臣. 全国名医验案类编[M]. 太原：山西科学技术出版社，2011

［6］（清）吴天士. 吴天士医话医案集[M]. 沈阳：辽宁科学技术出版社，2012

［7］曹培琳. 详谈新论二十八脉[M]. 太原：山西科学技术出版社，2009

［8］（民国）王雨三. 治病法轨："平脉辨证"第一书[M]. 北京：中国医药科技出版社，2011

［9］（民国）张锡纯. 医学衷中参西录[M]. 石家庄：河北科学技术出版社，2002

［10］（明）张介宾. 景岳全书[M]. 上海：上海科学技术出版社，1959

［11］（明）孙文恒. 孙一奎医学全书[M]. 北京：中国中医药出版社，1999

［12］（清）李用粹. 证治汇补. 旧德堂医案[M]. 北京：学苑出版社，2013

［13］邹孟城. 三十年临证探研录[M]. 上海：上海科学技术出版社，2000

［14］杨杰. 中医脉学：历代医籍脉诊理论研究集成[M]. 北京：北京科学技术出版社，2013

［15］（清）魏之琇. 续名医类案[M]. 北京：人民卫生出版社，2000

［16］（明）李时珍. 濒湖脉学[M]. 北京：学苑出版社，2013

［17］（明）李中梓. 诊家正眼·四言脉诀白话解[M]. 北京：中国中医药出版社，2013

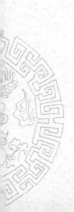